药酒精粹

主编 罗兴洪 赵 霞 黄亚博

中国医药科技出版社

内 容 提 要

　　本书介绍了中国药酒的产生、分类、制法、服用注意事项，并对古今药酒方进行了精选，按补益类药酒、内科用药酒、风湿痹症用药酒、骨科用药酒、外科用药酒、皮肤科用药酒、五官科用药酒、妇科用药酒、儿科用药酒、美容类药酒、不孕不育及性功能障碍用药酒分类介绍。每个药酒方按【处方】、【制法】、【功能主治】、【用法用量】、【处方来源】为序排列，特殊情况还附有附记，各处方剂量均换算成现代重量和容量单位，配制方法一般按家庭配制法介绍，以利广大读者制作用以防病治病、保健强身，同时也可供医疗、科研和药酒生产者做参考。

图书在版编目（CIP）数据

　　古今药酒精粹/罗兴洪，赵霞，黄亚博主编 . —北京：中国医药科技出版社，2018.2（2024.10 重印）

　　ISBN 978 - 7 - 5067 - 9605 - 7

　　Ⅰ. 古… 　Ⅱ. ①罗… ②赵… ③黄… 　Ⅲ. ①药酒 - 配方 - 中国

　　Ⅳ. R289. 5

　　中国版本图书馆 CIP 数据核字（2017）第 245660 号

美术编辑 　陈君杞
版式设计 　张　璐

出版　中国医药科技出版社
地址　北京市海淀区文慧园北路甲 22 号
邮编　100082
电话　发行：010 - 62227427 　邮购：010 - 62236938
网址　www. cmstp. com
规格　710 × 1000mm $\frac{1}{16}$
印张　18 $\frac{1}{2}$
字数　357 千字
版次　2018 年 2 月第 1 版
印次　2024 年 10 月第 2 次印刷
印刷　北京盛通印刷股份有限公司
经销　全国各地新华书店
书号　ISBN 978 - 7 - 5067 - 9605 - 7
定价　**49. 00 元**

编委会

序

　　人之"生、老、病、死"犹如自然界的"生、长、收、藏",是一客观规律,谁也不能回避。在远古时期,那时自然科学还不发达,人们对"生、老、病、死"这一自然现象不了解,对医学更不了解,当人有病痛时,往往求助于巫术,故繁体字的**"醫"**最早下面是**"巫"**。随着经济的发展和社会的进步,发明了酒。酒不仅能解乏,还有兴奋、消毒、麻醉等功效,更为主要的是,酒是良好的溶剂,能将中药中的水溶性成分和脂溶性成分溶出,使中药更好的发挥治疗的作用,因而后来将"医"写作**"醫"**,而有"医源于酒"之说。**"醫"**的下面为**"酉"**,本为酒器与酒意通,表示酒是内服药。故《说文》云:**"醫**之性然得酒而使","酒所以治病也"。

　　"酒为药之王",《汉书·食货志》讲:"酒,百药之长",说明了酒其实就是药,是"药中之冠,药中之长,药中之王"。现代研究表明,酒不仅能解乏,还有兴奋、消毒、麻醉等功效,其性温,味甘、苦、辛,入心、肝、肺、胃经;具有舒筋活血,通脉解毒,温中散寒,兴奋提神,宣导药势的作用。适用于风寒痹痛,筋脉挛急,心腹冷痛,胸痹,劳伤等症。

　　酒可以用于治病,但更多的是作为溶剂,将中药或药物置白酒中浸泡一定时间后制成澄清透明的液体制剂药酒,药酒既可内服也可以外用,并具有如下特点。

　　(1)酒有协同作用,可以提高疗效。药酒是一种加入中药的酒,而酒本身就有一定的保健作用,它能促进人体胃肠分泌,帮助消化吸收,增强血液循环,促进组织代谢,增加细胞活力作用。所以中医认为其性热,走而不守,既有调和气血,贯通络脉之功,又有振阳除寒,祛湿散风之效。

　　(2)有利于有效成分的溶出。酒是一种良好的有机溶媒,其主要成分是乙醇，有良好的穿透性，易于进入药材组织细胞中，可以把药材里的大部分水溶性成分以及水不能溶解、需用非极性溶解的有机物质溶解出来，能更好地发挥中药原有的综合作用，服用后又可借酒的宣行药势之力，促进药物疗效最大限度地迅速发挥。

（3）适应范围广。可按不同的中药配方，制成各种药酒来治疗不同的病症，凡临床各科200余种常见病多发病和部分疑难病症均可疗之。此外药酒既可治病防病，又可养生保健、美容润肤，还可作病后调养和日常饮用而延年益寿。

（4）口感好，人们乐于接受。药酒本身就是一种可口的饮料。一杯口味醇正、香气浓郁的药酒，既没有古人所说的"良药苦口"的烦恼，也没有现代打针输液的痛苦，给人们带来的是一种佳酿美酒的享受，所以人们乐意接受。

（5）吸收迅速，起效快。饮用药酒后，吸收迅速，可及早发挥药效。因为人体对酒的吸收较快，药物之性（药力）通过酒的吸收而进入血液循环，周流全身，能较快地发挥治疗作用。

（6）剂量小，便于服用。药酒方中，虽然药味庞杂众多，但制成药酒后，其药物中有效成分均溶于酒中，剂量较之汤剂、丸剂明显缩小，服用起来也很方便。

（7）制作方便。药酒制作方便，只需要有能密封的合适容器，将药浸泡在酒中密封7~15天即可制成，一般家庭均可以制作。

（8）稳定性好。由于酒有防腐、消毒作用，可以防止细菌的滋生，提高药酒的稳定性。当药酒含乙醇40%以上时，可延缓许多药物的水解，增强其稳定性。

用酒浸药，不仅能将药物的有效成分溶解出来，使人易于吸收，由于酒性善行，能宣通血脉，还能借以引导药物的效能到达需要治疗的部位，从而提高药效。另外，药物酒渍不易腐坏，便于保存，可以随时饮用。因此药酒为历代医家和患者所喜爱。

我于2010年主编出版了《古今药酒大全》后，深得读者喜爱，后于2015年进行了再版。其实在这之前，我还主编出版了《中国药酒精粹》，同样深受读者喜爱，并于2016年进行了再版。虽然这两本书均是畅销书，但《中国药酒精粹》主要偏重于保健药酒，且所收的处方太少，仅约为150方。而《古今药酒大全》却为了求全责备，而收载了太多处方，多达数千首，给读者选方带来了一定的难度。

"任凭弱水三千，我只取一瓢饮"，因此，我在《古今药酒大全》的基础上，去粗取精，保留精华部分，即保证药酒的全面，又不累赘，因而取书名为《古今药酒精粹》。

我写作的目的一是为了学习，二是为了将以前的学习、工作、生活做一总结，三是为了更好的指导未来的学习、工作和生活。而"以工作为乐、以学习为乐、以助人为乐"一直是我的行为准则，故自号为三乐堂堂主。继承、宣传和弘扬中医药文化，让更多的人了解中医药、认识中医药、让中医药更好地为人类的健康事业服务，是我的夙愿。近几年，我逐步将我所学、所用、所研究的有关中医药知识进行了收集整理，并分类成册，本书就是其中之一。我希望读者阅读此书后，能够根据需要，选择一些合适的药酒方，在家里自制药酒，让中医药为我们的健康服务。然而因受知识面和写作水平所限，其中难免有失偏颇、疏漏之处，还望读者海涵和行家斧正。

三乐堂堂主兴洪
二〇一七年夏于北京江苏大厦

目录

上篇　酒文化

下篇　各类药酒

目
录

目
录

上篇 酒文化

第一章
总　论

　　"医源于酒"，这从汉字"医"字可以证实，医本作"醫"。"醫"，示外部创作，"殳"示按摩热敷、针刺以治病，"酉"本为酒器与酒意通，表示酒是内服药。故《说文》云："醫之性然得酒而使""酒所以治病也"。据《汉书·食货志》载："酒，百药之长"。早在《神农本草经》中明确记载用酒制药材以治病。酒最早用作麻醉剂，华佗用的"麻沸散"，即用酒冲服，在现代外科医学中，酒也占有重要地位，如碘酒、牙痛水、痱子水、虫咬水等。适量饮酒对健康长寿有益。古代现代医学均主张老年人适量饮酒，中外大量的记载证明了此论有理。前西德《百岁老人》中记载：高寿老人都爱喝点酒。中国历史上唐人的"九老会"、宋代的"五老图"，与会者无一不是酒仙，历史名人孔子76岁，荀子82岁，贺知章86岁，刘禹锡71岁，白居易74岁，陆游86岁，考其生平，都喜喝酒。

　　"酒为百药之长"一说，出自《汉书·食货志》，这是古人对酒在医药上应用的高度评价。酒在医学上的应用，是中国医药学的一大发明。"醫"字从"酉"（酒），即是由于酒能治病演化而来。酒问世之前，人们得了病要求"巫"治疗，故最早的"医"写作"毉"。由于酒的酿造，

　　我们的祖先在饮酒的过程中，发现了酒能"通血脉，散湿气""行药势，杀百邪恶毒气""除风下气"，"开胃下食""温肠胃，御风寒""止腰膝疼痛"等作用。加之用酒入药还能促进药效的发挥，于是，"巫"在医疗中的作用便被"酒"逐渐取而代之。这是古人认识上的一次飞跃。

　　在古代，用酒治病，特别是制成药酒来防治疾病的现象十分普遍，因而古人视"酒为百药之长"。例如，用酒泡大黄、白术、桂枝、桔梗、防风等制成的屠苏酒，是古代除夕男女老幼必用之品。端午节饮艾叶酒，重阳节饮菊花酒以避瘟疫。《千金方》载："一人饮，一家无疫，一家饮，一里无疫。"可见药酒在古代预防疾病的重要性。

　　药酒还有延年益寿之效。这一点在历代的医疗实践中已得到了证实。如对老年人具有补益作用的寿星酒；补肾强阳、乌须黑发的回春酒。李时珍在《本草纲目》列举了有69种不同功效的药酒。如五加皮酒可以"去一切风湿痿痹，壮筋骨，填精髓"；当归酒"和血脉，壮筋骨，止诸痛，调经"；人参酒"补中益气，通治诸虚"；黄精酒"壮筋骨，益精髓，褒白发"等。

第一节 药酒的起源与发展

一、药酒的萌芽

早在新石器时代晚期的龙山文化遗址中，就曾发现过很多陶制酒器，关于造酒，最早的文字记载见于《战国策·魏策二》："昔者帝女令仪狄作酒而美，进之禹，禹饮而甘之"。此外，《世本》亦讲到："少康作秫酒"。少康即杜康，是夏朝第五代国君。这些记载说明，在4000多年前的夏代，酿酒业已发展到一定水平，所以后世有"仪狄造酒"及"何以解忧？唯有杜康"（曹操《短歌行》）之说。这里杜康已成了酒的代名词。

商殷时代，酿酒业更加普遍。当时已掌握了曲蘖酿酒的技术，如《尚书·说命篇》中有商王武丁所说"若作酒醴，尔维曲蘖"的论述。在殷墟河南安阳小屯村出土了商朝武丁时期（公元前1200多年前）的墓葬，在近200件青铜礼器中，各种酒器约占70%。出土文物中就有大量的饮酒用具和盛酒容器，可见当时饮酒之风相当盛。从甲骨文的记载可以看出，商朝对酒极为珍重，把酒作为重要的祭祀品。值得注意的是在罗振玉考证的《殷墟书契前论》甲骨文中有"鬯其酒"的记载，对照汉代班固《白虎通义·考黜》曾释"鬯者，以百草之香，郁金合而酿之成为鬯"表明在商代已有药酒出现。

周代，饮酒越来越普遍，已设有专门管理酿酒的官员，称"酒正"，酿酒的技术已日臻完善。《周礼》记载着酿酒的六要诀：秫稻必齐（原料要精选），曲蘖必时（发酵要限时），湛炽必洁（淘洗蒸煮要洁净），水泉必香（水质要甘醇），陶器必良（用以发酵的窖池、瓷缸要精良），火齐必得（酿酒时蒸烤的火候要得

当），把酿酒应注意之点都说到了。西周时期，已有较好的医学分科和医事制度，设"食医中士二人，掌和王之六食、六饮、六膳……之齐（剂）"。其中食医，即掌管饮食营养的医生。六饮，即水、浆、醴（酒）、凉、酱、酏。由此可见，周朝已把酒列入医疗保健之中进行管理。汉代许慎在《说文解字》中，更明确提出：酒，所以治病也，《周礼》有"医酒"。说明药酒在周代的运用确也相当普遍。

二、药酒的起源

中国最古的药酒酿制方，是在1973年马王堆出土的帛书《养生方》和《杂疗方》中。从《养生方》的现存文字中，可以辨识的药酒方共有6个。①用麦冬（即颠棘）配合秫米等酿制的药酒（原题："以颠棘为浆方"治"老不起"）。②用黍米、稻米等制成的药酒（"为醴方"治"老不起"）。③用美酒和麦冬等制成的药酒。④用石膏、藁本、牛膝等药酿制的药酒。⑤用漆和乌喙（乌头）等药物酿制的药酒。⑥用漆、节（玉竹）、黍、稻、乌喙等酿制的药酒。《杂疗方》中酿制的药酒只有一方，即用智（不详何物）和薛荔根等药放入甗（古代一种炊事用蒸器）内制成醴酒。其中大多数资料已不齐，比较完整的是《养生方》"醪利中"的第二方。该方包括了整个药酒制作过程，服用方法，功能主治等内容，是酿制药酒工艺的最早的完整记载，也是中国药学史上重要史料。

先秦时期，中医的发展已达到了可观的程度，这一时期的医学代表著作《黄帝内经》，对酒在医学上的作用，做过专题论述。在《素问·汤液醪醴论》中，首先讲述醪醴的制作，"必以稻米、炊之稻

薪、稻米者完、稻薪者坚”，即用完整的稻米做原料，坚劲的稻秆做燃料酿造而成，醪是浊酒，醴是甜酒。“自古圣人之作汤液醪醴者，以为备耳……中古之世，道德稍衰，邪气时至，服之万全”，说明古人对用酒类治病是非常重视的。《史记·扁鹊仓公列传》中“其在肠胃，酒醪之所及也”，记载了扁鹊认为可用酒醪治疗肠胃疾病的看法。

汉代，随着中药方剂的发展，药酒便渐渐成为其中的一个部分，其表现是临床应用的针对性大大加强，所以其疗效也进一步得到提高，如《史记·扁鹊仓公列传》收载了西汉名医淳于意的 25 个医案，这是中国目前所见最早的医案记载，其中列举了两例以药酒治病的医案：一个是济北王患“风蹶胸满”病，服了淳于意配的三石药酒，得到治愈；另一个是苗川有个王美人患难产，淳于意用莨菪酒治愈，并产下一婴孩。东汉张仲景《伤寒杂病论》中，则载有“妇人六十二种风，腹中血气刺痛，红兰花酒主之”。红兰花功能行血活血，用酒煎更加强药效，使气血通畅，则腹痛自止。此外，瓜蒌薤白白酒汤等，也是药酒的一种剂型，借酒气轻扬，能引药上行，达到通阳散结，豁痰逐饮的目的，以治疗胸痹。至于他在书中记载以酒煎药或服药的方例，则更为普遍。

三、药酒的发展

隋唐时期，是药酒使用较为广泛的时期，记载最丰富的数孙思邈的《千金方》，共有药酒方 80 余首，涉及补益强身，内、外、妇科等几个方面。《千金要方·风毒脚气》中专有“酒醴”一节，共载酒方 16 首，《千金翼方·诸酒》载酒方 20 首，是中国现存医著中，最早对药酒的专题综述。

此外，《千金方》对酒及酒剂的毒副作用，已有一定认识，认为“酒性酷热，物无以加，积久饮酒，酣兴不解，遂使三焦猛热，五脏干燥”“未有不成消渴”。因此，针对当时一些嗜酒纵欲所致的种种病状，研制了不少相应的解酒方剂，如治饮酒头痛方，治饮酒中毒方，治酒醉不醒方等等。

宋元时期，由于科学技术的发展，制酒事业也有所发展，朱翼中在政和年间撰著了《酒经》，又名《北山酒经》，它是继北魏《齐民要术》后一部关于制曲和酿酒的专著。该书上卷是论酒，中卷论曲，下卷论酿酒之法，可见当时对制曲原料的处理和操作技术都有了新的进步。“煮酒”一节谈加热杀菌以存酒液的方法，比欧洲要早数百年，为中国首创。

此时，由于雕版印刷的发明，使当时中医临床和理论得到了发展。因此，对药酒的功效，也渐渐从临床上升到理论。如《太平圣惠方·药酒序》认为“夫酒者，谷糵之精，和养神气，性惟剽悍，功甚变通，能宣利胃肠，善导引药势”。《圣济总录·治法·汤醴》认为“邪之伤人有浅深，药之攻邪有轻重，病之始起，当以汤液治其微。病既日久，乃以醪醴攻其甚。又有形数惊恐，经络不通，病生于不仁者，酒以醪药，以此见受邪既深，经脉闭滞，非醪药散发邪气，宣通血脉，安能必愈。酒性酷热，立行药势，所以病人素有血虚气滞，陈寒痼冷，偏枯不遂，拘挛痹厥之类，悉宜常服，皆取其渐渍之力也，又古法服药，多以酒者，非特宣通血气而已，亦以养阳也”。药酒的治病范围也相对集中，朝保健养生方面发展，如“治一切风通用浸酒药二十二道”“治风腰脚疼痛通用浸酒药十四道”。另在药酒专门方中，出现了较多的养生延年、美容保健方剂。

随着酿酒工艺的不断发展和提高，有些药酒不但具有强身保健、治疗疾病的优点，而且口味醇正，成为风行一时的名酒，并成为宫廷御酒。元代建都于北京，是当时世界各国最繁华的都城。国内各地和欧亚各国的商客川流不息，国内外名酒荟萃，更成为元代宫廷的特色。羌族的枸杞酒、地黄酒；大漠南北各地的鹿角酒、羊羔酒。另有一些人们自酿自饮的酒，如正月的椒柏酒、端午的菖蒲酒、中秋桂花酒、重阳的菊花酒，都成为人们常酿的传统节令酒类，其中有不少就是药酒。

清代乾隆初年，就以"酒品之多，京师为最"了，当时出现了一类为药酒店用"烧酒以蒸成"的各色药酒，因以花果所酿，故此类酒多以"露"名之，如玫瑰露、茵陈露、山楂露、五加皮、莲花白等等，其中不少药酒具有"保元固本、益寿延龄"之功，故多为士子所嗜饮。清《燕京杂咏》中赞其"长连遥接短连墙，紫禁沧州列两厢，催取四时花酿酒，七层吹过竹风香"。烧酒是元代，也许更早一点，由波斯、阿拉伯传入中国的。当时名阿剌吉酒，明代又名火酒，后逐步用制作药酒。"烧酒以蒸成"的药酒大量出现，表明清代用白酒作溶剂的工艺已逐渐普及。当时在清宫佳酿中，也有一定数量的药酒，如夜合枝酒，即为清宫御制之一大药酒。夜合枝即合欢树枝，酒之药物组成除了合欢枝外，还有柏枝、槐枝、桑枝、

石榴枝、糯米、黑豆和细曲等，可治中风挛缩之症。

民国时期，由于战乱频繁，药酒研制工作和其他行业一样，也受到一定影响，进展不大。

四、药酒的繁荣

新中国成立以后，政府对中医、中药事业的发展十分重视，建立了不少中医医院、中医药院校，开办药厂，发展中药事业，使药酒的研制工作呈现出新的局面。药酒酿制，不仅继承了传统制作经验还吸取了现代科学技术，使药酒生产趋向于标准化。为了加强质量管理，还把药酒规范列为国家药典的重要内容。由于药酒生产单位与医疗部门进行科研协作，保证了临床疗效的可靠性。

药酒的发展，不仅逐渐满足了人民群众的需要，并且打入了国际市场，博得了国际友人的欢迎。我们相信，在不久的将来，具有中华民族特色和历史悠久的、又符合现代科学水平的中国药酒，必然和整个中医、中药的发展一样，为人类的健康长寿，做出新的贡献。

第二节　药酒的命名、分类和特点

一、药酒的命名

2000多年前，孔老夫子就说过："名不正则言不顺，言不顺则事不成"。后人也就对"名"特别重视。古人讲究"人过留名"，办事讲究"师出有名"，现代强调"知名度"。然而最古的药酒方与其他中药方剂一样是没有名称的，在马王堆出土的帛书中，所记载的药酒方，就没有具体的方名。直到先秦及汉代才出现了最

早的药酒命名，汉代以后，药酒命名的方法逐渐增多，传统命名的方法，归纳有以下几种。

（1）单味药配制的酒，以药名作为酒名，如鹿茸酒。

（2）二味药制成的药酒，大都二药联名，如五倍子白矾酒。

（3）多味药制成的酒用一个或两个主药命名，如羌独活酒；或用概要易记的方法命名，如五蛇酒、五精酒、五枝酒、二藤酒。

（4）以人名为药酒名称，如仓公酒、史国公酒、北地太守酒等，以示纪念。为了区别，有时也用人名与药名或功效联名的，如崔氏地黄酒、周公百岁酒等等。

（5）以功能主治命名，如安胎当归酒、愈风酒、红颜酒、腰痛酒。这一命名方法，在传统命名方法中也占相当比重。

（6）以中药方剂的名称直接作为药酒名称，如八珍酒、十全大补酒等。

此外，还有一些从其他各种角度来命名的药酒，如白药酒、玉液酒、紫酒、仙酒、青囊酒等等。

二、药酒的分类

中国的中药资源十分丰富，而且还有很多这类资源尚在发掘研究之中，这就直接决定了中国药酒资源的种类繁多。目前中国药酒种类到底有多少种，这是很难统计的。药酒的功效主要由中药处方来决定，但与酒的性质也有一定关系。就酒这种对中药有着良好溶解性的溶剂而言也不限于白酒，还可以使用米酒、黄酒和果酒。药酒如何分类，目前仍没有一个统一的规定，一般有如下几种分类法：

（一）按给药途径分类

中国药酒按给药途径主要可分为内服和外用两大类。

1. 内服药酒　指口服后起全身保健或治疗作用的药酒。内服药酒数量大，工业化生产品种和数量均高，是中药药酒的主要产品。

2. 外用药酒　指主要作用于皮肤、穴道、黏膜或敷、揉患处，产生局部药理效应和治疗作用的药酒。

（二）按功能分类

中药药酒按功能可分为以下几种，这类分类法较为常用。

1. 滋补保健药酒　这类药酒的主要作用是对人体的阴、阳、气、血偏虚起到滋补保健作用，使人体各个器官保持正常、协调运行，促进身体健康，提高对疾病的抵抗力，精力充沛并减缓机体衰老，达到益寿延年的目的，如补气养血酒、补肝肾强筋骨药酒等。

2. 治疗性药酒　这类药酒以治疗某些疾病为主要目的，如风湿痹症药酒、消化器官疾病药酒、皮肤病药酒等。治疗类药酒又可根据其适用范围不同，分为内科用药酒、外科用药酒、妇科用药酒、骨伤科用药酒、儿科用药酒、皮肤科用药酒、五官科用药酒等。

3. 美容类药酒　这类药酒主要有美容润肤、乌发防脱、生发、除黄褐斑等功效，如乌发酒、红颜润肤酒等。

（三）按使用基酒分类

中药药酒按制作药酒时使用的原料酒（基酒）的不同，可分为白酒类及其他酒类，包括黄酒类、米酒类、果酒类等。

1. 白酒类药酒　使用蒸馏酒为基酒制备的药酒，所用白酒要符合原卫生部关于蒸馏酒质量标准的规定。蒸馏酒的浓度依据各品种要求而定，内服酒剂应以谷类酒为原料。药典收载的中药药酒，均用白酒制备。

2. 其他酒类　采用黄酒、米酒、果酒等含醇量较低的酒作基酒制成的药酒。由于其醇含量较低，适于不善饮酒者饮用，这类酒较之白酒含有葡萄糖、氨基酸、微量元素等多种营养成分，常用以制备保健酒和美容酒。

（四）按制作方法分类

1. 浸提类药酒　采用浸提方法制备的药酒，依浸提温度不同，可分为冷浸法和热浸法，依使用工艺手段的不同，有一般传统制药酒浸制法和工业化生产的浸制法制药酒，如循环法浸渍法、罐组式逆流循环提取法、热回流法以及渗漉法制药酒等均可归入浸提法制的药酒类。

2. 酿制类药酒　系将药物或药汁配合造酒原料、酒曲等，发酵酿制而成。

3. 配制类药酒　药材经提取得到提取物，加基酒和其他添加剂配制而成的药酒。

（五）按外观形态分类

1. 液体酒 指外观形状为液体的药酒，这是常用的药酒。

2. 固体酒 指固体状态的药酒，为便于携带，采用环糊精或其他辅料作基料。环糊精能使酒中有用物质全部吸收，可被加工成粉末，饮用时只需把粉末用凉开水溶解即可，其色、香、味均可保持原汁酒的特点。这类酒还不多，但已逐步成为治疗药酒开发的一种方向。

三、药酒的特点

中国药酒的应用延绵数千年，有不少宝贵的经验和方剂虽已失传，但它的应用至今不衰，这是与药酒的特殊功效分不开的。

1. 口感好，便于服用 药酒本身就是一种可口的饮料。一杯口味醇正、香气浓郁的药酒，既没有古人所说的"良药苦口"的烦恼，也没有现代人打针输液的痛苦，给人们带来的是一种佳酿美酒的享受，所以人们乐意接受。

2. 酒有协同作用，可以提高疗效 药酒是一种加入中药的酒，而酒本身就有一定的保健作用，它能促进人体胃肠分泌，帮助消化吸收，增强血液循环，促进组织代谢，增加细胞活力作用。所以中医认为其性热，走而不守，既有调和气血，贯通络脉之功，又有振阳除寒，祛湿散风之效，故《汉书·食货志》赞之为"百药之长"。

3. 有利于有效成分的溶出 酒是一种良好的有机溶剂，其主要成分是乙醇，有良好的穿透性，易于进入药材组织细胞中，可以把中药里的大部分水及醇溶性物质以及水不能溶解、需用非极性溶剂溶解的有机物质溶解出来，能更好地发挥生药原有的作用，服用后又可借酒的宣行药势之力，促进药物疗效最大限度地迅速发挥，并可按不同的中药配方，制成各种药酒来治疗各种不同的病症。

4. 适应范围广 由于药酒具有以上所讲的这些优点，所以其治疗范围几乎涉及临床所有科室。

5. 稳定性好 由于酒有防腐、消毒作用，可以防止细菌的滋生，提高药酒的稳定性。当药酒含乙醇 40% 以上时，可延缓许多药物的水解，增强其稳定性。

第二章
药酒的服用

第一节 药酒的适用范围与禁忌

一、药酒的适用范围

因为药酒具有"药食同用"的特点，接受的人群广泛，因此药酒的适用范围日益增加。概而言之，其主要适用于以下几点：

（1）能治疗疾病。药酒能治疗的疾病甚多，囊括内科、妇科、儿科、外科、骨伤科、皮肤科、眼科和耳鼻喉科，各科中190多种常见多发病和部分疑难病症均可治疗，无论急性疾病及慢性疾病均适用，且疗效显著，受到广大患者的欢迎。

（2）能预防疾病。由于药酒中，酒与中药材本身就有补益健身之功，而两者混合后更能增强疗效，发挥药物的最大功效，使人体的免疫功能和抗病能力增强，防止病邪对人体的侵害，预防疾病而免于发病。

（3）能养生保健，益寿延年。坚持服用适量的保健药酒，能保持人精力旺盛，延长人的寿命，使之达到最高极限。对年老体弱者尤为适用。

（4）能作病后调养和辅助治疗，药酒能促进血液循环，加之酒中的药物成分，能更快地促进病体早日康复。

（5）能美容润肤，使人面色红润，皮肤有光泽，从而保护人体的外在美观。

二、药酒的禁忌

药酒不是万能疗法，根据中医基础理论，事物都存在两面性，既有它的适用范围，又有它的禁忌一面。古谓："水能载舟，亦能覆舟"便是这个道理。酒和药酒与健康的关系，也是这个道理。适量的饮之则受益，反之则受害，适量饮用者受益，过量饮用者则受害。因此应当切记。

酒从某种角度说本身就是药，也可以治病，与药同用，药借酒势，酒助药力，其效尤著，而且使适用范围不断扩大。因为药酒既有防病治病之效，又有养生保健、延年益寿之功，因而深受民众欢迎。但常人有云"是药三分毒"，药酒也不例外。如果不宜饮用或饮用不当，也会适得其反。因此注意药酒的各种禁忌和有节制地饮酒就显得尤为重要。

（一）适量而止

饮用时不宜过多，应适量饮用。凡服用药酒或饮用酒，要根据人的耐受力，要合理、适宜，不可多饮滥服，以免引起头晕、呕吐、心悸等不良反应。即使是补性药酒也不宜多服，如过量饮用含人参的补酒，可造成胸腹胀闷、不思饮食；多服了含鹿茸的补酒则可引起发热、烦躁、甚至鼻衄（即鼻出血）等症状。

（二）因人而异

不宜饮酒的人，不能饮。凡是药酒或饮用酒，不是任何人都适用的，不适用的，就要禁饮。如对酒精过敏的人群，还有孕妇、乳母和儿童等人就不宜饮用药酒，也不宜服用饮用酒。年老体弱者，因新陈代谢功能相对缓慢，饮酒时也应适当减量，避免给身体造成过重的负担。

（三）辨证而饮

要根据病情选用药酒，不能乱饮。每一种药酒，都有适应范围，超过范围不但不能达到治病或强身健体的疗效，相反还可能加重病情甚至引起中毒等不良反应，所以不能见药酒就饮。例如遇有感冒、发热、呕吐、腹泻等病症的人，要选用适应药酒，不宜乱饮用滋补类药酒。

（四）辨证而饮

不宜饮酒的病证，不能饮酒。对于慢性肾炎、慢性肾功能不全、慢性结肠炎和肝炎、肝硬化、消化系统溃疡、浸润性或空洞型肺结核、癫痫、心脏功能不全、高血压等患者来说，禁饮酒，即使药酒也是不适宜的，以免加重病情。不过，也不是绝对的，有的病证服用针对性的低度药酒，不仅无碍，反而有益。但也应当慎

用。此外，对酒过敏的人或某些皮肤病患者也要禁用或慎用药酒。

（五）外用药酒，不能内服

凡规定外用的药酒，则禁内服。若内服的话，会引起头晕、呕吐，严重甚至会引起休克等不良反应。

（六）其他禁忌

此外，在饮用时除注意"药酒禁忌"外，亦必须注意以下饮酒禁忌。

1. 忌与酒共服或交叉服用者

（1）巴比妥类中枢神经抑制药

（2）精神安定药和抗过敏药物：精神安定药氯丙嗪、异丙嗪、奋乃静、地西泮、氯氮䓬和抗过敏药物氯苯那敏、赛庚啶、苯海拉明等不可与药酒同用。

（3）单胺氧化酶抑制药

（4）抗凝血药

（5）利福平、苯妥英钠、氨基比林

（6）降血糖药物

（7）阿司匹林

（8）降压药和利尿药

（9）硝酸甘油

（10）磺胺类药物

2. 忌饮酒过多者

（1）肝病患者

（2）高血压患者

（3）冠心病患者

（4）脑卒中（中风）患者

（5）骨折患者

（6）育龄夫妇

3. 忌饮酒成癖

第二节　药酒的使用方法

药酒的使用方法，一般可分为内服和外用两种。药酒中，多数是内服或外用，但有的药酒，既可内服，也可外用。外用法，一般按要求使用即可，但内服法，尤宜注意。

一、服用量要适度

服用药酒，要根据本人的耐受力，适量饮用，一般每次饮用 10～30ml 即可。每日 2 次，早晚各饮 1 次。或根据病情及

所用药物的性质和浓度而做适当调整。总之，饮用不宜过多不能滥饮，要按要求而定。平时习惯饮酒的人服用药酒的量可稍高于一般人，但也要掌握好分寸，不能过度。少饮酒或不习惯饮酒的人服用药酒时则应从小剂量开始，循序渐进，逐步过渡到需要服用的量，也可以用冷开水稀释后服用。

二、注意年龄和生理特点

就年龄而言，年老体弱者因新陈代谢较为缓慢，服用药酒的量应适当减少；而青壮年的新陈代谢相对旺盛，服用药酒的量可相对多一些。对于女性来说，在妊娠期和哺乳期一般不宜饮用药酒；在行经期，如果月经正常也不宜服用活血功能较强的药酒，若饮用过量会引起出血等症状。对于儿童来说，过多饮用药酒会影响儿童的生长发育，因其大脑皮质生理功能尚不完善，身体各器官又均处于生长发育过程中，且过多饮用还可能引起酒精中毒，年龄越小的幼儿，酒精中毒的机会越大。酒精可对儿童组织器官产生损害，可导致急性胃溃疡或胃炎，还会引起肝部损伤，导致肝硬化。酒精对脑组织的损害更为明显，使儿童记忆力减退，智力发育迟缓，长期饮用酒或药酒的儿童反应比一般儿童要慢，且记忆力也较差，生长发育较差。因此，儿童一般不宜服用药酒，如病情需要，也应注意适量，或尽量采用外用法。

三、掌握服用时间

通常应在饭前或不佐膳饮用，以便药物更快地被吸收，最大限度地发挥药酒的治疗作用。有人讲药酒最好温热后服用，这样才能更好地发挥药性的温通补益作用，迅速发挥药效，促进血液运行。但因酒性热，最好还是常温饮用为宜。

四、要中病即止

用于治疗的药酒，在饮用过程中，应病愈即止，不宜长久服用，避免长期服用而造成对酒精的依赖性；补性药酒，也要根据自己的身体状况，适宜少饮，不可过量，以避免过量饮用而造成对身体的不必要的负担，未补却伤身。

五、防止药物的相互作用

饮用药酒时，应避免不同治疗作用的药酒交叉使用，以免影响治疗效果。若交叉使用还可能造成药物之间的混合产生毒性，引起中毒的现象。

第三节　服用药酒的注意事项

在饮用药酒时，除注意"药酒禁忌"外，还必须注意以下几点。

一、饮量适度

这一点是至关重要的。古今关于饮酒利害之所以有较多的争议，问题的关键即在于饮量的多少。少饮有益，多饮有害。宋代邵雍诗曰："人不善饮酒，唯喜饮之多；人或善饮酒，难喜饮之和。饮多成酩酊，酩酊身遂疴；饮和成醺酣，醺酣颜遂酡。"这里的"和"即是适度。无太过，亦无不及。太过伤损身体，不及等于无饮，起不到养生作用。

二、饮酒时间

一般认为，酒不可夜饮。《本草纲目》有载："人知戒早饮，而不知夜饮更甚。既醉且饱，睡而就枕，热壅伤心伤目。夜气收敛，酒以发之，乱其清明，劳其脾胃，停湿生疮，动火助欲，因而致病者多矣。"由此可见，之所以戒夜饮，主要因为夜气收敛，一方面所饮之酒不能发散，热壅于里，有伤心伤目之弊；另一方面酒本为发散走窜之物，又扰乱夜间人气的收敛和平静，伤人之和。此外，在关于饮酒的节令问题上，也存在两种不同看法。一些人从季节温度高低而论，认为冬季严寒，宜于饮酒，以温阳散寒。

三、饮酒温度

在这个问题上，一些人主张冷饮，而也有一些人主张温饮。主张冷饮的人认为，酒性本热，如果热饮，其热更甚，易于损胃。如果冷饮，则以冷制热，无过热之害。元代医学家朱震亨说：酒"理直冷饮，有三益焉。过于肺入于胃，然后微温，肺先得温中之寒，可以补气；次得寒中之温，可以养胃。冷酒行迟，传化以渐，人不得恣饮也。"但清人徐文弼则提倡温饮，他说酒"最宜温服""热饮伤肺""冷饮伤脾"。热饮是古代低度的米酒，现代白酒性热，最好是常温饮用。

四、辨证选酒

根据中医理论，饮酒养生较适宜于年老者、气血运行迟缓者、阳气不振者，以及体内有寒气、有痹阻、有瘀滞者。这是就单纯的酒而言，不是指药酒。药酒随所用药物的不同而具有不同的性能，用补者有补血、滋阴、温阳、益气的不同，用攻者有化痰、燥湿、理气、行血、消积等的区别，因而不可一概用之。体虚者用补酒，血脉不通者则用行气活血通络的药酒；有寒者用酒宜温，而有热者用酒宜清。有意行药酒养生者最好在医生的指导下作选择。

五、坚持饮用

任何养身方法的实践都要持之以恒，久之乃可受益，饮酒养生亦然。古人认为坚持饮酒才可以使酒气相接。唐代大医学家孙思邈说："凡服药酒，欲得使酒气相接，无得断绝，绝则不得药力。多少皆以和为度，不可令醉及吐，则大损人也。"当然，孙思邈不是指成年累月、坚持终生地饮用，他可能是指在一段时间里要持之以恒。

六、适合病情

服治疗药酒一定要适合病情，有针对性服用，不可几种治疗作用不同的药酒同时或交叉服用，以免影响疗效或引起不良反应。服补性药酒，也要适合自己的身体状况，要有针对性，不可乱饮，否则会适得其反，有碍健康。

七、辅助治疗

用药酒治病，可单用，必要时也可用中药汤剂或其他外治法配合治疗；有时药酒仅作为辅助疗法之用，不可偏执。此外，服用药酒后，不宜再服用白酒，也不宜与白酒同饮。

第三章
药酒的制备工艺

第一节　药酒配制前的准备

药酒,除专业厂家制作外,许多民间家庭,在购选成品药酒的同时,还喜欢自己动手配制药酒,并且保持着每年配制自行饮用的习惯。自行配制药酒的优点,除较为经济实惠外,还可以根据个人的体质情况、病证特点来选用药物,更有针对性,疗效更显著,不过,若是对药物的性质、剂量不清楚,又不懂药酒的配制常识,最好在中医师的指导下开方配药,不可自己盲目配制饮用药酒。总之,无论是专业厂家或家庭配制药酒,在制作前,都必须做好以下几点准备工作。

一、保持环境清洁,严格设施卫生

配制药酒的厂房或个人设施内,都应做到"三无""三适宜"。"三无"即无灰尘,无污染,无沉淀物,"三适宜"即空气、光线、温度都要适合药酒的配制要求。同时,配制药酒的技术人员或家庭个人也要保持器具的清洁和双手的卫生,而且除配制人员以外闲杂人等一律不能进入场内,以免引入灰尘,影响正常操作。

二、根据自身条件,配制适宜药酒

每一种药酒,它都有各自不同的配方

工艺和制作要求,所以并不是每个专业厂家,更不是每个家庭都能配制的,它需要根据自身的生产条件和配制技术而定。比如,家庭自制药酒,首先需要选择适合家庭制作的药酒配方,并不是所有的药酒配方都能适宜家庭的制作;例如有毒副作用的中药材,在制作前需要经过严格的炮制以后才能使用。

三、准备好基质用酒

目前,用于配制药酒的酒类,除白酒外,还有医用酒精(忌用工业乙醇)、黄酒、葡萄酒、米酒和果露酒等多种。在配制药酒的过程中,具体选用哪种性质的酒,应按配方的需要和疾病的性质而定。家庭配制药酒以优质白酒为宜,一般药酒以 $40° \sim 60°$ 为宜。

四、正确选取配制药酒的材料

在选取配制药酒的材料时,切忌选用假酒伪药,应选取正宗纯品,以免引起不良后果,并妨碍人体健康或影响治疗效果的目的。配制药酒,通常选用优质的高度白酒(有时选用中低度白酒或其他酒类,按配制需要而定）。不过，由于目前时常出售的白酒中往往会掺杂部分的假冒伪劣产品，应当引起人们的注意和重视。因为假酒中的甲醇含量一般过高，导致人们误服中毒的概率也就更大。所以人们在购买白酒的同时，也应该正确认识到假酒的危害。甲醇绝对不是什么甲等好酒，它的分子是由一个甲基与一个羟基化合而成，具有很强的毒性；它的蒸气可随呼吸道的吸收进入人体，即使是外用皮肤的接触，也可少量吸收；如果经口误服之后，它可以被消化道吸收，并产生中毒反应。甲醇对人体的危害，主要表现在对神经系统的刺激和麻痹作用；甲醇在人体内先后氧化成甲醛和甲酸，而且这两种氧化产物对人体的毒性更强，毒性比甲醇大30倍及6倍。所以，人一旦饮用甲醇含量过高的酒后，就会引起急性中毒反应，一般经8～36个小时左右，人体即会出现不同级别的中毒症状。其中，若出现头晕、头痛、呕吐等症状的，属于轻度中毒；一旦出现眼珠疼痛、视力模糊、复视、眼睛闪光等视力障碍相关症状的，属于严重性中毒，还可能进一步导致视力的急剧减退以至出现双目失明。因为甲醇使视网膜细胞发生变性，造成视神经萎缩，以致双眼失明。另外，甲醇还具有蓄积性，即使是饮用了少量工业酒精兑制的酒，由于"少量多次"的递增，往往也会造成中毒，目前尚无特效的治疗方法，应及时送往医院进行抢救。因此，在选用白酒作配制药酒的过程中，一定要辨清真伪优劣，切忌用假酒劣酒来进行配制。

五、选取适宜的容器和器材

在配制药酒前，应准备好所有配制所需的容器和加工器材，以及封容器口等的一切材料，容器大小要按配制量而定。家庭制备药酒的容器以密封性良好的5L左右的玻璃瓶为宜。

六、熟悉配制药酒技术

应掌握药酒的配制常识和制作工艺，如药材的净选、切制、颗粒的大小、加酒的纯度、加酒的量、浸泡时间、浸泡的温度、滤过的方法等等，只有采用科学合理的制备药酒的方法，才能制作出良好的药酒，达到治疗或保健作用。

第二节　药材的选料与加工

一、药材的选取

选取药材时，应按照药酒的配方而定，且一定要选用上等正宗中药材，切忌用假冒伪劣药材充当；对于集市贸易出售的中药材，要先确认准后再购买，不可轻信商贩之言。即使是自行采集的鲜药、生药往往也需要先行按规定的要求进行炮制加工。对于来源于民间验方中的中药，首先要弄清其品名、规格，要防止同物异名而造成用药的错误。对于有毒性及不良反应的中药材应进行严格的分类和鉴别，并按药材的性质差异进行不同程度，不同方法的炮制，以减轻药材的毒性从而提高药材的疗效。

二、药材的加工

药材的加工炮制也要十分讲究，早在《千金要方》中，就提出：凡合药酒皆薄切药。薄切就是加工的一项要求。有的则应粉碎成粗颗粒，有些矿物及介类等药需粉碎成细粉，应煮的药材需切成短咀或薄片。适当地粉碎药材，可扩大药材与酒液的接触面，有利增加扩散、溶解。但不宜过细，过细使大量细胞破坏，使细胞内的不溶物质、黏液质进入酒液中，不但不利于扩散、溶解，还会使药酒浑浊。此外，对有些药物，还应根据需要，进行适当的炮制。既可减少某些药物的毒副作用，保证药用安全，又可增强或改变其药用效果。如附子生用有毒，经用辅料甘草和黑豆煎煮加工后，可祛除其毒性。生首乌有生津润燥、滑肠通便等作用，但经黑豆汁蒸煮后，却有补肝肾、益精血、乌须发的功能。各种不同药酒所取的药材不同又有各自不同的加工要求。如丁公藤药酒，在制作过程中，有些药厂用加热蒸制的方法，这不仅有利于药汁和有效成分的提取，而且对丁公藤还有去除毒性的作用。因丁公藤在初蒸时有一股腥臭气散发出来，这就是毒性的外泄，经蒸 1 小时后，逐渐转变为芳香，示毒性除尽，由此制成药酒使用，更为安全有效。至于《神农本草经》中提到："药性有宜酒渍者，亦有不可入汤酒者，并随药性，不得违越"。说明有些药物不宜入酒，此观点后世很少提及，还当作进一步研究。如中国医学科学院肿瘤研究所对 16 种药酒中致突变物质作了初步检测，其中 12 种药酒不含有致突变物质，但有 4 种药酒含有致突变物质，虽然这些致突变物质不是二甲基亚硝胺以及二乙基亚硝胺，但也应引起重视。致突变物质大多可能来自药材贮存中受到的污染，或制备工艺流程中混进了致突变物质（包括原料酒中的致突变物质），但也不排除对某些药材本身是否适于作为药酒成分。

三、酒的选择

早在唐代，中国第一部药典《新修本草》就有明确规定："凡作酒醴须曲""诸酒醇醨不同，唯米酒入药"。由此可知，当时的药用酒是采用以曲酿造的米酒。宋至明代，仍是以曲酿造的米酒为药用酒。至清代渐渐普及用白酒（烧酒）作药用酒。2015 年版的《中国药典》则明文规定，酒剂系指药材用白酒浸提制成的澄清液体制剂，并明确指出，生产酒剂所用的白酒，应符合卫生部关于白酒的质量标准的规定。

第三节 药酒的制作

按照传统中医的习惯，煎煮中药一般选用砂锅，这是有一定的科学道理的。一些金属器皿如铁、铜、锡之类，在煎煮药物时，很容易发生沉淀，降低溶解度，甚至一些器皿本身和药物及酒还会发生化学反应，而影响药性的正常发挥。所以在配制药酒时，要选用一些非金属器皿的容器，诸如砂锅、瓦坛、瓷瓮、玻璃器皿等。

而且，凡是用来配制或分装药酒的容器均应清洗干净，然后用开水煮烫消毒，方可盛酒贮存。当然，一些药酒的制作有其特殊的要求，那就应当另当别论了。

一、药酒的制作方法

（一）制作方法的来源及发展

药酒的制作方法，古书里早有记载，如《素问》中就有"上古圣人作汤液""邪气时至，服之万全"的论述，这是古人对药酒治病祛邪的较早记载。东汉·张仲景的《金匮要略》中收载的红蓝花酒、麻黄醇酒所采取的煮沸方法，与现代的热浸法极相似。唐代孙思邈的《备急千金要方》则较全面论述了药酒的制法，"凡合酒，皆薄切药，以绢袋盛药入酒中，密封头，春夏四五日，秋冬七八日，皆以味足为度……大诸冬宜服酒，至立春宜停"。《本草纲目》记载有烧酒的制作"用浓酒和糟入甑，蒸汽令上，用器承取露滴，凡酸之酒，皆可烧酒，和曲酿瓮中七日，以甑蒸取，其清如水，味极浓烈盖酒露也"。此法与现在的制作方法形似。根据历代医药文献的记载，古人的药酒与现代的药酒具有不同的特点：①古代药酒多以酿制的药酒为主；②基质酒多以黄酒为主，黄酒性较白酒为缓和。现代药酒则多以白酒为溶液，所含乙醇量多在50%～60%的范围内，也有少数药酒使用黄酒为溶液，其乙醇含量在30%～50%，制作方法为浸提法，很少有用酿造的。

一般来讲，现代家庭药酒的制作中，对于药酒的基质酒选择，应根据个人身体情况来选。通常认为浸泡药酒多以50°～60°的米酒或优质白酒较合适，对于专业药厂的配制也多采用50%～60%的白酒。它的依据是：乙醇浓度若过低则不利于中药材中有效成分的析出，而乙醇浓度过高，则可能使水溶性成分难以溶出，且可能因乙醇浓度太高而服用困难。对于酒量较小的人或病情的原因，也可以采取低度白酒、黄酒、米酒或果酒为溶液，但浸出的时间要适当延长，或复出次数适当增加，以保证药物中有效成分的溶出。

制作药酒时，通常是将药材浸泡在酒中，经过一段时间后，药材中有效成分溶解在酒中，此时滤去渣后即可饮用。

（二）制作药酒的几种常用方法

根据中国古今医学文献资料和家传经验的介绍，配制方法甚多。概括起来，常用的药酒制备方法有以下几种。

1. 冷浸法　冷浸法最为简单，尤其适合家庭配制药酒。采用此法时可先将炮制后的中药材薄片（饮片）或粗碎颗粒，置于密封的容器中（或先以绢袋盛药再纳入容器中），加入适量的白酒（按配方比例加入），浸泡7～14日左右，并经常摇动，待有效成分溶解到酒中以后，即可滤出药液；药渣可压榨，再将浸出液与榨出液合并，静置数日后再过滤即成。或者将白酒分成两份，将药材浸泡两次，操作方法同前，合并两次浸出液和榨出液，静置数日过滤后，即得澄清的药酒。若所制的药酒需要加糖或蜜矫味时，可将白糖用等量的白酒温热溶解、过滤，再将药液和糖液混匀，过滤后即成药酒。也可不将制成的药酒滤过，随饮随泡，直至药味清淡，再加药材进行浸泡饮用。

酒的用量一般为药材的8～12倍。冷浸法适用于有效成分易于浸出且药材用量不多的情况，也适用于含挥发性成分较多的药材。

2. 热浸法　热浸法是一种古老而有效的制作药酒的方法。通常是将中药材与酒同煮一定时间，然后放冷贮存。此法既能加快浸取速度，又能使中药材中的有效成分更容易浸出。但煮酒时一定要注意安全，既要防止酒精燃烧，又要防止酒精挥发。因此也可采用隔水煮炖的间接加热方法（即水溶浴法）。此法也适宜于家庭制作药酒，其方法是：

（1）炖煮法，将中药材与酒先放在小砂锅内，或搪瓷罐等容器中，然后放在另一更大的盛水锅中炖煮，时间不宜过长，以免酒精挥发。此时一般可于药面出现泡沫时离火，趁热密封，静置半月后过滤去渣即得。

（2）温浸法，工业生产时，可将粗碎后的中药材用纱布包好，悬于白酒中，再放入密封的容器内，置水浴上用40～50℃低温浸渍3～7日，也可浸渍两次，合并浸液，放置数日后过滤即得。

（3）回流提取法，还可在实验室或生产车间中采用回流法提取，即在浸药的容器上方加上回流冷却器，使浸泡的药材和酒的混合物保持微沸，根据不同的中药材和不同的酒度，再确定回流时间。回流结束后即进行冷却，然后过滤即得。

热浸法适用于药料众多酒量优先或用

冷浸法药材有效成分不易浸出的情况。热浸法操作简单，设备简单，对含树脂及大量淀粉的药材尤为适用。

3. 渗滤法 将药材碎成粗粉，放在有盖容器内，再加入药材粗粉量 60% ~ 70% 的浸出溶剂均匀湿润后，密闭，放置15 分钟至数小时，使药材充分膨胀后备用。另取脱脂棉一团，用浸出液湿润后，轻轻垫铺在渗滤筒（一种圆柱形或圆锥形漏斗，底部有流出口，以活塞控制液体流出）的底部，然后将已湿润膨胀的药粉分次装入渗滤筒中，每次投入后，均要压平。装完后，用滤纸或纱布将上面覆盖。向渗滤筒中缓缓加入溶剂时，应先打开渗滤筒流出口的活塞，排除筒内剩余空气，待溶液自出口流出时，关闭活塞。继续添加溶剂至高出药粉数厘米，加盖放置 24 ~ 48 小时，使溶剂充分渗透扩散。然后打开活塞，使滤液缓缓流出。如果要提高滤液的浓度，也可以将初次滤液再次用作新药粉的溶剂进行第二次或多次渗滤。收集渗滤液，静置，滤清，灌装即得。

4. 加药酿制法 是古代常用方法，近代较少用。这种方法宜米、曲加药，直接发酵成酒。根据处方备好适量的糯米或黄黏米、曲和药材，米以水浸泡，令吸水膨胀，然后再蒸煮成干粥状，再冷却至30℃或略高一些，然后再加入事先已加工好的药材，曲米，拌匀后置于缸内糖化发酵。发酵过程中，必须保持适当温度，如温度升高搅拌，使温度降下来，并可排出二氧化碳，供给酵母氧气，促进发酵。约7 ~ 14 日，发酵即可完成，然后经压榨，过滤取澄清酒液，酒液盛入存储器后，应隔水加热至 75 ~ 80℃，用以杀灭酵母及杂菌。保证质量和便于储存。加药酿制法，可制备低度药酒，古代用此法制药酒较多，现代家庭已较少使用。

5. 煎煮法 将原料碾成粗末后，全部放入砂锅。加水量高出药面 10cm，浸泡 1 小时，加热煮沸 1 ~ 2 小时，过滤取汁。取滤液，加热浓缩成稠状清膏（比例为：生药 5000g 煎成清膏 2000g）。待冷却后加入与清膏等量的酒，搅拌均匀，放入坛内，密封 7 日，过滤即得。本法用酒量少，服用时酒味不重，便于饮用，尤其对不善于饮酒的人尤为适宜。古代医家认为，酒能使药力尽快到达病所，徐徐发挥治疗作用，因而对一些急性病变，多半采用此法。煎煮法可视为酒剂的一种速成法。易挥发的芳香类物质受热后会加速挥发，因此芳香类药物不宜使用煎煮法。

无论用哪种方法制备药酒，其容器必须确保其不与药材和酒起化学反应，一般以陶瓷、玻璃、不锈钢等制品为宜，不宜使用含铅较多的锡合金器具，以免过多的铅溶进酒中危害健康，也不宜用铁和铝制品，以免发生化学反应，影响成品的色泽和内在质量。容器应有盖，既可防止酒的挥发，又可保持酒的清洁。

药酒在制备过程中，还可根据各品种的不同特点，加一定量的矫味着色剂，以方便患者服用，缓和药性，提高制剂质量。目前使用主要是食用糖（包括红糖、白糖、冰糖）和蜂蜜。另外，加入蛋清絮凝剂沉降药酒中的胶体微粒和大分子物质，可减少药酒中沉淀物的出现，从而提高药酒的澄明度。湖北蕲春地区用真菌竹黄（别名：竹花、竹三七）作药酒天然着色剂，色泽鲜艳而无任何不良反应及毒副作用，是一种发展方向。

二、药酒的贮存与保管

药酒的贮存和保管不当，不仅会影响到药酒的疗效，还可能造成药酒中有效成分的损失，甚至造成药酒的变质或污染而不能服用，因此，药酒的贮存与保管就显得尤为重要。

（1）盛装药酒的容器，一定要保证清洁干净，可以在盛装药酒前，用开水烫一烫，或用医用酒精（75% 的酒精）进行消毒。

（2）当药酒配制完后，应放入有盖的坛罐、缸等容器或细口、长颈的玻璃瓶内密封。避免与其他物质接触，影响药酒的功效。

（3）储存药酒的位置，应选在阴凉处，温度在 10～25℃ 为宜，且放置位置的温度变化不应过大。同时，药酒不能与煤油、汽油及腥、臭等怪味较大，刺激味较浓和其他有毒物品放置在一起，避免药酒串味，影响服用；并注意防火，不要将药酒与蜡烛、油灯等物品放置一起。

（4）夏季贮存药酒时，要避免药酒与阳光的直接照射，因为药酒中有些成分遇到强光会发生分解。若与强烈的阳光直接对照，会造成药酒内有效成分的损失，使药物的功效降低。在冬季时，要避免药酒应受冻而变质，温度不应低于零下5℃。

（5）当药酒配制完后，应在其盛器上标上标签，写清楚药酒的名称、作用、配制时间、用量等内容，以免日后忘记而造成不易辨认，或与其他药品发生混淆，影响使用，甚至发生误服或错用，造成生命危险。

下篇　各类药酒

第四章
补益类药酒

一、补血类药酒

人体五脏六腑之血，莫不本乎于心、肝、脾之脏。心生血，肝藏血，脾统血；又脾胃为后天之本，气血生化之源，通过心"变化而赤，谓之血"，归肝所藏。故血虚证，皆责之于脾、心、肝。补血药酒，适用于禀赋不足，或脾胃素虚，气血生化不足；或各种急慢性出血；或思虑过度，暗耗营血；或瘀血阻络，新血不生等所表现的虚弱证候。血虚常见的临床表现为面色苍白而无华或萎黄，唇色淡白，爪甲苍白，头晕眼花，心悸气短，失眠，手足发麻，脉细，妇女经血量少色淡、延期、甚或闭经，舌淡苔白……常用药酒方如下。

🌿 万寿药酒 I

【处方】

红枣 100g　石菖蒲 30g　川郁金 30g
五加皮 30g　陈皮 30g　茯神 30g　牛膝
30g　麦冬 30g　全当归 60g　红花 15g
白酒 12L

【制法】将前 10 味共制为粗末或切成薄片，入布袋，置容器中，加入烧酒，密封，隔水加热半小时，取出放凉，埋入土中数日以去火毒。取出开封即可取用。

【功能主治】养血宁心，健脾化湿，益肾柔肝。用于心血不足，湿浊内阻，精神不振，神志不宁；或肝肾不足，筋骨乏力等。

【用法用量】口服：每次服 20～40ml 或适量服，日服 2 次。

【处方来源】《百病中医药酒疗法》

🌿 归芪藤酒

【处方】

当归 30g　黄芪 30g　鸡血藤 30g　白酒 500ml

【制法】将前 3 味切成薄片，置容器中，加入白酒，密封，浸泡 10～15 日后，过滤去渣，即成。

【功能主治】益气，养血，活血。用于血虚诸症。

【用法用量】口服：每次服 10～20ml，日服 2～3 次。

【处方来源】《中国药酒配方大全》

🌿 归圆杞菊酒

【处方】

当归 30g　龙眼肉 40g　枸杞 120g
杭菊花 60g　白酒 3.5L

【制法】将前 4 味制为粗末或切成薄片，入布袋，置容器中，加入白酒，密封，浸泡月余后即可饮用。

【功能主治】补心肾，和气血，益精髓，壮筋骨，发五脏，旺精神，润肌肤，悦颜色。用于阴血不足、养生健身。

【用法用量】口服：不拘时，随意饮之。

【处方来源】明·《摄生秘剖》

地黄养血安神酒

【处方】

熟地黄50g　枸杞25g　当归25g　炒薏苡仁25g　制首乌25g　龙眼肉20g　沉香1.5g　白酒1.5L

【制法】将上药共研为粗末或切成薄片，纱布袋装，扎口，置容器中，加入白酒，密封浸泡。7日后取出药袋，压榨取液，将榨取液与药酒混合，静置，过滤即得。

【功能主治】养血安神。用于失眠健忘、心悸怔忡、须发早白、头晕目涩。

【用法用量】口服：每次服15～20ml，日服2次，温服。

【处方来源】清·《惠直堂经验方》

延寿酒Ⅰ

【处方】

黄精20g　苍术20g　天门冬15g　松叶30g　枸杞50g　白酒1L

【制法】将上药切成薄片，加入白酒，密封浸泡10～12日即可。

【功能主治】健脾胃，益精血，祛风湿，补肝肾。用于脾弱、精血不足，兼感受风湿，而出现的食少体倦、头晕、目暗、筋骨不利等症。

【用法用量】口服：每次服10ml，日服2～3次。

【注意事项】凡畏寒肢冷，下利水肿者忌服。

【处方来源】《中藏经》

补血调元酒

【处方】

鸡血藤50g　骨碎补100g　制首乌30g　黄芪30g　麦芽30g　女贞子15g　党参15g　佛手15g　白砂糖120g　白酒2L

【制法】将上药共研为粗末或切成薄片，纱布袋装，扎口，置干净容器中，加入白酒，密封浸泡14日后启封。去药渣，加砂糖搅拌均匀，待溶解后，过滤取液，再合并压榨药渣所得药液，装瓶备用。

【功能主治】健脾补肾，调补气血。用于气血虚头晕，心悸，健忘，神疲纳少，面色不华，气短喘促，肢体麻木，骨质增生症。

【用法用量】口服：每次服10～20ml，日服2次。

【注意事项】痰热内盛者慎用。

【处方来源】《民间百病良方》

鸡血藤酒Ⅰ

【处方】

鸡血藤胶250g　鸡血藤片400g　白酒10L

【制法】上药置于适当大小的瓶中，用白酒浸之，封口，经7日开取。

【功能主治】补血活血，舒筋通络。用于体虚乏力、血虚萎黄等症。

【用法用量】口服：每次空腹温饮30ml，每日早、晚各一次。

【处方来源】《药酒验方选》

周公百岁酒

【处方】

黄芪60g　茯神60g　麦冬30g　肉桂18g　当归36g　生地36g　熟地36g　党参30g　白术30g　茯苓30g　陈皮30g　山萸肉30g　枸杞30g　川芎30g　防风30g　龟板胶

30g 五味子 24g 羌活 24g 白酒 5L

【制法】将前 18 味捣碎或切片，入布袋，置容器中，加入白酒（亦可加入冰糖 100g，大枣适量），密封，再用热水隔坛（容器）加热，文火煮沸 2 小时（亦可不煮，静置半月浸泡即可），然后将坛取出，静置 7 日后即可开封，取用。

【功能主治】益气补血，健脾益肾。用于气血衰减、亡血失精的四肢无力、面色无华、食少消瘦、须发早白、头眩等症。对气血虚弱，又感受风湿的肢体麻木，活动不便的病证也有治疗作用。

【用法用量】口服：每次温服 15～30ml，日服 2 次。

【注意事项】孕妇忌服。

【处方来源】《中国医学大辞典》

🌿 宫方定风酒

【处方】

天冬 15g 麦冬 15g 生地黄 15g 熟地黄 15g 川芎 15g 五加皮 15g 川牛膝 15g 桂枝 9g 汾酒 10L 蜂蜜 500g 赤砂糖 500g 陈米醋 500ml

【制法】将前 8 味捣碎或切成薄片，入布袋，置瓷坛内，加入汾酒和蜂蜜、赤砂糖，米醋，搅匀，封口密闭。放入锅中微火蒸 2 小时，取起，埋入土中 7 日以去火毒。取出即可服用。

【功能主治】滋阴，补血，熄风。凡患虚风病者均可用之。

【用法用量】口服：根据酒量午餐或晚餐饭时饮，以每次 10～20ml 为宜。

【处方来源】宋·《杨氏家藏方》

【附记】本药酒药性平和，年老体衰者频服，极有裨益而无流弊，真妙方也。

🌿 养神汤

【处方】

熟地 90g 枸杞 60g 白茯苓 60g 怀

山药 60g 当归 60g 莲子肉 60g 薏苡仁 60g 酸枣仁 60g 麦冬 60g 川续断 30g 广木香 15g 大茴香 15g 丁香 6g 桂圆肉 250g 白酒 10L

【制法】将前 14 味，其中茯苓、山药、薏苡仁、莲肉制为细末；余药制成饮片，一起装入容器中，加入白酒，密封，静置 7～14 日后，过滤去渣，即成。

【功能主治】益精血，补心脾，安神定悸。用于心脾两虚、精血不足的神志不安、心悸失眠等症。平素气乏血弱者，亦可饮用。

【用法用量】口服：每次服 10～20ml，日服 2～3 次或不拘时，适量服之。

【处方来源】清·《同寿录》

二、益气类药酒

人体五脏六腑之气，为肺所主，来自中焦脾胃水谷之精气，由上焦宣发，输布全身，所以气虚多责之于肺、脾二脏。故补气药酒是为肺、脾气虚病症而设。适用于久病体虚、劳累、老年体弱等因素引起的脏腑组织功能减退所表现的症候。常见的主要表现为神疲乏力、声低（少气）、懒言、头晕、目眩、面色淡白、自汗怕风、大便滑泄，活动时诸症加剧，舌淡苔白、脉虚或虚大无力……常用药酒方如下。

🌿 十全大补酒

【处方】

党参 80g 炒白术 80g 炒白芍 80g 炙黄芪 80g 白茯苓 80g 当归 120g 熟地黄 120g 炙甘草 40g 川芎 40g 肉桂 20g 蔗糖 150g 白酒 8L

【制法】将前 10 味粉碎成粉或切片，用白酒密封浸渍半月后，即可取之服用。

【功能主治】温补气血。用于气血两虚、面色苍白、气短心悸、头晕自汗、体倦乏力、四肢不温、月经量多等症。

【用法用量】口服：每次服 15～

30ml，日服 2 次。

【处方来源】《药酒汇编》

【附记】《张八卦外科新编》十全大补酒，方中炙甘草、肉桂各用 30g，余药各用 80g，白酒 1500ml，去蔗糖。余同上。用治气血双虚，而偏于阳虚有寒的多种病症，如气血虚弱所致的食少乏力、头晕、心悸、妇女崩漏、疮疡溃而不敛、脓水清稀等症。凡外感风寒、风热、阴虚阳亢者不宜服用此酒。

人参大补酒 I

【处方】

红参 15g　茯苓 15g　蜜炙黄芪 30g　玉竹 30g　炒白术 10g　炙甘草 10g　白酒 1L

【制法】将上药共研为粗末或切片，纱布袋装，扎口，置容器中，白酒浸泡。14 日后即可取上清液饮用。

【功能主治】补气健脾。用于脾胃虚弱，精神疲倦，食欲缺乏，腹泻便溏。

【用法用量】口服：每次服 10 ~ 15ml，日服 2 ~ 3 次。

【处方来源】《临床验方集》

人参天麻药酒

【处方】

天麻 210g　川牛膝 210g　黄芪 175g　穿山甲 700g　红花 28g　人参 40g　蔗糖 850g　52°左右白酒 10L

【制法】将前 6 味切片，置容器中，加入白酒，密封，浸泡 30 ~ 40 日后，即可开封饮用，酒尽加酒，味淡即止。

【功能主治】益气活血，舒筋止痛。用于气血不足、关节痛、腰腿痛、四肢麻木等。

【用法用量】口服：每次服 10ml，日服 2 ~ 3 次。

【注意事项】孕妇忌服。

【处方来源】《药酒汇编》

人参天麻酒

【处方】

人参 15g　牛膝 15g　天麻 15g　炙黄芪 30g　白酒 1L

【制法】将上药共研为粗末，纱布袋装，扎口，白酒浸泡 14 日后，取出药袋，压榨取液。将榨取液与药酒混合，静置，过滤后装瓶备用。

【功能主治】补气健脾，舒筋活络。用于气虚血少、肢体麻木、筋脉拘挛或病后体虚。

【用法用量】口服：每次服 10ml，日服 2 ~ 3 次。

【处方来源】《临床验方集》

【附记】如伴有风湿痹痛者，配方中酌加羌活、独活、桂枝各 10 ~ 15g。

人参百岁酒

【处方】

红参 10g　熟地黄 9g　玉竹 15g　制首乌 15g　红花 3g　炙甘草 3g　麦冬 6g　蔗糖 100g　白酒 500ml

【制法】上药用上好白酒作为溶剂，置坛内密封，浸渍 15 日，加入蔗糖，搅拌溶解后，静置即得。

【功能主治】补养气血，乌须黑发，宁神生津。用于头晕目眩、耳鸣健忘、心悸不宁、失眠梦差、气短汗出、面色苍白、舌淡脉细弱者。

【用法用量】口服：每次服 15 ~ 30ml，日服 2 次。

【注意事项】高血压患者及孕妇慎饮此药酒。感冒时暂停取饮。

【处方来源】《浙江省药品标准》

人参茯苓酒

【处方】

人参 30g　生地黄 30g　白茯苓 30g

白术 30g　白芍 30g　当归 30g　川芎 15g　桂圆肉 120g　冰糖 250g　高粱酒 3L

【制法】将前 8 味共研为粗末或切片，入布袋，置容器中，加入白酒，密封，浸泡 4～7 日后，过滤去渣，取药液，加入冰糖，溶化后即可饮用。

【功能主治】气血双补，健脾养胃。用于气血亏损，脾胃虚弱，形体消瘦，面色萎黄。

【用法用量】口服：每次服 15～30ml，口服 2～3 次，或适量徐徐饮之，不拘时。

【处方来源】《百病中医药酒疗法》

人参酒

【处方】
①人参 30g　白酒 500ml　②人参 500g　糯米 500g　酒曲适量

【制法】①冷浸法：即将人参入白酒内，加盖密封，置阴凉处，浸泡 7 日后即可服用。酒尽添酒，味薄即止；②酿酒法：即将人参压末，米煮半熟，沥干，曲压细末，合一处拌匀，入坛内密封，周围用棉花或稻草保温，令其发酵，10 日后启封，即可启用。

【功能主治】补中益气，通治诸虚。用于面色萎黄、神疲乏力、气短懒言、音低、久病气虚、心慌、自汗、食欲不振、易感冒等症。

【用法用量】口服：每次服 20ml，每日早、晚各服 1 次。

【处方来源】明·《本草纲目》

【附记】酒服尽，参可食之。临床证明，本药酒还可用于治疗脾虚泄泻、气喘、失眠多梦、惊悸、健忘等症；效果亦佳。

八珍酒 I

【处方】
炒白术 90g　全当归 90g　人参 30g

川芎 30g　白茯苓 60g　白芍 60g　炙甘草 45g　五加皮 240g　小肥红枣 120g　生地黄 120g　核桃肉 120g　糯米酒 20L

【制法】将前 11 味切薄片，入布袋，置容器中，加入白糯米酒，密封，隔水文火加热约 1 小时后，取出，埋入土中 5 日以去火毒，取出静置 21 日后，过滤去渣，即可服用。现代简单做法，可将以上诸药切片后，加入酒中，密封静置浸泡一个月，即可取之服用。

【功能主治】气血双补，健脾利湿。用于食少乏力、易于疲劳、面色少华、头眩气短、月经量少、色淡、腰膝酸软等症。

【用法用量】口服：每次温服 10～20ml，日服 3 次。

【注意事项】如见热象，如口干、心烦、口舌生疮、舌赤者，不宜饮用此药酒。

【处方来源】明·《万病回春》

【附记】本方虽名八珍酒，但不同于八珍汤，而在八珍汤中加入五加皮、红枣、核桃肉。五加皮善祛风湿，壮筋骨。红枣健脾和胃，核桃肉温补肺肾，使本酒不但气血双补，并能祛风湿，除劳倦，强精神，悦颜色。

三圣酒 I

【处方】
人参 20g　怀山药 20g　白术 20g　白酒 500ml

【制法】将前 3 味加工捣碎或切片，入布袋，置砂锅内，加入白酒，盖好，放文火上煮沸，待冷，加盖密封，置阴凉处，3 日后开封，起药袋沥尽，再用细纱布过滤 1 遍，贮瓶备用。也可将以上 3 味药切片，加入白酒，密封浸泡半月，即可开封饮用。

【功能主治】大补元气，生津止渴，健脾和胃。用于体虚气弱、面黄肌瘦、气短、心慌、食欲不振等症。

【用法用量】口服：每次空腹温服10～20ml，每日早、中、晚各1次。

【注意事项】阴虚火旺者，慎服。

【处方来源】宋·《圣济总录》

【附记】凡属禀赋不足，或老年气虚而致脾胃虚弱者可常饮服。不善饮酒者，可用黄酒热浸。

🌿 大黄芪酒

【处方】

黄芪90g　桂心90g　巴戟天90g　石斛90g　泽泻90g　茯苓90g　柏子仁90g　干姜90g　蜀椒90g　防风60g　独活60g　人参60g　天雄（制）30g　芍药30g　附子（制）30g　乌头（制）30g　茵陈30g　制半夏30g　细辛30g　白术30g　黄芩30g　栝楼根30g　山茱萸30g　白酒15L

【制法】将前23味共制为粗末或切片，入布袋，置容器中，加入白酒，密封，浸泡7～10日后即可取用。

【功能主治】益气助阳，健脾利湿，温经通络。用于肉极虚寒，为脾风。阴动伤寒、体重怠惰、四肢不欲举、关节疼痛、不思饮食、虚极所致。

【用法用量】口服：初服30ml，渐渐增加，微醉为度，日服2次。

【注意事项】忌食猪肉、桃、李、雀肉、生菜、生葱、炸物。

【处方来源】唐·《备急千金要方》

【附记】《外台秘要》方中防风、独活、人参各为30g，余同上。

🌿 万金药酒

【处方】

当归90g　白术90g　远志90g　白茯苓90g　紫草60g　白芍60g　生黄芪120g　川芎45g　甘草45g　生地黄150g　胡桃仁150g　红枣150g　龙眼肉150g　枸杞

150g　潞党参150g　黄精210g　五加皮210g　白糖1500g　蜂蜜1500g　白酒20L

【制法】将以上各药切片，加入酒中，密封浸泡30日，加入白糖和蜂蜜，拌匀，即成。

【功能主治】益气健脾，温肾柔肝，活血通络。用于气血虚弱、肾阳不足所致的虚弱病证，如气短乏力、面色无华、食欲不振、头晕心悸、腰膝酸软无力等症。平素气血不足，偏于虚寒者，如无明显症状，也可饮用。

【用法用量】口服：根据个人酒量，每次服10～50ml，日服2～3次。或不拘时，适量饮用。

【处方来源】《元会医镜》

🌿 长生固本酒

【处方】

人参60g　枸杞60g　怀山药60g　五味子60g　天冬60g　门冬60g　生地60g　熟地60g　白酒5L

【制法】将前8味切碎，入布袋，置容器中，加入白酒，密封，置入锅中，隔水加热约半小时，取出，埋入土中数日以去火毒。取出，静置后，即可取用。也可将药加入白酒，密封半月，即可取出饮用。

【功能主治】益气滋阴。用于气阴两虚所致的四肢无力、易于疲劳、腰酸腿软、心烦口干、心悸多梦、头眩、须发早白等症。

【用法用量】口服：每次服10ml，每日早、晚各服1次。

【处方来源】明·《寿世保元》

【附记】凡体质偏气阴不足者，无明显症状亦可服用此酒，有保健养生之作用。

🌿 长春酒

【处方】

炙黄芪9g　人参9g　白术9g　白茯苓

下篇

各类药酒

9g 当归 9g 川芎 9g 姜半夏 9g 熟地
9g 官桂 9g 橘红 9g 制南星 9g 白芍
9g 姜厚朴 9g 砂仁 9g 草果仁 9g 青
皮 9g 槟榔 9g 苍术 9g 丁香 9g 木香
9g 沉香 9g 白豆蔻 9g 藿香 9g 木瓜
9g 五味子 9g 石斛 9g 杜仲 9g 薏苡
仁 9g 枇杷叶 9g 炒神曲 9g 炙桑白皮
9g 炒麦芽 9g 炙甘草 9g 白酒 10L

【制法】将前 33 味如常法炮制加工
后，各按净量称准，混匀，等分为 20 包。
每用 1 包，入布袋，置容器中，加入白酒
10kg，密封，浸泡 8～15 日（按季节气温
酌定）左右，即可服用。

【功能主治】益气养血，理气化痰，
健脾和胃。用于气血不足、痰湿内盛、
饮食不消所致的气短乏力、面色少华、
食欲不振、胸闷痰多、呕逆、腹胀
等症。

【用法用量】口服：每日服用 10ml，
每日两次。

【注意事项】阴虚而有燥热表现者
忌服。

【处方来源】明·《寿世保元》

【附记】无明显症状、素体气血怯
弱、湿盛而偏寒的人可常服此酒。

百益长春酒 I

【处方】
党参 90g 生地黄 90g 茯苓 90g 白
术 60g 白芍 60g 当归 60g 红曲 60g
川芎 30g 木樨花 500g 桂圆肉 240g 高
粱酒 12L 冰糖 1500g

【制法】将前 10 味共研为粗末或切成
薄片，入布袋，置容器中，加入高粱酒，
密封，浸泡 8～15 日后，加入冰糖，溶化
即成。

【功能主治】健脾益气，益精血，通
经络。用于气血不足、心脾两虚之气少乏
力、食少脘满、睡眠欠安、面色无华等
症。气虚血弱、筋脉失于濡养、肢体运动

不遂者亦可取用。

【用法用量】口服：每次服 25～
50ml，日服 2～3 次，或视个人酒量大小
适量饮用。

【处方来源】《中国医学大辞典》

虫草补酒

【处方】
冬虫夏草 5g 生晒参 10g 龙眼肉
30g 玉竹 30g 淫羊藿 15g 白酒 500ml
黄酒 500ml

【制法】将上药共研粗末或切成片，
纱布袋装，扎口，置容器中，再将白酒、
黄酒混合后浸泡上药 14 日，即得。

【功能主治】补气益肺，补肾纳气。
用于气虚咳喘、腰膝酸软，日服 2 次。

【用法用量】口服：每次服 20～
30ml，日服 2 次。

【处方来源】《民间百病良方》

补气养血酒 I

【处方】
破故纸 30g 熟地 30g 生地 30g 天
冬 30g 麦冬 30g 人参 30g 当归 30g
川芎 30g 白芍 30g 云茯苓 30g 柏子仁
30g 砂仁 30g 石菖蒲 30g 远志 30g
木香 15g 白酒 5L

【制法】上 15 味药，捣碎或切片，用
白布袋贮，置于瓦器中，浸入好酒，放火
上煮熟，去渣，候冷，收贮备用。也可将
药放入酒中，密封浸泡半月以上，即可
饮用。

【功能主治】补气血，养心肾，健脾
胃，益老人。用于气血不足、心脾虚弱、
怔忡健忘、头目昏花。

【用法用量】口服：每日不拘时温饮
10～20ml。

【处方来源】《药酒验方选》

金樱子酒

【处方】

金樱子 300g　制首乌 120g　巴戟天 90g　黄芪 90g　党参 60g　制杜仲 60g　鹿筋 60g　黄精 60g　枸杞 30g　菟丝子 30g　蛤蚧 1 对　三花酒（或白酒）8L

【制法】将上药加工成小块后，与白酒共置容器中，密封浸泡 15 日后即可取用。

【功能主治】补肾固精，益气养血。用于气血两亏、身体羸弱、头晕目眩、倦怠乏力、遗精、早泄、小便频数而清长、遗尿等症状者。

【用法用量】口服：每次服 20 ~ 30ml，每日早晚各服 1 次。

【注意事项】有外感发热者勿服。

【处方来源】《常用养身中药》

参杞补酒

【处方】

人参 15g　枸杞 30g　熟地黄 30g　白酒 500ml

【制法】将以上各药置容器中，白酒浸泡。7 日后即可服用。

【功能主治】补气养血。用于气血不足，腰膝酸软，四肢无力，或视力模糊，头晕目眩。

【用法用量】口服：每次服 20ml，日服 2 次。

【处方来源】《民间百病良方》

益气健脾酒

【处方】

党参 30g　炒白术 20g　茯苓 20g　炙甘草 10g　白酒 500ml

【制法】将上药共研为粗末或切片，纱布袋装，扎口，置容器中，白酒浸泡。7 日后取出即可饮用。

【功用】健脾益气。用于虚劳体弱赢瘦、气短乏力、精神倦怠等症。

【用法用量】口服：每次服 10 ~ 20ml，日服 2 次。

【注意事项】消化性溃疡病患忌服。

【处方来源】宋·《和剂局方》

【附记】本方原为汤剂，为气虚之祖方。今改用酒剂，验之临床，效果甚佳。对一般脾胃气虚的人，可以长期服用，有较好的保健作用。

福禄补酒

【处方】

红参 10g　红花 10g　鹿茸 10g　炙黄芪 15g　桑寄生 15g　女贞子 15g　金樱子 15g　锁阳 15g　淫羊藿 15g　玉竹 30g　薏苡仁 30g　炙甘草 6g　白酒 2L

【制法】上药共研为粗末或切片，纱布袋装，扎口，置容器中，白酒浸泡 14 日后即可食用。

【功能主治】益气养血，补肾助阳，强筋壮骨。用于气血两亏、阳虚畏寒、腰膝酸软、阳痿早泄、肩背四肢关节疼痛。

【用法用量】口服：每次服 10 ~ 20ml，日服 2 次。

【处方来源】《临床验方集》

【附记】屡用有效，久用效佳。

三、温阳类药酒

人身之阳气，归五脏所主，然肾为阳气之本，故补阳多指温补肾阳。阳虚证临床的主要表现为面色淡白，四肢不温，神疲乏力，腰膝酸软，畏寒怕冷，下肢萎弱，少腹拘急，阳痿遗精，小便清长，舌苔淡白，脉沉弱……常用药酒方如下。

八味黄芪酒

【处方】

黄芪 60g　五味子 60g　草薢 45g　防

风 45g　川芎 45g　川牛膝 45g　独活 30g
山萸肉 30g　白酒 4L

【制法】将前 8 味共研为粗末或切片，入纱布袋，置容器中，加入白酒密封，浸泡 5～7 日后，即可取之饮用。

【功能主治】益气活血，益肾助阳，祛风除湿。用于阳气虚弱、手足逆冷、腰膝疼痛。

【用法用量】口服：每次空腹温服 10～20ml，日服 1～2 次。

【处方来源】宋·《圣济总录》

🌿 巴戟淫羊酒

【处方】
巴戟天 250g　淫羊藿 250g　白酒 5L

【制法】将上两味药切碎或切成薄片，与白酒一起置入容器中，密封浸泡 7 日后即可服用。

【功能主治】壮阳，祛风。用于神经衰弱、性欲减退、风湿痹痛、肢体瘫痪、末梢神经炎。

【用法用量】口服：每次服 20ml，每日早、晚各服 1 次。

【注意事项】凡阴虚火旺者（症见烦躁易怒，两颧潮红，盗汗，舌红而干等）忌服。

【处方来源】《药物与方剂》

🌿 东北三宝酒

【处方】
人参 30g　鹿茸 30g　貂鞭 1 具　白酒 1L

【制法】将人参、鹿茸切成薄片（切人参宜用竹刀或铜刀，不宜用铁刀，以免降低药效）与貂鞭白酒共置入容器中，密封浸泡 15 日即成。服用 500ml 酒后，可再添入 500ml 白酒，如此添至药味淡薄为止。

【功能主治】补肾壮阳。用于肾阳衰

微者，表现有肢冷畏寒，腰膝酸软，阳痿，滑精，精神萎靡，阴囊湿冷，小便清长等。

【用法用量】口服：每次 20ml，每日早、晚各 1 次。

【处方来源】《吉林省药品标准》

【附记】本药酒性温燥，非肾阳虚弱者不宜应用。如果作为保健延年药酒服用，应适当减少人参、鹿茸的分量。

🌿 仙灵固精酒

【处方】
淫羊藿 200g
金樱子 500g　牛膝 50g　归身 50g　川芎 50g　巴戟天 50g　菟丝子 100g 小茴香 50g　破故纸 100g　官桂 50g　杜仲（姜炒）50g　沉香 20g　白酒 20L

【制法】用好火酒绢袋盛药，悬胆煮三炷香，放土内埋 3 日，80 小瓶以泥封口。

【功能主治】壮阳固精，健筋骨，补精髓，广嗣延年。用于中年以后血气不足者；并治下元痼冷，腰膝无力，阳道不举，梦泄遗精。

【用法用量】口服：每次服 20～30ml，日服 2 次。或随性饮服。

【注意事项】阴虚火旺者慎用。

【处方来源】清·《奇方类编》

【附记】本方淫羊藿补肾壮阳为君，其他小茴香、破故纸、官桂等也可均为温补药，故适宜于下元虚冷，肾阳不足的体质。如平时咽干口燥，舌红脉数者为肾阴不足，则不宜用本方进补。

🌿 淫羊藿酒

【处方】
淫羊藿（切鹅脂 30g 炒）180g　陈橘皮 15g　连皮大腹槟榔 30g　黑豆皮 30g

淡豆豉30g　桂心3g　生姜2g　葱白3根　白酒1200ml

【制法】将前8味细切，入布袋，置容器中，密封，用糠灰火外煨24小时，取出候冷。去渣，即成。

【功能主治】补肾益精，壮阳通络，健脾利湿。用于肾虚精气不足遗症。

【用法用量】口服：每次空腹或夜卧前各服100ml。服此酒后，再用紫霄花散浴药淋浴，壮阳气。

【处方来源】宋·《圣济总录》

仙灵橘皮酒

【处方】

淫羊藿（剉，鹅脂一两炒）300g　陈橘皮（汤浸，去白，焙）25g　连皮大腹（剉）20g　槟榔（剉）20g　黑豆皮20g　官桂（去粗皮）6g　豆豉10g　生姜5g　葱白（切）20g　白酒7L

【制法】上9味药，剉碎，用生绢袋盛，好酒浸，挂药不使其到底，塘灰火外煨一服时，取出候冷即可。

【功能主治】补精益气。用于身体虚弱，饮食不振。

【用法用量】口服：早、晚各空腹30~40ml。

【注意事项】服此酒后，紫霄花散煎汤淋浴。

【处方来源】宋·《圣济总录》

仙茅酒

【处方】

仙茅（米泔水浸）120g　淫羊藿120g　五加皮120g　龙眼肉100g　白酒9L

【制法】将前3味切碎，与龙眼肉同置容器中，加入白酒，密封，21日后，过滤去渣，即成。

【功能主治】补肾阳，益精血，祛风

湿，壮筋骨。用于阳痿而兼腰膝酸软，精液清冷，小便清长，手足不温，或见食少，睡眠不实等症。舌苔多白润，脉沉迟。

【用法用量】口服：每次服10~15ml，每日早、晚服1次。

【注意事项】五心烦热，小便黄赤，舌红少苔，脉细数是阴虚有热的表现，禁用此酒。

【处方来源】明·《妙一斋医学正印种子编》

肉桂黄芪酒 I

【处方】

黄芪90g　肉桂90g　蜀椒90g　巴戟天90g　石斛90g　泽泻90g　白茯苓90g　柏子仁90g　炮姜80g　防风30g　独活30g　党参30g　白芍30g　制附子30g　制川乌30g　茵陈30g　半夏30g　细辛30g　白术30g　炙甘草30g　栝楼根30g　山萸30g　白酒2L

【制法】将前22味共研为粗末，置容器中，加入白酒，密封，浸泡7日后，过滤去渣，即成。

【功能主治】温补脾肾，祛风除湿，温经通络。用于脾虚、肢体畏寒、倦怠乏力、四肢不欲举动、关节疼痛、不思饮食等症。

【用法用量】口服：初服30ml，渐加之，以微麻木为度，日服2~3次。

【处方来源】明·《普济方》

助阳益寿酒

【处方】

老条党参20g　熟地黄20g　枸杞子20g　沙苑子15g　淫羊藿15g　公丁香15g　沉香6g　远志肉10g　荔枝肉10g　白酒1L

【制法】将前9味共制为粗末，入布袋，置容器中，加入白酒，密封，置阴凉干燥处，经3昼夜后，稍打开口盖，再置文火上煮百沸，取下稍冷后，加盖，再放入冻水中拔去火毒，密封后置干燥处，经21日后开封，去掉药袋，即可饮用。

【功能主治】补肾壮阳，益寿延年。用于肾虚阳痿、腰膝无力、头晕眼花、心悸、遗精、早泄、面色发白等症。

【用法用量】口服：每次空腹温服10～20ml，每日早、晚各服1次。

【处方来源】《药酒汇编》

【附记】无明显症状，且体质偏阳虚者，常服之，有"益寿延年"之功。

固本遐龄酒 I

【处方】

当归30g 巴戟天30g 肉苁蓉30g 制杜仲30g 人参30g 沉香30g 小茴香30g 破故纸30g 熟地黄30g 石菖蒲30g 青盐30g 木通30g 山茱萸30g 石斛30g 天门冬30g 陈皮30g 狗脊30g 菟丝子30g 牛膝30g 酸枣仁30g 覆盆子30g 枸杞子60g 神曲60g 川椒21g 白豆蔻9g 木香9g 砂仁15g 大茴香15g 益智仁15g 乳香15g 狗胫骨200g 淫羊藿120g 糯米1000g 大枣500g 生姜60g（捣汁） 鲜山药120g（捣汁） 远志30g 白酒35L

【制法】将前32味和远志共制为粗末，糯米同大枣同蒸为黏饭，待温，加入姜汁、山药汁、药末和120g炼蜜，拌和令匀，分作4份，分别装入4个绢袋，各置酒坛中，每坛各注入白酒1/4，密封，浸泡21日后，即可取用。

【功能主治】温肾阳，益气血，散寒邪，通经络。用于肾阳不足、气血不足、腰膝酸痛、筋骨无力、食少脘满、面色不华等症。

【用法用量】口服：每次温服10～20ml，每日早、晚各服1次，以疲力度。

【处方来源】明·《万病回春》

【附记】本方中原用豹骨120g，今以狗胫骨200g代之，用之临床，效果亦佳。

参茸酒 I

【处方】

人参60g 鹿茸30g 防风3g 鳖甲3g 草薢3g 羌活3g 川牛膝3g 独活3g 杜仲3g 白术3g 玉竹3g 当归6g 秦艽6g 红花6g 枸杞6g 丁香2g 冰糖120g 白酒10L

【制法】用多年贮存的白酒10L，将药料入酒内封固，存数年，将药料滤出，加入冰糖，白酒1L，兑后使用。

【功能主治】温阳益气，育阴和血，祛风除湿。用于气血亏虚，四肢酸痛。

【用法用量】口服：每次20ml，每日1～2次。

【处方来源】《清太医院配方》；《治疗与保健药酒》

参茸酒 II

【处方】

菟丝子60g 牛膝40g 熟地黄40g 肉苁蓉40g 鹿茸20g 人参20g 附子（制）20g 黄芪20g 五味子20g 茯苓20g 山药20g 当归20g 龙骨20g 远志（制）20g 红曲10g 白糖800g 白酒8L

【制法】以上15味，鹿茸、人参粉碎成粗粉，备用。其余除红曲外，菟丝子等12味碎断，加白酒8L、蔗糖800g与红曲及上述鹿茸等粗粉同置罐内，加盖隔水加热炖至沸腾时倾入缸中密封，浸泡30日后滤取酒液，残渣压榨后药渣回收白酒，榨出液与回收酒液及滤取的酒液合并，滤过，制成8L，灌装，即得。

【功能主治】滋补强壮，助气固精。用于气血亏损、腰酸腿痛、手足寒冷、梦遗滑精、妇女血亏、血寒、带下淋漓、四肢无力、行步艰难。

【用法用量】口服，一次10~15ml，一日2次。

【处方来源】部颁标准中药成方制剂第十五册，海昌药业国药准字Z32020260

健步酒方

【处方】

生羊肠（洗净晾燥）1具 龙眼肉120g 沙苑蒺藜（隔纸微焙）120g 苡仁120g 淫羊藿120g 真仙茅120g 滴花烧酒1L

【制法】将前6味切碎，置容器中，加火烧酒，密封，浸泡21日后，过滤去渣，即成。

【功能主治】温肾补虚，散寒利湿。用于下部（焦）虚寒者宜之。

【用法用量】口服：频频饮之，常令酒气相续为妙。

【处方来源】清·《随息居饮食谱》

鹿茸虫草酒 Ⅰ

【处方】

鹿茸20g 冬虫夏草90g 高粱酒1500ml

【制法】将前2味切薄片，置容器中，加入白酒，密封，浸泡10日后，过滤去渣，即成。

【功能主治】补肾壮阳。用于肾阳虚衰、精血亏损所致的腰膝酸软无力、畏寒肢冷、男子阳痿不育等症。

【用法用量】口服：每次服20~30ml，日服2次。

【注意事项】阴虚者禁用。

【处方来源】《河南省秘验单方集锦》

清宫大补酒

【处方】

鹿茸20g 制杜仲30g 人参20g 白

酒（或糯米、酒曲）1L

【制法】本酒系采用清朝宫廷秘方，将以上3味药切成薄片，加入酒中，密封浸泡7日，即可食用。

【功能主治】滋肾壮阳，健脾和中。用于疲乏神倦、食欲不振、失眠、头晕、目眩、耳鸣、腰酸、健忘、性功能减退等一切脾肾虚损之症。

【用法用量】口服：每次饭后服20ml，日服2次。

【处方来源】中国中医研究院西苑医院

清宫换春酒

【处方】

巴戟天15g 枸杞30g 肉苁蓉25g 人参15g 白酒2L

【制法】本酒是根据清代宫廷秘方，将以上4味药切成薄片，加入低度酒中，密封浸泡7日，即可食用。

【功能主治】壮肾阳，益精血。用于身体虚损、神疲健忘、腰膝酸软、阳痿、遗精、性功能减退等虚损之症。

【用法用量】口服：每次20ml，日服（午、晚饭后）2次，或作佐餐饮用。

【处方来源】中国中医研究院西苑医院

四、养阴类药酒

肾为水火之宅，总统一身之阴。又肝肾同源，五脏各有所属。故凡阴虚病证，以肾阴虚为主，但五脏各有阴虚之证。如心有阴虚表现为心悸，健忘，失眠多梦，舌质红嫩，苔少，脉细弱而数等症；肝阴虚表现为眩晕，头痛，耳鸣耳聋，麻木，震颤，夜盲，舌干红少津，苔少，脉弦细数等症；肺阴虚表现为咳嗽气逆，痰少质黏，痰中带血，午后低热，颧红，夜间盗汗，虚烦不眠，口中干燥或音哑，舌红少苔，脉细数等症；肾阴虚表现为腰酸腿软，遗精，头昏耳鸣，睡眠不熟，健忘，口干，舌红少苔，脉细或细数等症。临床表现不同，所用药酒亦应选择。常用药酒方如下。

❀ 二至益元酒

【处方】

女贞子30g　旱莲草30g　熟地黄20g　桑葚子20g　白酒500ml　黄酒1L

【制法】将上药共研为粗末，纱布袋装，扎口，置容器中，加入白酒、黄酒混合后密封浸泡上药。7日后取出药袋，压榨取液，将榨取液和药酒混合，静置，过滤即得。

【功能主治】滋养肝肾，益血培元。用于肝肾阴虚，腰膝酸痛，眩晕，失眠，须发早白，也可用于神经衰弱，血脂过高。

【用法用量】口服：每次服20ml，日服2次。

【注意事项】脾胃虚寒，大便溏薄者慎用。

【处方来源】《中国药物大全》

❀ 二至桑葚酒

【处方】

女贞子200g　旱莲草200g　桑葚子200g　白酒4L

【制法】将旱莲草切碎，同女贞子、桑葚子用纱布袋盛之，扎口，置于干净容器中，入白酒浸泡，密封。7日后开启，去药酒，过滤取液，装瓶备用。

【功能主治】补肝肾，滋阴血。用于肝肾阴虚，头晕目眩，耳鸣眼花、腰膝酸软，脱发，遗精，失眠多梦，妇女月经过多等症。

【用法用量】口服：每次服20～30ml，日服1～2次，空腹饮用。

【处方来源】明·《医便》

【附记】长期适度服用本药酒，可改善高血脂和血液高黏度，具有良好的保健、抗衰老作用。

❀ 天王补心酒

【处方】

人参20g　玄参20g　丹参20g　茯苓20g　远志20g　桔梗20g　五味子20g　当归40g　麦冬40g　天冬40g　柏子仁40g　酸枣仁40g　生地黄100g　白酒4L

【制法】将上药共研为粗末，纱布袋装，扎口，置入干净容器中，加入白酒，密封浸泡。7日后开封，去药渣，过滤，装瓶备用。

【功能主治】滋阴清热，养心安神。用于阴血不足，心烦失眠，精神衰疲，健忘盗汗，大便干结。

【用法用量】口服：每日临睡前半小时服20ml。

【注意事项】脾胃虚寒，湿痰多者慎用。

【处方来源】明·《摄生秘剖》

【附记】本药酒对心阴不足类型的神经衰弱尤为适宜。

❀ 长生酒

【处方】

枸杞子18g　茯神18g　生地18g　熟地18g　山茰肉18g　牛膝18g　远志18g　五加皮18g　石菖蒲18g　地骨皮18g　白酒2L

【制法】将前10味共研为粉末或切片，入布袋，置容器中，加入白酒密封，浸泡2周后即可取用。酒尽添酒，味薄即止。

【功能主治】滋补肝肾，养心安神。用于肝肾不足、腰膝乏力、心悸、健忘、须发早白等症。

【用法用量】口服：每日早晨服10～

20ml，不可过量。

【注意事项】忌食萝卜。

【处方来源】清·《惠直堂经验方》

长生滋补酒

【处方】

熟地15g　党参15g　黄芪15g　女贞子15g　玉竹10g　陈皮10g　蜂蜜50g　蔗糖（或白砂糖）50g　白酒1L

【制法】上药研为粗末，纱布袋装，扎口，置容器中，加入白酒浸泡7日后去渣过滤取液。酒液中加入蜂蜜、蔗糖、搅拌溶解后过滤即制成药酒，每瓶500ml。

【功能主治】滋阴补血，益气增智。用于面色萎黄、唇甲色淡、头目眩晕、心悸气短、健忘少寐、神疲乏力、舌质淡白、脉细无力。

【用法用量】口服，每次服15～20ml，日服2次。

【注意事项】病证属实、属热者忌服。

【处方来源】《中国基本中成药》

巴戟天酒 I

【处方】

巴戟天150g　牛膝150g　枸杞根皮100g　麦门冬100g　地黄100g　防风100g　白酒7L

【制法】上品均生用，如无，干品亦可。将前6味捣碎，置容器中，加入白酒，密封，浸泡7日后，过滤去渣即成。

【功能主治】滋肾助阳，祛风逐寒。用于虚羸、阳道不举、五劳七伤等病。能食下气。

【用法用量】口服：不拘时，随量温饮，常令酒气相及，勿至醉吐。

【处方来源】唐·《备急千金要方》

【附记】临床应用，宜随证加味，如患冷者加干姜、桂心各500g；好忘加远志

500g；虚劳加黄芪500g；大虚劳加五味子、肉苁蓉各500g；阴下湿加五加根皮500g。上方加石斛500g、甘草300g佳。每加500g药材则加白酒1000～1500ml。此酒每年九月中旬配制，十月上旬即服。药渣曝干研细末，随酒服之。慎生冷、猪、鱼、蒜及油腻。夏勿服。

地黄酒 I

【处方】

生地黄汁1200ml　杏仁100g　大麻子100g　糯米1000g　酒曲150g

【制法】先以生地黄汁渍曲，待发酵；糯米做饭，冷暖适宜，杏仁、大麻子研末，与米饭拌匀，共分8份。每取1份，投曲汁中和之候饭消；再取第2份，依法酿制，依此类推。如此，待酒沸定，封泥27日。取清液，备用。

【功能主治】滋阴充悦，益气明目。用于虚赢。

【用法用量】口服：每次温服50～100ml，日服2次。

【处方来源】唐·《外台秘要》

【附记】服之令人充悦、益气力、轻身明目，久服去万病。妇人服之更佳，无子者，令人有子。

龟胶仙酒

【处方】

龟甲胶50g　金樱子30g　党参30g　女贞子30g　枸杞30g　当归30g　熟地黄30g　白酒2.5L

【制法】将上药共研为粗末，入布袋，扎口，置容器中，加入白酒密封，浸泡，15～30日后，取液即成药酒，分装，备用。

【功能主治】滋补肝肾，益气养血。用于头晕耳鸣、面色㿠白、疲乏健忘、腰膝酸软、舌淡红苔少、脉虚弱。

【用法用量】口服：每次饭后服20～

30ml，日服 2 次。

【注意事项】脾虚便溏者忌服。

【处方来源】《湖南省药品标准》

补心酒 I

【处方】

麦门冬 60g　柏子仁 30g　白茯苓 30g　当归身 30g　龙眼肉 30g　生地黄 45g　低度白酒 5L

【制法】将前 6 味切碎或捣碎，入布袋，置容器中，加入白酒密封。浸泡 7 日后即可取用。

【功能主治】补血滋阴，宁心安神。用于阴血不足，心神失养所致的心烦、心悸、睡眠不安、精神疲倦、健忘等症。

【用法用量】口服：每次服 30 ～ 50ml，日服 2 次，或适量饮用。

【处方来源】《验方新编》

补肾地黄酒

【处方】

生地黄 100g　牛蒡根 100g　大豆 200g（炒香）　白酒 2.5L

【制法】将前 2 味切片，与大豆一同入布袋、置容器中，加入白酒，密封，浸泡 5 ～ 7 日后，即可取用。

【功能主治】补肾通络。用于老年人肾水不足、风热湿邪、塞滞经络、心烦、关节筋骨疼痛、日久不已者。

【用法用量】口服：每次服 15 ～ 30ml，日服 3 次，或不拘时，随量饮之，勿醉。

【处方来源】《寿亲养老新书》

补肾壮阳酒

【处方】

老条党参 20g　熟地黄 20g　枸杞子 20g　沙苑子 15g　淫羊藿 15g　公丁香 15g　远志 10g　广沉香 6　荔枝肉 10 个

白酒 1L

【制法】将前 9 味加工捣细碎，入布袋，置容器中，加入白酒，密封，置阴凉干燥处，经 3 昼夜后，打开口，盖一半，再置文火上煮数百沸，取下稍冷后加盖，再放入冷水中拔出火毒，密封后放干燥处，21 日后开封，过滤去渣。即成。

【功能主治】补肾壮阳、养肝填精、健脾和胃、延年益寿。主治肾虚阳痿、腰膝无力、血虚心悸、头晕眼花、遗精早泄、气虚乏力、面容萎黄、食欲不振及中虚呃逆、泄泻等症。老年阳气不足而无器质性病变时，经常适量饮用，可延年益寿。

【用法用量】口服。每次空腹温服 10 ～ 20ml，每日早、晚各服 1 次，以控为度。

【注意事项】阴虚火旺者慎用。服用期禁服郁金。

固精酒 I

【处方】

枸杞子 120g　当归（酒洗切片）60g　熟地黄 90g　白酒 100ml

【制法】将前 3 味置容器中，加入白酒，密封，隔水煮沸 20 分钟，取出，埋入土中 7 日以去火毒。取出开封，即可取用。

【功能主治】滋阴活血益肾。用于阳痿不育。

【用法用量】口服：每次服 30 ～ 50ml（不可多服），每日早、晚各服 1 次。

【处方来源】清·《惠直堂经验方》

春寿酒 I

【处方】

天门冬 30g　麦门冬 30g　莲子（3 味会心）30g　生地黄 30g　熟地黄 30g　怀山药 30g　红枣（去皮核）30g　白酒 2.5L

【制法】将前 7 味捣碎，置容器中，加入白酒，密封，浸泡 1 日。待药汁析出，即可饮用。

【功能主治】滋肾养心，安神益智。用于心脾亏虚引起的精神委顿、疲乏少力、怔忡、心悸、健忘、多梦等症。

【用法用量】口服：每次 30ml，日服 2 次。

【处方来源】明·《养生四要》

【附记】《养生四要》谓："本方常服，益明精而能延寿，强阳道而得多男，黑须发而不老，安神志以常清。"

🌿 首乌苁蓉酒

【处方】

制首乌 20g　当归 20g　生地黄 20g　肉苁蓉 20g　芝麻 20g　白蜜 30g　白酒 1L

【制法】将上药共研为粗末，纱布袋装，扎口，置容器中，加入白酒浸泡 14 日后取出药袋，压榨取液。将榨取液与药酒混合，静置，过滤，装瓶备用。

【功能主治】补肾养血，润肠通便。用于精血不足，肠燥便秘。

【用法用量】口服：每次服 10 ~ 20ml，日服 3 次，空腹服。

【注意事项】脾虚便溏者忌服。

【处方来源】《民间百病良方》

【附记】本药酒对产妇产后血虚，大便干结，老年人肠燥便秘尤为适宜。

🌿 秘传三意酒

【处方】

枸杞 50g　生地黄 50g　大麻子 30g　白酒 1.5L

【制法】将上述药物制为饮片，以绢袋盛，白酒浸泡 7 日以上，过滤。

【功能主治】滋阴补血，清热生津，润肠活血。用于阴虚血少，头晕口干，大便偏干燥等。

【用法用量】适量饮服。

【处方来源】明·《松崖医经》

🌿 滋阴百补药酒

【处方】

熟地 90g　生地 90g　制首乌 90g　枸杞 90g　沙苑子 90g　鹿角胶 90g　当归 75g　胡桃肉 75g　桂圆肉 75g　肉苁蓉 60g　白芍 60g　人参 60g　牛膝 60g　白术 60g　玉竹 60g　龟甲胶 60g　白菊花 60g　五加皮 60g　黄芪 45g　锁阳 45g　杜仲 45g　地骨皮 45g　丹皮 45g　知母 45g　黄柏 30g　肉桂 30g　白酒 16L

【制法】将前 26 味研为细末，入布袋，置容器中，冲入热白酒，密封，浸泡 15 日后即可取用。

【功能主治】滋阴泻火，益气助阳。用于阴虚阳弱、气血不足、筋骨痿弱者服用，可改善由此引起的劳热（自觉午后发热）、形瘦、食少、腰酸腿软等症。体质偏于阴阳两弱者适宜饮用。有养生保健之功。

【用法用量】口服：每次温服 10 ~ 30ml，或适量饮用，每日早、晚各服 1 次。

【处方来源】清·《林氏活人录汇编》

五、健脑益智药酒

脑是人之灵机与记忆所在，为元神所藏之处，故又称"元神之府"。中医认为：肾藏精，精生髓，脑为髓海，都说明"元神"与肾有关。若肾精充足，脑髓充盈，则博闻强记，思维敏捷，意志更坚；若肾精亏损，髓海空虚，则会出现记忆减退、思维迟钝，早衰健忘，耳目不聪等症症。健脑益智药酒即为上述病症而设。

🌿 归脾养心酒

【处方】

酸枣仁 30g　龙眼肉 30g　党参 20g

黄芪 20g　当归 20g　白术 20g　茯苓 20g　木香 10g　远志 10g　炙甘草 6g　白酒 1.5L

【制法】将诸药共研为粗末，纱布袋装之，扎口，白酒浸泡。14 日后取出药袋，压榨取液，将榨取液与药酒混合，静置，过滤后即可服用。

【功能主治】补脾养心，益气养血。用于思虑过度、劳伤心脾、心悸怔忡、健忘失眠。

【用法用量】口服：每次 20ml，日服 2 次。

【处方来源】宋·《济生方》

【附记】本药酒对神经衰弱及各种抑郁、倦怠、失眠者应用较好。是一种较好的抗衰老药酒。

脑伤宁酒

【处方】

鹿茸 15g　人参 15g　黄芪 15g　茯苓 15g　柏子仁 15g　酸枣仁 15g　远志 15g　当归 30g　白芍 30g　川芎 30g　桃仁 30g　红花 30g　牛膝 30g　陈皮 10g　半夏 10g　竹茹 10g　枳实 10g　知母 9g　菊花 9g　薄荷 9g　柴胡 9g　石膏 50g　冰片 5g　甘草 6g　白酒 4L　白糖 200g

【制法】上药共为饮片，入布袋，置容器中，加入白酒和白糖，密封浸泡 15 日后，取液分装即可服用。

【功能主治】醒脑安神。用于头晕头痛、目眩耳鸣、心烦健忘、失眠多梦、心悸不宁、舌质紫暗、苔薄白或白腻、脉沉细或沉涩等症。

【用法用量】口服：成人每次 20 ~ 25ml，日服 3 次。儿童酌减。

【注意事项】孕妇忌服；阴虚火旺者慎用。

【处方来源】《中国基本中成药》

【附记】本药酒可供脑震荡后遗症、更年期综合征、神经衰弱、偏头痛、血管神经性头痛以及各种功能性或器质性心脏病而使

记忆力减退、头晕目眩耳鸣者服用。

读书丸浸酒

【处方】

远志 18g　熟地黄 18g　菟丝子 18g　五味子 18g　石菖蒲 12g　川芎 12g　地骨皮 24g　白酒 1.2L

【制法】将前 7 味捣碎，置容器中，加入白酒，密封，浸泡 7 日后，过滤去渣，贮瓶备用。勿泄气。

【功能主治】滋肾养心，健脑益智。用于青年健忘，症见心悸、失眠、头痛耳鸣、腰膝酸软等症。

【用法用量】口服：每次 10ml，每日早、晚各服 1 次。

【注意事项】如瘀血内蓄、痰迷心窍、心脾两虚所致的健忘，不可取此药酒。

【处方来源】《浙江中医杂志》

精神药酒方

【处方】

枸杞 30g　熟地黄 15g　红参 15g　淫羊藿 15g　沙苑蒺藜 25g　母丁香 10g　沉香 5g　荔枝核 12g　炒远志 3g　冰糖 250g　白酒 1.5L

【制法】将前 9 味捣碎，置容器中，加入白酒和冰糖，密封，浸泡 1 个月后，过滤去渣，即成。

【功能主治】健脑补肾。用于凡因脑力劳动过度、精神疲倦、头昏脑涨、腰酸背痛、男子遗精、阳痿、女子月经不调等症。

【用法用量】口服：每晚 20ml，分数次口缓缓饮下。

【注意事项】幼、少年禁服。

【处方来源】《龚志贤临床经验集》

【附记】治男子阳虚精亏不育之症极效，曾治疗十余例，服 1 ~ 2 料泡酒服后

皆生育。

六、祛病强身药酒

凡体质虚弱之人，抗病能力低下，而易受外邪（六淫）侵袭；或阴阳失调，脏腑功能紊乱，因而引起种种病证。运用祛病强身药酒，标本兼治，颇具效验。

🌿 十仙酒

【处方】枸杞40g　当归50g　川芎50g　白芍50g　熟地50g　黄芪50g　人参50g　白术50g　白茯苓50g　炙甘草50g　生姜100g　红枣50枚　白酒6L

【制法】将前12味共制为粗末或切成薄片，入布袋，置容器中，加入白酒，密封，隔水煮30分钟，取出静置10日后即可取用。

【功能主治】补益气血。用于身体虚弱、气血不足诸症。

【用法用量】口服：每次20ml，日服2次。

【处方来源】《药酒汇编》

🌿 人参七味酒

【处方】人参40g　龙眼肉20g　生地黄20g　当归25g　酸枣仁10g　生地黄20g　远志15g　冰糖40g　白酒1.5L

【制法】将前7味共制为粗末或切成薄片，入布袋，置容器中，加入白酒，密封，浸泡14日后，去药袋；另将冰糖置锅中，加水适量，文火煮沸，色微黄之际，趁热过滤，倒入药酒中，搅匀，即成。

【功能主治】补气血，安心神。用于气虚血亏之体倦乏力、面色不华、食欲不振、惊悸不安、失眠健忘等症。

【用法用量】口服：每次10～20ml，每日早、晚各服1次。

【处方来源】《实用药酒方》

🌿 九仙酒

【处方】枸杞24g　当归身30g　川芎30g　白芍30g　熟地黄30g　人参30g　白术30g　白茯苓30g　大枣10枚　生姜60g　炙甘草30g　白酒3.5L

【制法】将前11味捣碎或切成薄片，置容器中，加入白酒，密封，浸泡14日后即可。冬季制备时，可采用热浸法，即密封后，隔水加热30分钟，取出，静置数日后，即可取用。均过滤去渣，即成。

【功能主治】大补气血，保健强身。用于凡气血不足引起的诸虚损证，体质素屑气怯血弱、而无明显症状者，亦可用之。

【用法用量】口服：每次15～30ml，日服2～3次，或适量饮之。

【处方来源】《百病中医药酒疗法》

【附记】本药酒药性温和，有病治病，无病健身，为治病与保健之良方。

🌿 九制豨莶草药酒

【处方】豨莶草（九制）71g　海风藤13g　千年健13g　威灵仙13g　油松节13g　川牛膝13g　川续断13g　桑寄生13g　白术13g　狗脊13g　苍术13g　陈皮13g　杜仲13g　当归13g　伸筋草13g　玉竹13g　秦艽13g　地枫皮8g　没药（去油）8g　红花8g　独活8g　川芎8g　乳香（去油）8g　肉桂6g　防己11g　麻黄2g　红糖500g　白酒5L

【制法】将前26味捣碎，混匀，置容器中，加入白酒，密封，每日搅拌1次，

下篇

各类药酒

1 周后每周 1 次，浸泡 30 日以上，过滤去渣；另取红糖，用少量白酒加热溶化，加入滤液内，混匀，制成 5L 药酒。静置 10 日，取上清液，滤过，贮瓶备用。

【功能主治】活血补肾，祛风除湿。用于肝肾不足、骨痛膝弱、四肢麻痹、腰酸腿痛、手足无力、口眼歪斜、语言謇涩等。

【用法用量】口服：每次温服 30 ~ 60ml，日服 2 次。

【处方来源】《临床验方集》

【附记】附九制稀莶草制法：稀莶草洗净，切碎，加黄酒适量，放入瓶内蒸透，焖 1 夜，晒干，再加黄酒，如此九蒸九晒，即成。

天麻石斛酒

【处方】

石斛 20g　天麻 20g　川芎 20g　淫羊藿 20g　五加皮 20g　牛膝 20g　萆薢 20g　桂心 20g　当归 20g　牛蒡子 20g　杜仲 20g　制附子 20g　乌蛇肉 20g　茵陈 20g　狗脊 20g　丹参 20g　川椒 25g　白酒 3.5L

【制法】将前 17 味捣碎或切成薄片，置容器中，加入白酒，密封，浸泡 7 日后，过滤去渣，即成。

【功能主治】舒筋活血，强筋壮骨，祛风除湿。用于中风手足不遂、骨节疼痛、肌肉顽麻、腰膝酸痛、不能仰俯、腿脚肿胀等。

【用法用量】口服：每次温服 10 ~ 15ml，日服 3 次。

【处方来源】《药酒汇编》

虫草壮元酒

【处方】

冬虫夏草 5g　人参 10g　党参 20g　熟地黄 20g　黄芪 15g　制何首乌 15g　白酒 500ml　黄酒 500ml

【制法】将上药共研为粗末或切成薄片，纱布袋装，扎口，置容器中，将白酒、黄酒混合后浸泡上药。14 日后取出药袋，压榨取液，将榨取液与药酒混合，静置，过滤后即可服用。

【功能主治】益气补肺，滋养肝肾。用于体虚、精神倦怠、头晕健忘。

【用法用量】口服：每次 20ml，日服 2 次。

【处方来源】《民间百病良方》

【附记】常服本药酒能补元气，强体魄。

延龄酒Ⅰ

【处方】

枸杞 400g　龙眼肉 200g　当归 100g　白术（炒）50g　大黑豆 250g　白酒 15L

【制法】上药用绢袋盛，浸入白酒中，7 日后饮。

【功能主治】延年益寿。用于增强体质。

【用法用量】口服：每次空腹温服 30 ~ 50ml，每日早、晚各服 1 次。

【处方来源】清·《奇方类编》

【附记】枸杞滋肝肾，龙眼肉益心脾，当归补血，白术益气，大黑豆中含有丰富的蛋白质、脂肪、糖类、维生素 B_1、B_2、烟酸等营养物质，故合方能滋补五脏气血而延年益寿。

扶衰酒

【处方】

五味子 6g　柏子仁 6g　丹参 6g　桂圆 9g　党参 9g　白酒 600ml

【制法】将前 5 味捣碎，入布袋，置容器中，加入白酒，密封，浸泡 14 日后（浸泡期间，每日振摇 1 次），过滤去渣，即成。

【功能主治】补气血，滋肺肾，宁心安神。用于体虚无力、食欲不振、怔忡健忘、心悸不安、失眠等。

【用法用量】口服：每次 20ml，日服
2 次。

【处方来源】《民间百病良方》

🌿 苁蓉强壮酒 I

【处方】

肉苁蓉 50g　川牛膝 40g　菟丝子 20g
制附子 20g　椒仁 30g　肉豆蔻仁 20g　补
骨脂（炒香）25g　楮实 25g　巴戟天
（炒黄）30g　木香 15g　鹿茸（去毛，酥
炙）10g　肉桂 20g　蛇床子 15g　炮姜
20g　白酒 3L

【制法】上 14 味药，共碎细，用白布
包贮置于净器中，用醇酒浸泡，封口，春
夏 5 日，秋冬 7 日后开取。

【功能主治】补益肝肾，活血止痛。
用于肝肾虚损，腹部、胸胁疼痛，下元
虚冷。

【用法用量】口服：每次 20ml，日服
2 次。

【处方来源】《药酒验方选》

🌿 还童酒

【处方】

熟地 90g　生地 120g　全当归 120g
川草薢 60g　羌活 30g　独活 30g　怀牛膝
60g　秦艽 90g　苍术 60g　广陈皮 60g
川断 60g　麦冬 90g　枸杞 60g　川桂皮
15g　小茴香 30g　乌药 30g　丹皮 60g
宣木瓜 60g　五加皮 120g　白酒 25L

【制法】上药装入绢袋，浸于陈酒
中，酒坛封固，隔水加热 1.5 小时，然后
晾凉，将酒坛埋于地下 7 日后，即可
饮用。

【功能主治】补肝肾，强筋骨，养阴
血，祛风湿。用于老年人因肝肾不足，气
血虚弱，感受风寒湿邪，使经络闭阻，气
血运行不畅，以致关节疼痛，筋骨无力，

步履不便者。

【用法用量】口服：每日早、晚各
饮 50ml。

【处方来源】清·《回生集》；《治疗
与保健药酒》

按：该药酒在配伍上，较注意补阴养
血药的运用，因而适用于风湿筋骨不利，
兼有面色不华等阴血不足现象者；由于能
使老人恢复运动功能，故称为还童酒。

🌿 补肾健脾酒

【处方】

白术（土炒）30g　青皮 30g　生地
黄 30g　厚朴（姜炒）30g　杜仲（姜炒）
30g　破故纸（微炒）30g　广陈皮 30g
川椒 30g　巴戟肉 30g　白茯苓 30g　小茴
香 30g　肉苁蓉 30g　青盐 15g　黑豆（炒
香）60g　白酒 15L

【制法】将前 14 味共研粉末或切薄
片，置容器中，加入白酒，密封，浸泡
7～10 日后，过滤去渣，即成。

【功能主治】补肾健脾。用于脾肾两
虚、男子阳痿、女子月经不调、赤白带下
等症。

【用法用量】口服：每次空腹温服
15～30ml，每日早、晚各服 1 次。

【注意事项】忌食牛、马肉，妇女怀
孕不可再服。

【处方来源】《药酒汇编》

🌿 补益延龄酒

【处方】

潞党参 30g　沉香 30g　丁香 30g　檀
香 30g　甘草 30g　白茯苓 60g　熟地黄
60g　当归 60g　广陈皮 60g　白术 60g
黄芪 60g　枸杞子 60g　白芍 60g　红曲
120g　蜂蜜 3000g　高粱酒 15L　酒
酿 4000g

【制法】将前 13 味加工捣碎，置容器

中，加入高粱酒、红曲、酒酿和蜂蜜，密封，浸泡 15 日后，药性尽出，即可开封启用。

【功能主治】健脾养胃，顺气消食，调营益气。用于诸虚百损。

【用法用量】口服：不拘时候，随意饮用。

【处方来源】《中国药酒配方大全》

🌿 灵芝酒

【处方】

灵芝 500g　白酒 10L

【制法】取灵芝切碎，用酒浸泡 15 日以上。

【功能主治】滋补强壮，助消化。用于治疗冠心病、心绞痛、神经衰弱、老年慢性支气管炎、肝炎等，体弱老人可久服。

【用法用量】口服：每次 1 小杯（约 10ml），每日 1～2 次。

【处方来源】《中国古代养生长寿秘法》

🌿 固本酒 Ⅰ

【处方】

生地黄 60g　熟地黄 60g　白茯苓 60g　天门冬 30g　麦门冬 30g　人参 30g　白酒 5L

【制法】将前 6 味切片，置容器中，加入白酒，密封，浸泡 3 日后，并以文火隔水煮 1～2 小时，以酒黑色为度。待冷，过滤去渣，静置数日，即成。

【功能主治】滋阴益气，乌须发，美容颜。用于劳疾、面容憔悴、须发早白。

【用法用量】口服：每次空腹温服 15～30ml，日服 1～2 次。

【处方来源】明·《扶寿精方》

【附记】或并用铜钱炒韭子米（每次 0.5～1.5g），以此酒送服。

🌿 固本遐龄酒 Ⅱ

【处方】

当归（酒洗）50g　巴戟天（酒浸，去心）50g　肉苁蓉（酒洗）50g　杜仲（酒炒，去丝）50g　人参（去芦）50g　沉香 50g　小茴香（酒炒）50g　破故纸（酒炒）50g　石菖蒲（去毛）50g　青盐 50g　木通 50g　山茱萸（酒蒸，去核）50g　石斛 50g　天门冬（去心）50g　熟地黄 50g　陈皮 50g　狗脊 50g　菟丝子（酒浸，蒸）50g　牛膝（去芦）50g　酸枣仁（炒）50g　覆盆子（炒）50g　枸杞 100g　川椒（去子）35g　神曲（炒）100g　白豆蔻 12g　木香 12g　砂仁 6g　大茴香 6g　益智（去壳）6g　乳香 6g　虎胫骨（酥炙）100g　淫羊藿（要新者）200g　糯米 500g　大枣 500g　生姜（捣汁）100g　远志 50g　甘草（水泡去心）50g　鲜山药（捣汁）200g　小黄米明流烧酒 70L

【制法】上药依法炮制为末，糯米、枣肉、黏饭同姜汁、山药汁、炼蜜 4 两和成块，分为 4 块，4 绢袋盛之，入酒坛内浸 21 日。

【功能主治】和气血，养脏腑，调脾胃，解宿醉，强精神，悦面色，助劳倦，补诸虚，久服除百病。

【用法用量】口服：每次空腹温服 30～60ml，日服 1～2 次，数日见效。

【处方来源】明·《万病回春》

🌿 周公百岁药酒

【处方】

黄芪（蜜炙）60g　茯神 60g　潞党参 30g　麦门冬 30g　茯苓 30g　白术 30g　枣皮 30g　川芎 30g　龟板胶 30g　阿胶 30g　防风 30g　广陈皮 30g　枸杞子 30g　当归 36g　熟地黄 36g　生地黄 36g　桂心

18g　五味子 24g　羌活 24g　红枣 1000g　冰糖 1500g　高粱酒 15L

【制法】将前 19 味加工捣碎或切成薄片，置容器中，加入白酒、大枣和冰糖，密封，浸泡 30 日后，过滤去渣，即成。

【功能主治】补益气血，养心安神。用于虚损、五劳七伤、精神疲倦、心悸气短、喘促多汗、头晕目眩、健忘寐差、筋骨疼痛、腰酸肢麻、形容憔悴、反胃噎嗝、妇人崩漏、带下、脉虚无力等症。老年人常服，亦能乌须黑发。

【用法用量】口服：每次服 30 ~ 50ml，日服 2 次。不善饮酒者可减半，并以温开水冲淡取之。

【注意事项】凡阴虚火旺者慎服；病证属实者忌服。

【处方来源】《药酒配方大全》

参归养荣酒

【处方】

生晒参 50g　糖参 50g　全当归 50g　桂圆肉 200g　玉竹 80g　红砂糖 1600g　52°白酒 22L

【制法】将前 5 味和匀，置容器中，加入白酒 4800ml，密封，浸泡 2 周以上，过滤去渣，（与压榨液合并，加入砂糖再加水适量，加热溶解），然后加入剩余的白酒，拌匀，静置 14 日以上，滤过，分装，备用。

【功能主治】补气养血，滋阴润燥，养心益脾。用于气阴两虚、心脾不足之虚损贫血、神疲乏力、面色萎黄、失眠多梦、心悸健忘、眩晕、耳鸣、食少纳差者。

【用法用量】口服：每次 15 ~ 20ml，日服 2 次。

【处方来源】《药酒汇编》

【附记】此药酒以补益为主，不滞不腻，颇适用于气阴两虚、心脾不足引起的

病症患者饮用。

参茸酒Ⅲ

【处方】

人参 60g　补骨脂（盐制）30g　鹿茸 60g　佛手片 30g　淫羊藿 360g　红花 30g　薏苡仁 360g　砂仁 30g　草薢 360g　苍术（炒）30g　熟地黄 360g　乌药 30g　陈皮 360g　紫草 30g　牛膝 360g　防风 30g　玉竹 360g　乌梢蛇 30g　红曲 60g　枸杞 30g　木瓜 60g　羌活 30g　续断 60g　川芎（酒制）15g　五加皮 30g　草乌（制）15g　肉桂 30g　檀香 15g　白芍（炒）30g　豆蔻 15g　当归 30g　川乌（制）15g　青皮（醋制）30g　丁香 15g　白芷 30g　杜仲（盐制）30g　木香 30g　白酒 100L　白糖 7.5kg

【制法】将前 37 味细研或切成薄片，入布袋，置容器中，加入白酒，密封浸泡 7 日后，过滤去渣，即成。

【功能主治】滋补强壮，舒筋活血，健脾和胃。用于身体虚弱，脾胃不振，精神萎靡等症。

【用法用量】口服：每次 10 ~ 15ml，一日 2 次。

【注意事项】孕妇忌服，高血压者慎用。

【处方来源】《新编中成药》

枳术健脾酒

【处方】

枳实（炒）20g　白术 30g　麦芽（炒）15g　谷芽（炒）15g　白酒 500ml

【制法】将上药共研为粗末，纱布袋装，扎口，置容器中，加入白酒浸泡 7 日，取出药袋压榨取液，两液混合，静置，过滤即可服用。

【功能主治】健脾，消痞，化滞。用于脾虚气滞，饮食停聚，心下痞闷，脘腹

胀满，不思饮食。

【用法用量】口服：每次 10 ~ 15ml，日服 2 ~ 3 次，饭前空腹服之。

【处方来源】《临床验方集》

🌿 枸杞酒 II

【处方】

枸杞 500g　晚蚕沙（炒）500g　枳实（炒）100g　苍耳子（炒）100g　防风 200g　天麻子（炒）200g　苑子根（九月九日采）200g　牛膝 500g　枳实根（炒）500g　桔梗（炒）60g　羌活 60g　秦艽 60g　石菖蒲 60g　白酒 25L

【制法】将前 13 味细切，入布袋，置容器中，加入白酒，密封，勿令通气，浸泡 7 日后，过滤去渣，即成。

【功能主治】祛风止痉，滋阴活血，悦泽颜色，滋润皮肤，益气健身。用于中风、身如角弓反张及妇人一切血风、上攻下注等症。

【用法用量】口服：每次空腹服 10 ~ 15ml，日 3 次或夜 1 次服，常令有酒气相续。久病风疾，不过一月佳。

【处方来源】明·《普济方》

【附记】常服此酒，有"润肤美容"之功。

🌿 轻身酒

【处方】

何首乌 60g　全当归 30g　肉苁蓉 30g　胡麻仁 30g　生地黄 30g　蜂蜜 60g　白酒 2L

【制法】将前 5 味共制为粗末，入布袋，置容器中，加入白酒，密封，隔日振摇数下，浸泡 14 日后，过滤去渣，加入蜂蜜，拌匀，即成。

【功能主治】益精润燥。用于腰膝酸软、头昏目暗、肠燥便秘等症。

【用法用量】口服：每次服 10 ~

20ml，日服 3 次。

【处方来源】《药酒汇编》

🌿 种子延龄酒

【处方】

生地黄 60g　熟地黄 60g　天门冬 60g　麦门冬 60g　当归 60g　白术 60g　白茯苓 60g　大枣肉 60g　制何首乌 60g　牛膝 60g　杜仲 60g　枸杞 60g　巴戟肉 60g　肉苁蓉 60g　龟甲 60g　川芎 30g　菟丝子 30g　川续断 30g　远志肉 30g　破故纸 30g　山茱萸 30g　石斛 30g　甘菊花 30g　陈皮 30g　柏子仁 30g　酸枣仁 30g　小茴香 30g　桂圆肉 30g　青盐 30g　胡桃肉 30g　生姜 30g　灯心草 30g　白芍 45g　人参 15g　木香 15g　石菖蒲 15g　砂仁 15g　大枣肉 60g　白酒 15L

【制法】将前 38 味细切，置容器中，加入白酒，密封，以文火加热 1.5 小时后，取出置于盛有冷水的水缸内，并注意随时换用新的冷水，9 日后过滤取药液。药渣再加白酒 15L，按上法先加热后冷浸，滤取酒液，与压榨液、前滤液合并，装坛内，密封，埋入土中 3 日，以去火毒即得。也可采用冷浸法，密封，浸泡 21 日后，过滤去渣。药渣晒干，研细，蜜丸，并用此药酒送服。

【功能主治】补脾肾，壮筋骨，养血柔肝，利窍安神。用于肾脏虚损、气血不足、腰膝酸软、须发早白、头晕、耳鸣、面色不华、动则劳倦、心神不宁、婚后无子等症。老年人服之延年益寿。

【用法用量】口服：每次 15 ~ 30ml，每日早、晚各服 1 次。或适量饮用，以瘥为度。

【处方来源】《妙一斋医学正印种子编》

【附记】如有虚热者，可于上方中加入黄柏、知母各 60g。本方中原有虎骨 30g，今以菟丝子、川续断各 30g 代之，用之临床、效果亦佳。

复方虫草补酒

【处方】

冬虫夏草 5g　人参 10g　淫羊藿 15g　熟地黄 25g　白酒 1L

【制法】将上药共研为粗末或切成薄片，纱布袋装，扎口，置容器中，加入白酒浸泡。14 日取出药袋，压榨取液，两液混合，静置，过滤后即可服用。

【功能主治】补精髓，益气血。用于体质虚弱，用脑过度，记忆力减退，性功能减退，或肾虚咳喘，或肾虚久痹，肢麻筋骨痿软。

【用法用量】口服：每次 20ml，日服 1～2 次。

【注意事项】高血压者慎用。

【处方来源】《民间百病良方》

首乌地黄酒

【处方】

熟地黄 240g　制何首乌 120g　薏苡仁 120g　枸杞 120g　当归 90g　桂圆肉 90g　檀香 9g　白酒 10L

【制法】将前 7 味共制为粗末或切成薄片，入布袋，置容器中，加入白酒密封，经常振动，浸泡 14 日后，过滤去渣，即成。

【功能主治】益精血，养心脾。用于腰酸、失眠、头晕、耳鸣、心悸、食欲不振等。

【用法用量】口服：每晚临睡前服 5～10ml。

【处方来源】《药酒汇编》

首乌枸杞酒

【处方】

制何首乌 120g　枸杞 120g　熟地黄 60g　全当归 30g　黄精 30g　白酒 4L

【制法】将前 5 味洗净，切碎或切成薄片，入布袋，置容器中，加入白酒密封，每日振摇 1 次，浸泡 7 日后，过滤去渣，贮瓶备用。

【功能主治】补肝肾，健脾胃，益精血。用于腰膝酸软、头晕眼花、食欲不振、精神萎靡等。

【用法用量】口服：每次服 10～20ml；日服 3 次。

【处方来源】《药酒汇编》

【附记】常服有"强身健体"之功。

洞天长寿酒

【处方】

党参 15g　炙黄芪 15g　狗脊 15g　女贞子 15g　覆盆子 15g　熟地黄 30g　制首乌 12g　怀牛膝 12g　当归 12g　陈皮 12g　南沙参 9g　炒杜仲 9g　川芎 9g　百合 9g　茯苓 9g　炒白芍 9g　炒白术 6g　炙甘草 6g　山药 6g　泽泻 6g　白砂糖 250g　白酒 2.5L

【制法】将上药共研为粉末，纱布袋装，扎口，置入干净容器中，倒入白酒浸泡，密封。14 日后开封，取出药袋，压榨取液，将榨取液与药酒混合，加砂糖，搅拌均匀，溶解后过滤取液，装瓶密封备用。

【功能主治】补气血，益肾精。用于面色不华，倦怠乏力，心悸怔忡，耳鸣健忘，头晕目眩，自汗盗汗，口干咽燥，短气声怯，腰膝酸痛，遗精，阳痿。

【用法用量】口服：每次服 10～20ml，日服 2 次。

【处方来源】《民间百病良方》

【附记】上海民间方。本方原为膏剂，现改为酒剂。验之临床多效。

健身药酒Ⅰ

【处方】

巴戟天 15g　肉苁蓉 15g　黄精 15g

金樱子 15g　淫羊藿 15g　熟地黄 15g　女贞子 15g　菟丝子 15g　远志 10g　当归 10g　雄蚕蛾（炒去翅）10g　制附子 10g　黄芪 20g　白酒 2L

【制法】将上药共研为粗末，纱布袋装，扎口，置容器中，加入白酒密封浸泡。14 日后取出药袋，压榨取液，两液合并，静置，过滤后即可服用。

【功能主治】强腰固肾，补气壮阳。用于身体虚弱，阳痿不举，腰膝酸软，身倦乏力，虚喘咳嗽。

【用法用量】口服：每次 10～20ml，日服 1～2 次，饭前饮服。

【注意事项】阴虚火旺及高血压者忌服。

【处方来源】《临床验方集》

【附记】本药酒对中老年人肾阳虚者均可应用，常年服用，有健身作用。

健康补肾酒

【处方】

熟地黄 120g　桂圆肉 120g　地骨皮 120g　当归 120g　牛膝 120g　沙苑子（炒）60g　杜仲（盐炒）60g　巴戟天（去心盐炒）60g　枸杞 60g　菟丝子（炒）60g　楮实子（炒）60g　韭菜子（炒）60g　怀山药 60g　补骨脂（盐炒）30g　蔗糖 480g　白酒 10L

【制法】将前 14 味共制为粗末或切成薄片，置容器中，加入白酒，和蔗糖制成的糖酒作溶剂，密封，浸渍 48 小时后，按渗漉法，以每分钟 1～3ml 的速度进行渗漉，收集流液，静置，滤过，即成。

【功能主治】补肾益脾，强健腰膝。用于脾肾虚弱、腰膝酸软、年老体虚、精神疲倦等症。

【用法用量】口服：每次服 20～30ml，日服 2 次。

【注意事项】风寒感冒患者停服。

【处方来源】《药酒汇编》

健脾壮腰药酒

【处方】

黄芪 50g　党参 40g　续断 60g　地黄 60g　牛膝 50g　制何首乌 40g　杜仲 40g　当归 30g　茯苓 40g　龙眼肉 30g　甘草 10g　红花 10g　山药 30g　大枣 80g　白酒 10L

【制法】以上 14 味饮片粗粉，加 48° 白酒密封浸渍 15 日左右，收集浸出液，浸渍 2 次，收集渗漉液或提取液合并；另取蔗糖用 60° 白酒加热融化，与上述浸出液合并，混匀，加入白酒调含醇量为 39%～41%，静置 14～21 日左右，滤过，分装，即得。

【功能主治】补气养血，健脾补肾，通经活络。用于气血不足，纳食不佳，腰腿酸楚，神疲乏力，失眠健忘。

【用法用量】口服，一次 20～30ml，早晨及临睡前各服一次。

【处方来源】海昌药业国药准字 Z32021172

【注意事项】①忌生冷食物。②高血压、心脏病、糖尿病、肾病等慢性病患者应在医师指导下服用。③按照用法用量服用，年老体虚者应在医师指导下服用。④长期连续服用应向医师或药师咨询。⑤对酒精及本品过敏者禁用，过敏体质者慎用。⑥本品性状发生改变时禁止使用。⑦请将本品放在儿童不能接触的地方。

黄芪红花酒

【处方】

黄芪 15g　党参 15g　玉竹 15g　枸杞子 15g　红花 9g　白酒 500ml

【制法】将前 3 味切碎，与枸杞、红花一同入布袋，置容器中，加入白酒，密封，浸泡 30 日后，过滤去渣，即成。

【功能主治】补气健脾，和血益肾。

用于四肢乏力、精神疲倦、气血不和等症。

【用法用量】 口服：每次 30ml，日服 2 次。

【处方来源】《药酒汇编》

黑豆补肾酒

【处方】

黑豆 120g　杜仲 40g　熟地黄 40g　枸杞 40g　牛膝 30g　淫羊藿 30g　当归 30g　制附子 30g　茵陈 30g　茯苓 30g　川椒 30g　白术 30g　五加皮 30g　酸枣仁 30g　肉桂 20g、石斛 20g　羌活 20g　防风 20g　川芎 20g　白酒 6L

【制法】 先将黑豆炒熟，桂仲、淫羊藿微炒一下，然后与诸药一起研为粗末，放入酒坛中，加入白酒，密封浸泡 10 日后，即可启封过滤去渣，装瓶备用。

【功能主治】 补肾壮阳，祛风除湿，健腰蠲痹。用于肾虚亏损，风湿痹者，腰痛沉重，延至腿脚肿痛，身体虚弱。

【用法用量】 口服：每次 10～20ml，日服 2～3 次。

【处方来源】 宋·《太平圣惠方》

强身药酒

【处方】

党参 100g　制首乌 75g　牛膝 50g　焦山楂 50g　生地黄 50g　桑寄生 50g　丹参 50g　熟地黄 50g　五加皮 50g　女贞子 50g　鸡血藤 50g　炒白术 50g　山药 50g　焦六神曲 50g　炒麦芽 50g　木瓜 50g　制香附 25g　陈皮 25g　姜半夏 25g　桔梗 25g　大枣 25g　红花 12.5g　白酒 8.6L

【制法】 将诸药研为粗末或切成薄片，加入白酒 8.6L 作溶剂，分 2 次热回流提取，每次 2 小时，然后回收药渣余液，合并酒液过滤，静置沉淀，取上清液，装瓶备用。

【功能主治】 强身活血，健胃消食。用于身体衰弱，神倦乏力，脾胃不和，食欲缺乏等症。

【用法用量】 口服：每次 15～25ml，日服 2 次。

【处方来源】《江苏省药品标准》

七、延年益寿药酒

"抗衰老，增寿命"的药物及方剂，古代称为"益气轻身、不老增年、返老还童、延年益寿"或"补益"方药。凡能补益正气，扶持虚弱，用以治疗虚证和推迟衰老，延长生命的药酒，称为益寿延寿药酒。这类药酒，是为正气虚而设，皆在通过补益或祛病，直接或间接增强人体的体质，提高机体的免疫能力，不仅能祛邪、还能推迟生命的衰老过程，从而"尽终其天年，度百岁乃去"。因此，凡身体健康、脏腑功能活动正常的人，不宜服用，否则，适得其反，影响健康。

人参不老酒

【处方】

人参 20g　川牛膝 20g　菟丝子 20g　当归 20g　杜仲 15g　生地黄 10g　熟地黄 10g　柏子仁 10g　石菖蒲 10g　枸杞子 10g　地骨皮 10g　白酒 2L

【制法】 将上药共研为粗末，纱布袋装，扎口，置干净容器中，加入白酒，密封浸泡 14 日后，取出药袋，压榨取液，将榨取液与药酒混合，静置，过滤装瓶，密封备用。

【功能主治】 滋肾填精，补气益智。用于腰膝酸软，神疲乏力，心悸健忘，头晕耳鸣。

【用法用量】 口服：每次 10～20ml，日服 2 次。

【处方来源】《寿亲养老新书》

【附记】 长期服用此药酒，能延年益寿，青春常驻，尤宜于老年人服用。

人参当归酒

【处方】

红参 15g　当归 15g　淫羊藿 15g　五味子（制）10g　麦冬 20g　熟地黄 20g　白酒 1L

【制法】将上药共研为粗末，纱布袋装，扎口，置容器中，加入白酒密封浸泡14日。开封后取出药袋，压榨取液，将榨取液与药酒混合，静置，过滤后，装瓶备用。

【功能主治】益气养血，滋阴补肾。用于气血虚弱，肾亏阳痿，头晕目眩，面色苍白，梦遗滑精，体倦乏力。

【用法用量】口服：每次 10ml，日服2次。

【处方来源】《临床验方集》

【附记】本药酒配方，气血双补，阴阳并调，心肾兼顾，堪称保健药酒中的上品，尤其对中老年人适宜。一般血压不高者可经常服用，但不要过量。

下元补酒

【处方】

党参 15g　茯神 15g　生龙齿 15g　生黄芪 15g　巴戟天 15g　熟地黄 40g　生白术 20g　山药 20g　酸枣仁 10g　沙苑子10g　菟丝子 10g　金樱子 10g　炙远志 5g　白莲须 5g　莲心 5g　白酒 1.5L

【制法】将上药共研为粗末或切薄片，装入布袋中，扎口，置容器中，加入白酒浸泡。7日后取出药袋，压榨取液，将榨取液与药酒混合，静置，过滤后装瓶备用。

【功能主治】填补下元，健脾安神。用于肝肾不足，心脾亏损，头晕目眩，腰膝酸软，心悸失眠，健忘神疲，遗精早泄等。

【用法用量】口服：每次 20～30ml，临睡饮用。

【处方来源】《祝味菊先生丸散膏方选》

【附记】本方为名老中医祝味菊所创膏方之一，现改为酒剂。验之临床，确有良效。

万寿药酒Ⅲ

【处方】

红枣 1000g　石菖蒲 50g　川郁金 50g　全当归 100g　生地 100g　五加皮 50g　陈皮 50g　茯神 50g　牛膝 50g　麦冬 50g　红花 25g　烧酒 12L

【制法】绢袋盛药入坛内，用烧酒煮一炷香，入土数日，退火取饮。

【功能主治】延年益寿。用于气血亏虚，身体虚弱。

【用法用量】口服：每次服 15～30ml，每日早、晚各服1次。

【处方来源】清·《奇方类编》

【附记】本方菖蒲、郁金、当归、五加皮、红花、陈皮等均为理气活血药，体现了中医气血流畅，百病不生的学术思想。

万病无忧酒

【处方】

当归 15g　川芎 15g　白芷 15g　荆芥穗 15g　地骨皮 15g　牛膝 15g　大茴香15g　木瓜 15g　乌药 15g　煅自然铜 15g　木香 15g　乳香 15g　没药 15g　炙甘草15g　白芍 30g　破故纸 30g　威灵仙 30g　钩藤 30g　石楠藤 30g　防风 22g　羌活60g　雄黑豆（炒香）60g　炒杜仲 45g　紫荆皮 45g　白酒约 25L

【制法】将前24味共捣碎和匀，入布袋，置容器中，加入白酒密封，浸泡 5～10日后即可饮用。

【功能主治】祛风活血，养神理气，补虚损，除百病。用于能除百病、祛风、清心明目、利腰肾腿膝补精髓、疗跌打损伤筋骨、和五脏、平六腑、快脾胃、进饮食、补虚怯、养气血。

【用法用量】口服：每取药酒适量饮之，或晨昏午后随量饮之饮至一半，再添加白酒为妙。

【处方来源】明·《秦世保元》

【附记】须坚持服用，以效为度。

玉竹高龄酒

【处方】

玉竹500g　桑葚500g　白芍120g　茯苓120g　党参120g　菊花120g　炙甘草50g　陈皮50g　制何首乌180g　当归90g　白酒15L

【制法】将前10味共制为粗末或切薄片，用白酒浸泡10~15日后，按渗漉法缓缓渗过，收集渗漉液；另取蔗糖3000g，制成糖浆，加入渗漉液中，另加红曲适量调色，搅匀，静置，滤过，约制成5000ml，贮瓶备用。

【功能主治】补脾肾，益气血。用于精神困倦、食欲不振等。

【用法用量】口服：每次服25~50ml，日3夜1服。

【处方来源】《药酒汇编》

四季春补酒

【处方】

人参10g　炙甘草10g　大枣（去核）30g　炙黄芪15g　制何首乌15g　党参15g　淫羊藿15g　天麻15g　麦冬15g　冬虫夏草5g　白酒500ml　黄酒1L

【制法】将上药共研为粗末或切薄片，纱布袋装，扎口，置容器中，加入黄酒浸泡7日。加白酒，继续浸泡7日后，取出药袋，压榨取液，将榨取液与白酒混合，静置，滤过，装瓶备用。

【功能主治】扶正固本，协调阴阳。用于元气虚弱，肺虚气喘，肝肾不足，病

后体虚，食少倦息。

【用法用量】口服：每次20~30ml，日服2次。

【注意事项】高血压者慎用。

【处方来源】《临床验方集》

【附记】此药酒适宜于四季饮用，也适宜于病后体虚或元气虚弱者的人服之。

延龄酒Ⅱ

【处方】

枸杞240g　龙眼肉120g　当归60g　炒白术30g　大黑豆100g　白酒5L

【制法】将前4味捣碎或切薄片，置容器中，加入白酒，另将黑豆炒至香，趁热投入酒中，密封，浸泡10日后，过滤去渣，即成。

【功能主治】养血健脾，延缓衰老。用于精血不足、脾虚湿困所致的头晕、心悸、睡眠不安、目视不明、食少困倦、筋骨关节不利等症；或身体虚弱、面色不华。平素偏于气血不足、脾气不健者，虽无明显症状，宜常服，具有保健延年的作用。

【用法用量】口服：每次10ml，口服2次。

【处方来源】《药酒汇编》

延年百岁酒

【处方】

大熟地50g　紫丹参50g　北黄芪50g　当归身30g　川续断30g　枸杞30g　龟板胶30g　鹿角胶30g　高丽参（切片）15g　红花15g　黑豆（炒香）100g　苏木10g　米酒5L

【制法】将前5味研成粗粉，与余药（二胶先烊化）置容器中，加入米酒，密封，浸泡1~3个月后即可取用。

【功能主治】补气活血，滋阴壮阳。用于早衰、体弱或病后所致气血阴阳不足

而症见头晕眼花、心悸气短、四肢乏力及腰膝酸软等。

【用法用量】口服：每次 10 ~ 15ml，每日早、晚各服 1 次。

【处方来源】《中国当代中医名人志》

延寿九仙酒

【处方】

人参 60g　炒白术 60g　茯苓 60g　炒甘草 60g　当归 60g　川芎 60g　熟地黄 60g　白芍（酒炒）60g　生姜 60g　枸杞 250g　大枣（去核）30 枚　白酒 10L

【制法】将前 11 味捣碎或切薄片，置容器中，加入白酒，密封，隔水加热至鱼眼沸，置阴凉干燥处，浸泡 5 ~ 7 日后，过滤去渣，即成。

【功能主治】补气血，益肝肾，疗虚损，返老还童。用于诸虚百损。

【用法用量】口服：不拘时候，适量饮用，勿醉。

【处方来源】《明医选要济世奇方》

延年益寿酒

【处方】

制首乌 200g　菟丝子 200g　桑葚子 200g　女贞子 100g　旱莲草 100g　金樱子 200g　熟地 200g　牛膝 80g　黄芪 200g　肉桂 50g　豨莶草 50g　桑叶 50g　白酒 10L

【制法】将首乌、熟地黄、牛膝、黄芪、肉桂 5 味药与白酒一起置入容器中，密封浸泡 1 周，且每日搅拌 1 次，再将余下药用水煎煮 2 次，每次煮沸 2 小时，含药液滤过。浓缩成膏状，与白糖同置入上容器中，调匀后便可服用。每瓶装 500ml，待用。

【功能主治】滋补肝肾，填精益脑。用于腰膝酸软、筋骨无力、须发早白、视物不明、耳鸣耳聋、记忆力减退、神思

恍惚。

【用法用量】口服：每次服 10 ~ 20ml，日服 2 次。

【注意事项】凡阴盛火旺或外感实邪者忌服。

【处方来源】《黑龙江省药品标准》

【附记】可用于神经官能症、贫血、脑动脉硬化、低血压病人，具上述表现者均可服用。

龟龄集酒 I

【处方】

鹿茸 250g　人参 200g　熟地 60g　甲片 80g　生地 80g　石燕 100g　地骨皮 40g　蜻蜓 20g　蚕蛾 9g　雀脑 30 个　海狗肾 15g　驴肾 15g　急性子 25g　枸杞 30g　薄荷 30g　冰糖 100g　大曲酒 8L

【制法】将上药切成薄片，置容器中，加入大曲酒，密封，浸泡 15 ~ 30 日，过滤去渣，制成酒剂，分 125、500、750ml 瓶装，待用。

【功能主治】补肾填精，益髓健脑。用于记忆力减退、遇事善忘、腰膝酸软、神疲乏力、面色苍白、手足不温、舌淡、脉沉细。

【用法用量】口服：每次服 50ml，日服 2 次，佐膳服之。

【注意事项】孕妇慎用，伤风感冒者须暂停服。

【处方来源】《河南省药品标准》

【附记】可用于神经衰弱、脑动脉硬化、贫血等，凡具上述表现者均可服之。

防衰延寿酒

【处方】

茯神 15g　黄芪 15g　芡实 15g　党参 15g　黄精 15g　制首乌 15g　枸杞 10g　黑豆 10g　紫河车 10g　白术 10g　菟丝子

10g 丹参 10g 山药 10g 熟地黄 10g 莲子 10g 柏子仁 10g 葡萄干 20g 龙眼干 20g 山萸肉 5g 炙甘草 5g 乌梅 5g 五味子 5g 白酒 2L

【制法】将上药共研为粗末或切薄片，用纱布袋装，扎口，置容器中，加入白酒，密封浸泡 14 日。开封后取出药袋，压榨取液，将榨取药与药酒混合，静置，过滤后即得。

【功能主治】补益精气，通调脉络，抗老防衰。用于肝肾不足，气血渐衰，体倦乏力，腰膝酸软，头晕健忘，失眠多梦，食欲减退，神疲心悸等。

【用法用量】口服：每次 10 ~ 20ml，日服 2 次。

【处方来源】《中国老年》

【附记】本方为北京名医施今墨的处方，原为丹剂，现改为酒剂。本方药性平和，补而不燥，尤其适合于心脑消耗较大的中老年脑力劳动者服用。

补肾壮阳酒

【处方】

老条党参 20g 熟地黄 20g 枸杞 20g 沙苑子 15g 淫羊藿 15g 公丁香 15g 远志 10g 广沉香 6g 荔枝肉 10 个 白酒 1L

【制法】将前 9 味加工捣细碎或切薄片，入布袋，置容器中，加入白酒，密封，置阴凉干燥处，经 3 昼夜后打开口，盖一半，再置文火上煮数百沸，取下稍冷后加盖，再放入冷水中拔出火毒，密封后放干燥处，21 日后开封，过滤去渣，即成。

【功能主治】补肾壮阳，养肝填精，健脾和胃，延年益寿。用于肾虚阳痿、腰膝无力、血虚心悸、头晕眼花、遗精早泄、气虚乏力、面容萎黄、食欲不振及中虚呃逆、泄泻等症。

【用法用量】口服：每次空腹温服10 ~ 20ml，每日早、晚各服 1 次，以控为度。

【注意事项】阴虚火旺者慎用。服用

期禁服郁金。

【处方来源】《药酒汇编》

【附记】老年阳气不足而无器质性病变时，经常适量饮用，可延年益寿。

补肾延寿酒 II

【处方】

熟地黄 100g 全当归 100g 石斛 100g 川芎 40g 菟丝子 120g 川杜仲 50g 泽泻 45g 淫羊藿 30g 白酒 6L

【制法】将前 8 味捣碎或切薄片，置瓷坛中，加入白酒，密封，浸泡 15 日后，过滤去渣，即成。

【功能主治】补精血，益肝肾，通脉降浊，疗虚损。用于精血虚所致的早衰、消瘦、阳痿、腰膝酸痛等。

【用法用量】口服：每次空腹服 10ml，每日早、晚各服 1 次。

【处方来源】《补品补药与补益良方》

却老酒

【处方】

菊花 6g 麦门冬 6g 枸杞 6g 焦白术 6g 石菖蒲 6g 远志 6g 白茯苓 70g 人参 30g 肉桂 25g 何首乌 50g 熟地黄 6g 白酒 2L

【制法】将前 11 味共制为粗末或切薄片，置容器中，加入白酒，密封浸泡 7 日后，过滤去渣，即成。

【功能主治】益肾健脾，养血驻颜。用于精血不足、身体衰弱、容颜无华、毛发焦枯。

【用法用量】口服：每次空腹温服 10ml，日服 2 ~ 3 次。

【处方来源】《百病中医药酒疗法》

松龄太平春酒

【处方】

熟地黄 100g 当归 100g 枸杞 100g 红曲 100g 龙眼肉 100g 荔枝蜜 100g

整松仁 100g　茯苓 100g　白酒 10L

【制法】将前 8 味捣碎或切薄片，入布袋，置容器中，加入白酒，密封，隔水煮 1 炷香时间，或酒煎 1 炷香亦可。过滤去渣，即成。

【功能主治】益寿延年。用于老年人气血不足、体质虚弱、心悸怔忡、健忘、失眠等症。

【用法用量】口服：每次 25ml，每日早、晚各服 1 次。

【处方来源】《清代宫廷缓衰老医药简述》

参杞酒 II

【处方】

枸杞子汁 100g　地黄汁 100g　麦门冬汁 60g　杏仁（去皮，壳）30g　人参 20g　白茯苓 30g　白酒 3L

【制法】上 6 味，将后 3 味捣碎，同前 3 味贮于瓶中，用酒浸之，封口，经 7 日后开取，去渣备用。

【功能主治】益精固髓，滋阴明目，润五脏，久服延年。

【用法用量】口服：饭前温饮 10ml，每日早晚各 1 次。

【处方来源】《药酒验方选》

神仙延寿酒

【处方】

生地黄 60g　熟地黄 60g　天门冬 60g　麦门冬 60g　当归 60g　川牛膝 60g　杜仲 60g　小茴香 60g　巴戟天 60g　枸杞子 60g　肉苁蓉 60g　破故纸 30g　砂仁 30g　白术 30g　远志 30g　人参 15g　木香 15g　石菖蒲 15g　柏子仁 15g　川芎 60g　白芍 60g　茯苓 60g　黄柏 90g　知母 60g　白酒 30L

【制法】将前 24 味捣碎或切薄片，入布袋，置容器中，加入白酒，密封，隔水

加热 1.5 小时，取出容器，埋入土中 3 日以去火毒，静置待用。

【功能主治】滋阴助阳，益气活血，清虚热，安神志。用于气血虚弱、阴阳两亏、夹有虚热而出现的腰酸腿软、乏力、气短、头眩目暗、食少消瘦、心悸失眠等症。

【用法用量】口服：每次 10 ~ 15ml，日服 1 ~ 2 次。

【处方来源】清·《万病回春》

神仙酒

【处方】

肥生地 30g　菊花 30g　当归 30g　牛膝 15g　红糖 600g　好陈醋 600ml　干烧酒 5L

【制法】将前 4 味入布袋，待用，将干烧酒置容器中，以红糖、陈醋和甜水 2500ml 调匀，去渣入酒内，再装入药袋，密封，浸泡 5 ~ 7 日后即可取用。

【功能主治】益精血，明耳目，添筋力，延衰老。用于阴血不足、诸虚百损。

【用法用量】口服：不拘时候，随意饮服。勿醉。

【处方来源】《集验良方》

春寿酒 III

【处方】

天门冬 30g　麦门冬 30g　熟地黄 30g　生地黄 30g　怀山药 30g　莲子肉 30g　红枣 30g　黄酒 2.5L

【制法】将前 7 味捣碎或切薄片，混匀，置容器中，加入黄酒，密封，隔水加热后，静置 7 日即可饮用。

【功能主治】养阴生津，补肾健脾。用于阴虚津亏并兼有脾弱所致的腰酸、须发早白、神志不宁、食少等症。有利于延

缓因阴虚津少所致的早衰,所谓"未老先衰"现象。

【用法用量】口服:不拘时,适量服用。药渣可制成丸剂服用,每丸重6g,每次2丸,日服2次。

【处方来源】明·《万氏家传养生四要》

枸杞酒 V

【处方】

枸杞 300g　生地黄 300g　大麻子 500g　白酒 10L

【制法】先将大麻子炒熟,摊去热气,生地黄切片,与枸杞子相混合,入布袋,置容器中,加入白酒,密封,浸泡7～14日后,即可饮用。

【功能主治】明目驻颜,轻身不老,坚筋骨,耐寒暑。用于虚羸黄瘦不能食。

【用法用量】口服:多少任意饮之,令体中微有酒力,醺醺为妙。

【处方来源】明·《永乐大典》

【附记】谚云:"去家千里,勿食萝摩枸杞,此言其补益精气、强盛阴道。久服令人长寿,叶如羊肉,作羹益人。"

清宫长春酒

【处方】

天门冬 10g　麦门冬 10g　山药 10g　山茱萸 10g　茯苓 10g　石菖蒲 10g　远志 10g　熟地黄 15g　柏子仁 15g　巴戟天 15g　泽泻 15g　菟丝子 15g　覆盆子 15g　地骨皮 15g　牛膝 20g　杜仲 20g　人参 5g　木香 5g　五味子 5g　川椒 3g　肉苁蓉 30g　枸杞子 30g　白酒 3L

【制法】将上药共研为粗末或切薄片,纱布袋装,扎口,置容器中,加入白酒浸泡1个月。开封后取出药袋,压榨取液,将榨取液与药酒混合,静置,过滤后

即可服用。

【功能主治】补虚损,调阴阳,壮筋骨,乌须发。用于神衰体弱,肢酸乏力,健忘失眠,须发早白以及老年妇女阴道出血。

【用法用量】口服:每次5～15ml,每日1次,临睡前口服。

【处方来源】《清宫秘方》

【附记】本方原为长春益寿丹,现改为酒剂。久服能乌须发,壮精神,健步履,延年益寿。

黄精延寿酒

【处方】

黄精 4g　白术 4g　天门冬 3g　松叶 6g　枸杞子 5g　酒曲 20g

【制法】将前5味加水适量煎汤,去渣取液,加入酒曲拌匀,如常法酿酒。酒熟即可饮用。

【功能主治】延年益寿,强筋壮骨,益肾填精,调和五脏。用于老人食少体虚、筋骨软弱、腰膝酸软。

【用法用量】口服:不拘时候,适量饮服,勿醉。

【处方来源】唐·《千金翼方》

黄精酒 II

【处方】

黄精 2000g　苍术 2000g　枸杞根 2500g　松叶 4500g　天门冬 1500g　杏仁 500g　怀山药 2000g　牛乳 10L　米酒 120L

【制法】将杏仁研烂。入牛乳续汁,以杏仁尽为度,后取怀山药相合,与诸药(先研细)共入新瓷瓶盛之,密封瓶口,安于釜中,以重汤煮一伏时乃成。

【功能主治】主百病,延年益寿,发白再黑,齿落更生。

【用法用量】口服:每日空腹以温酒

下篇

各类药酒

调一汤匙取之。

【处方来源】明·《奇效良方》

【附记】前6味亦可用水煎2～3次，合并浓缩后再加入瓶中。

菊花酒 II

【处方】

菊花2500g　生地黄2500g　枸杞根2500g　糯米35kg　酒曲适量

【制法】将前3味加水50L煮至减半，备用；糯米浸泡，沥干，蒸饭，待温，同酒曲（先压细），药汁同拌令匀，入瓮密封，候熟澄清备用。

【功能主治】壮筋骨，补精髓，清虚热。用于延年益寿。

【用法用量】口服：每次温服10ml，日服3次。

【处方来源】宋·《太平圣惠方》

【附记】《集验良方》菊花酒，即本方去枸杞根，加地骨皮，余同上。

熙春酒 II

【处方】

生猪板油500g　枸杞120g　龙眼肉120g　女贞子（冬至日集，九蒸九晒）120g　生地黄120g　淫羊藿120g　生绿豆120g　滴花烧酒10L

【制法】将前7味洗净，晒干，捣碎或切薄片，置容器中，加入烧酒，密封，浸泡1个月后即可取用。食素者去猪油，加取柿饼500g可也。

【功能主治】健步驻颜，培养心肾。用于身体虚弱、早衰。

【用法用量】口服：不拘时候，频频饮之，勿醉。

【处方来源】清·《随息居饮食谱》

【附记】但以猪脂、白蜜浸之，名玉液酒。温润祉肺、泽肌肤、美毛发，治老年久嗽极效。随息自验。

第五章
内科用药酒

第一节　呼吸系统常见疾病用药酒

一、感冒用药酒

🌿 风豆羌活酒

【处方】

羌活 40g　防风 40g　黑豆 80g　白酒 1.5L

【制法】将上 3 味药和白酒装入容器中，密封 40 日即成。备用。

【功能主治】祛风定痛。用于体虚感冒，排汗障碍，身痛。

【用法用量】口服：每日早、晚各服 1 次，每次服 10～20ml。

【处方来源】《药物与方剂》

【附记】本方对体虚、外感风寒所致之风寒感冒有良效。

🌿 玉屏风酒

【处方】

黄芪 30g　党参 20g　当归 10g　白术 10g　防风 10g　桂枝 10g　米酒 1L

【制法】上药与米酒一起加入消毒后的输液瓶中密闭，最后放入锅中加热至 100℃后至凉待用。

【功能主治】益气固卫。用于改善机体免疫力，防治感冒。

【用法用量】每日服 3 次，每次服 50～100ml，摇匀后服。

【处方来源】《国医论坛》2000，15（3）：33

【附记】研究表明，古方玉屏风散可以提高白细胞对病毒诱生干扰素的能力，并与感冒次数的减少相平行。在此基础上加入当归、党参、桂枝，制成酒剂，使其作用明显加强。有医院用本酒治疗阳虚型感冒 82 例，结果治愈 75 例，占 91.5%，有效 5 例，占 6.1%，总有效率 97.6%。

🌿 附子杜仲酒

【处方】

杜仲（去粗皮、炙）50g　淫羊藿 15g　独活 25g　牛膝 25g　附子（炮裂、去皮脐）30g　白酒 1.5L

【制法】将前 5 味切成薄片，置容器

中，加入白酒，密封浸泡，7日后即可开取饮用。

【功能主治】补肝肾，强筋骨，祛风湿。用于感冒后身体虚弱、腰膝疼痛、行步困难。

【用法用量】口服：每次服 10 ~ 20ml，日服 3 次。

【处方来源】《古今图书集成》

【附记】本症在老年性感冒患者中较为多见。用本药酒治疗，临床验证，用之颇有效验。

荆芥豉酒

【处方】

豆豉 250g　荆芥 10g　黄酒 250ml。

【制法】将前 2 味与黄酒同煎 10 分钟，过滤去渣，收贮备用。

【功能主治】疏风散寒，解表除烦。用于外感风寒、发热无汗。

【用法用量】口服：随量温饮。

【处方来源】民间验方。

海桐皮酒Ⅰ

【处方】

海桐皮 50g（削去表面上黑者，切成四寸长）白酒 500ml

【制法】将海桐皮，白酒和水 500ml，煎煮成 500ml，滤去药渣，备用。

【功能主治】疏风解表。用于治疗伤寒、时气、温病。

【用法用量】一次服完。

【注意事项】服后应当吐出青黄汁，服数剂即愈。

【处方来源】晋·《肘后备急方》

桑菊酒

【处方】

桑叶 30g　菊花 30g　连翘 30g　杏仁

30g　苇根 35g　桔梗 20g　甘草 10g　薄荷 10g　糯米酒 2L

【制法】先将上前 8 味共捣碎，置容器中，加入糯米酒，密封、浸泡 5 日后，开取饮用。

【功能主治】清热解毒，疏风散热。用于风温病初起，邪客上焦，发热不重，微恶风寒、咳嗽、鼻塞、口微渴。

【用法用量】口服：每次服 15ml，每日早、晚各 1 次。

【处方来源】清·《温病条辨》之桑菊饮，今改用酒浸。

葱豉酒

【处方】

葱白 3 根　豆豉 15g　白酒 300g

【制法】将葱白、豆豉与白酒同煎至半，过滤去渣，候温备用。

【功能主治】宣通卫气，发汗解肌，解烦热。用于外感风寒、恶寒发热、无汗、头痛、鼻塞、身疼而烦、脉浮紧。兼治冷痢腹痛、呕吐、泄泻。

【用法用量】每次 75g，每日 2 次，每日 1 剂（可根据酒量大小适量增减）。

【注意事项】避风寒，忌生冷食物。

【处方来源】明·《本草纲目》

【附记】又《偏方大全》葱豉黄酒汤，即本方去白酒、葱白改用 30g，加黄酒 50ml 煎服，余同上。

搐鼻药酒

【处方】

白芷 12g　羌活 12g　荆芥 12g　北细辛 6g　蔓荆子 6g　藿香叶 10g　玄胡索 10g　牡丹皮 10g　白僵蚕 10g　风化硝 15g　二郎见 15g　白酒 1L

【制法】先将前 11 味药加工粉碎盛入容器内，再加入白酒，密封浸泡，3 日后启封，过滤去渣，即可使用。

【功能主治】活血祛风，扶正驱邪。用于预防流行性感冒，兼治伤风、风寒感冒。

【用法用量】外用：用棉签浸药酒，涂擦鼻黏膜、搐鼻，或用小玻璃装入30ml药酒，对着鼻孔搐吸。1日3次。

【处方来源】《中国当代中医名人志》

【附记】临床验之发现，凡感冒流行时，周围人用本药酒外用搐鼻，多数人可免罹患感冒。用于治疗伤风和风寒感冒，效果亦佳。

二、咳嗽（支气管炎）用药酒

气嗽欲死酒

【处方】

丹参150g 干地黄150g 川芎120g 石斛120g 牛膝120g 黄芪120g 白术120g 肉苁蓉120g 防风9g 独活9g 炮附子9g 秦艽9g 桂心9g 干姜9g 钟乳石1.8g 白酒20L

【制法】将上药切薄片或粗粒，置容器中，入白酒密封，浸泡7日，过滤去渣备用。

【功能主治】扶正祛邪。用于各种气嗽欲死（阳虚咳嗽）。

【用法用量】口服：每次服10～20ml，日服2次。重则饮量稍稍加之。

【注意事项】忌食桃、李、雀肉、生葱、猪肉、冷水和芫荽。

【处方来源】明·《普济方》

【附记】本方用治气嗽，下焦冷结。

百部酒Ⅰ

【处方】

百部60g 白酒500ml

【制法】将百部洗净，切成片，烧热锅，放百部入锅炒熟，然后装入纱布袋内，扎紧袋口，将白酒、纱布药袋入酒瓶内，盖好盖，封口，浸泡7日即成。

【功能主治】润肺止咳。用于一切久咳、近咳。

【用法用量】口服：每次20～30ml，一日3次。

【处方来源】宋·《圣济总录》、明·《本草纲目》

【附记】以该酒于临睡前浸湿头发，再用布巾包裹束紧，可治头虱。体外试验证实，百部酒精液对多种致病菌，如肺炎球菌、人型结核杆菌等，都有不同程度的抑菌作用。

苏子酒

【处方】

家苏子（炒、研）30g 白酒500ml

【制法】上药盛绢袋内，浸酒中，浸泡10日即可，备用。

【功能主治】消痰下气，润肺止咳。用于外感咳嗽，有痰，咳痰不爽。

【用法用量】口服：每次10ml，一日3次。

【处方来源】清·《寿世青编》

李冢宰药酒

【处方】

桃仁（去皮尖）150g 杏仁（去皮尖）150g 芝麻（炒熟）150g 苍术200g 白茯苓15g 艾叶（揉去筋）15g 薄荷15g 小茴香15g 荆芥50g 白酒约5L

【制法】将上药共研细末，炼蜜和作1块，投入酒一大罐，煮药四散为止，密封浸泡7日后，过滤去渣，备用。

【功能主治】祛痰止咳，平喘润燥，除膈气。用于虚寒性咳嗽。

【用法用量】口服：每次空腹服30～50ml，每日服2次。

【注意事项】不可过量。

【处方来源】明·《扶寿精方》

下篇

各类药酒

单酿鼠粘根酒

【处方】

独活120g　山茱萸120g　天门冬
（去心）120g　黄芪120g　甘菊花120g
防风120g　天雄（炮制）120g　侧子
（炮制）120g　丹参120g　防己120g　白
术120g　茯苓120g　牛膝120g　贯众90g
枸杞90g　生姜180g　磁石（绵裹）300g
生地黄240g　白酒20L

【制法】先将上药各切薄片，以绢袋
盛之，置容器中，投入白酒浸泡7日，密
封。7日后启封取用。

【功能主治】止咳祛痰，疏风止痒。
用于咳嗽，痰痹，兼治疝、瘘、脚气。

【用法用量】口服：每次服1盏（约
10～20ml），日服2～3次。

【注意事项】忌食猪、鸡、桃李、雀
肉、鲤鱼、芜荑、酢和冷水。

【处方来源】明·《普济方》

【附记】侧子，一名牛蒡根，又名恶
实根。

香橼醴

【处方】

鲜香橼100g　蜂蜜50ml　60°白
酒200ml

【制法】将鲜香橼洗净，切碎，加水
200ml放不锈锅内煮烂后，加蜂蜜及白酒
煮沸停火，置入细口瓶中，密闭贮存，一
月后即可饮用。

【功能主治】祛痰解痉止咳。用于治
外感久咳。

【用法用量】每次10ml，每日2次。

【注意事项】阴虚血燥及孕妇气虚者
慎服。

【处方来源】宋·《养疴漫笔》

绿豆酒

【处方】

绿豆60g　山药60g　川黄柏45g　牛
膝45g　元参45g　沙参45g　白芍45g
山栀45g　天门冬45g　麦门冬45g　天花
粉45g　蜂蜜45g　当归36g　甘草9g　酒
适量（用黄酒约7L）

【制法】将上药（除蜂蜜外）共研粗
末，以绢袋装好，置容器中，加入酒，密
封，浸泡数日后，过滤去渣，兑入蜂蜜
即成。

【功能主治】养阴生津，清热解毒。
用于肺津不足、燥热而咳、干咳少痰、口
干易烦等证。

【用法用量】口服：随时随量服之。

【注意事项】不可过剂。如有咯血、
衄血等现象者应慎用。

【处方来源】清·《寿世青编》

【附记】本药酒可作辅助治疗之用，
配合服用，效果尤佳。

紫苏大枣酒

【处方】

紫苏茎叶（切）100g　大枣50g　白
酒1.5L

【制法】上2味，用酒1500ml，煮取
500ml，装瓶备用。

【功能主治】降逆气下。用于肺气
上逆。

【用法用量】口服：每次服30～
50ml，日服2次。

【处方来源】唐·《千金要方》

【附记】水煮亦得，一方加橘皮25g，
《肘后方》无枣用橘皮。

🌿 紫苏香豉酒

【处方】 紫苏50g 牛膝50g 丹参50g 生姜100g 生地50g 香豉30g 紫菀50g 防风60g 橘皮50g 火麻仁15g 清酒2.5L

【制法】 上10味细切,绢袋盛以清酒2500ml,浸3宿后,分装备用。

【功能主治】 祛痰止咳。用于咳嗽气急。

【用法用量】 口服:每次20~30ml,每日3次。

【注意事项】 忌芜荑。

【处方来源】 唐·《外台秘要》

【附记】 桃仁丸:《外台秘要》卷12,"桃仁丸,主痃癖气漫心胀满不下食,发即更胀连乳满,头面闭闷咳气急者方。"桃仁八分 鳖甲六分炙 枳实六分炙 白术六分 桔梗五分 吴茱萸五分 乌头七分炙 槟榔五分 防葵五分 芍药四分 干姜五分 紫菀四分 细辛四分切段 皂荚二分去皮子 人参四分 橘皮四分 甘草四分炙 方十七味捣筛,蜜和丸如梧子,服十九丸,日再服,加至二十九丸,忌猪肉苋菜等。

🌿 温阳止嗽酒

【处方】 丹参250g 干地黄250g 川芎200g 石斛200g 牛膝200g 黄芪200g 白术200g 苁蓉200g 防风150g 独活150g 附子(炮)150g 秦艽150g 桂心150g 干姜150g 钟乳(研)30g 白酒30L

【制法】 上15味切成薄片,酒30L,浸7日。

【功能主治】 温肺化痰止咳。用于久嗽。

【用法用量】 初服10ml,每日2次,渐渐加大剂量。

【注意事项】 忌食桃李雀肉,生葱猪肉,冷水芜荑。

【处方来源】 唐·《外台秘要》

🌿 蜜膏酒 I

【处方】 蜂蜜250g 饴糖250g 生姜汁125g 生百部汁125g 枣肉泥75g 杏仁泥75g 橘皮末60g 白酒2L

【制法】 将杏仁泥和生百部外加水1L,煮至500ml,去渣,再加入蜂蜜、生姜汁、饴糖、枣泥、橘皮末等,文火再熬,取1L即可,贮存备用。

【功能主治】 疏风散寒,止咳平喘。用于肺气虚寒、风寒所伤、语声嘶哑、咳唾上气、喘嗽及寒邪郁热等症。

【用法用量】 口服:每次用温酒(白酒)调服1~2汤匙,细细含咽即可,日服3次。

【处方来源】 验方

【附记】 验之临床,本方对于虚寒性咳嗽、风寒咳嗽、喘息性支气管炎,均有良效。

三、咳喘(喘息性支气管炎)用药酒

🌿 人参蛤蚧酒

【处方】 人参9g 蛤蚧1对 低度白酒1L

【制法】 将上药焙干捣碎,纳纱布袋内,置容器中,加入白酒,密封。浸泡7日后即可取用,待用之1/3量后,再添白酒至足数即可。

【功能主治】 补肺肾,定喘咳。用于久咳肺肾两虚、咳嗽气短、动则喘甚、言语无力、声音低微。

【用法用量】 口服:每次空腹约20~30ml,每日早、晚各服1次。

【处方来源】元·《卫生宝鉴》

【附记】本方系由人参蛤蚧汤改制而成。二药以酒制，进补甚迅捷，功效更大。凡临床久病咳嗽、上气喘满、心烦不安、身倦乏力、心悸气短、身体羸弱、面目浮肿者均可选用。

瓜蒌薤白酒

【处方】

瓜蒌25g　鲜薤白200g　白酒500ml

【制法】将前2味药洗净捣碎，置容器中，加入白酒，密封浸泡14日后，过滤去渣即成。

【功能主治】通阳散结，活血祛痰。用于喘息、咳喘、胸痹刺痛、心痛血滞等。

【用法用量】口服：每次服20ml，每晚服1次。

【处方来源】东汉·《金匮要略》

【附记】验之临床，多获良效。

桑姜吴萸酒

【处方】

桑白皮150g　生姜9g　吴茱萸15g　白酒1L

【制法】先将前3味药切薄片，置砂锅内，加入白酒和500ml水，用文火煮至1L，或置容器中，加入白酒，密封浸泡10日。过滤去渣备用。

【功能主治】泻肺平喘，理气化痰。用于咳喘胀满、呕吐痰涎等症。

【用法用量】口服：每次服30ml，日服2次。

【处方来源】《药酒汇编》

【注意事项】虚喘忌服。

【附记】验之临床，凡咳喘、兼胀满、呕吐者，用之效佳。

葶苈酒

【处方】

葶苈子100g　白酒500ml

【制法】将上药捣碎或切成薄片，入白细布袋，置容器中，加入白酒，密封、浸泡3日后即可取用。

【功能主治】逐饮泻水，泻肺定喘。用于咳嗽气喘、痰多、胸胁痞满、水肿、小便不利。

【用法用量】口服：每次服20ml，日服2次。

【注意事项】凡肺气虚喘促、脾虚肿满、气虚小便不利、体质虚弱者忌服。

【处方来源】《民间百病良方》

【附记】又方用葶苈子（微研后成末）200g，入布袋，置容器中，加入米酒5L，密封，浸泡7日即得。用法同上。用治肺壅喘息、痰饮咳嗽、水肿胀满或遍身气肿，或单面肿，或足肿等症，效佳。

蛤参酒

【处方】

蛤蚧1对　人参30g　甘蔗汁100ml　黄酒1.5L

【制法】先将甘蔗切成小段榨汁备用。再将蛤蚧去头足粗碎，人参粗碎，共入纱布袋，置容器中，然后加入黄酒和甘蔗汁，密封，置阴凉处，浸泡14日后去药袋即成。

【功能主治】补肺肾，壮元阳，定喘助阳，强壮身体。用于元气亏损、久病体虚、咳喘气短、神疲乏力、失眠健忘等症。

【用法用量】口服：每次服20ml，日服2次。

【处方来源】《药酒汇编》

【附记】本方系由人参蛤蚧酒加减而成。一方蛤蚧用1g。验之临床，本方用治肺肾两虚，肾不纳气之咳喘诸证，用之多效，久服效佳。

四、哮喘用药酒

桑皮姜萸酒

【处方】

桑根白皮（切）150g　生姜（切）50g　吴茱萸50g　白酒1L

【制法】上3味药切碎或切成薄片，盛入器皿中，加入白酒1L，煮三沸，过滤去渣即成。

【功能主治】泻肺平喘。用于治疗卒上气，痰鸣喘息欲绝。

【用法用量】口服：每次20ml～30ml，日服3次。

【处方来源】唐·《外台秘要》

蜀椒酒

【处方】

蜀椒250g　白酒2.5L

【制法】上药去目合口者以生绢袋盛，盛入容器内，用酒浸泡14日即成。

【功能主治】温肺止咳平喘。用于冷气气短，寒性喘证。

【用法用量】口服：每次服10～20ml，日服2次。

【注意事项】阴虚火旺者忌服，孕妇慎服。

【处方来源】宋·《千金宝要》

【附记】《寿域神方》用川椒四两，炒出汗，酒二碗淋之，服酒治冷虫心病（指寄生虫引起的虚寒性腹痛）。

五、肺痨（肺结核）用药酒

冬虫夏草酒 I

【处方】

冬虫夏草20枚　白酒2.5L

【制法】取冬虫夏草置入容器内，加入白酒密封浸泡3日即得。

【功能主治】滋补肺肾，止血化痰，用于肺阴不足，肾阳虚喘，痰咳有血。此外，肾虚型腰膝疼痛，及病后虚损不复皆可用之。

【用法用量】口服：每次服15～20ml，日服1～2次。

【处方来源】《中国古代养生长寿秘法》

【附记】体外试验其乙醇浸出液1：400～1：10 000浓度时，对结核杆菌H$_{37}$RV有明显的抑菌作用，加入血清后则抑制作用减弱，需1：500才能抑制结核菌的生长。水煎剂对人型、牛型结核杆菌均无抑制作用。

竹根七酒

【处方】

竹根七1.5g　长春七1.5g　牛砂莲1.5g　牛膝9g　木瓜9g　芋儿七6g　伸筋草6g　夏枯草50g　白酒500ml

【制法】将上述药物盛入容器内，加入白酒密封浸泡10日后服用。

【功能主治】滋阴泻火。用于骨蒸痨热。

【用法用量】口服：每次服10～15ml，日服1次。

【处方来源】《陕甘宁青中草药选》

灵芝人参酒

【处方】

灵芝50g　人参20g　冰糖500g　白酒1.5L

【制法】先将前2味洗净，切成薄片，晾干后与冰糖同入布袋，置容器中，加入白酒，密封。浸泡10日后去药袋，搅拌后再静置3日，取上清液饮用。

【功能主治】益肺气，强筋骨，利关

节。用于肺痨久咳、痰多、肺虚气喘、消化不良、失眠等症。

【用法用量】口服：每次服 15 ~ 20ml，日服 2 次。

【注意事项】根据患者情况可适当斟减，忌多饮。

【处方来源】《临床验方集》

【附记】笔者应用，在辨证治疗时，取本药酒作辅助治疗，常收佳效。又本方用于治疗气虚乏力，心悸健忘，神经衰弱等症，效佳。

参百酒

【处方】
西洋参 9g　麦冬 9g　百部 30g　川贝母 15g　黄酒 2L

【制法】上药加水 500ml，煮沸至半，再入黄酒煮沸，即离火，置容器中，密封，浸泡 3 日后，过滤去渣即成。

【功能主治】滋阴润肺，益气生津，止咳杀虫。用于肺结核久咳、痰中带血。

【用法用量】口服：每次服 15 ~ 30ml，日服 2 次，勿多饮。

【附记】笔者经验方尤佳。阴虚火旺者加元参 15g。

绿豆山药酒

【处方】
绿豆 24g　山药 24g　黄柏 18g　牛膝 18g　元参 18g　沙参 18g　白芍 18g　山栀 18g　天麦冬 18g　花粉 18g　蜂蜜 18g　当归 10g　甘草 9g　白酒 2.5L

【制法】将以上各味药物盛入容器内，加入白酒密封浸泡，5 ~ 7 日即可。

【功能主治】清肺滋阴，化痰止咳。用于治阴虚痰火诸候，病后调理。

【用法用量】口服：每次服 10 ~ 20ml，日服 2 次。

【处方来源】清·《寿世青编》

六、肺痈（肺脓肿）

苇茎腥银酒

【处方】
苇茎 30g　鱼腥草 60g　金银花 20g　冬瓜仁 24g　桔梗 12g　甘草 9g　桃仁 10g　黄酒 5L

【制法】先将上药切碎，加清水 2L，用文火煎煮至半，再入黄酒煮沸，离火，置容器中，密封，浸泡 3 日后，过滤去渣即成。

【功能主治】清肺泄热，解毒排脓。用于肺痈，已溃未溃均可用之。

【用法用量】口服：每次服 30 ~ 100ml，日服 3 次。

【注意事项】忌食鱼、虾、鸡及辛辣等食物。

【处方来源】经验方。

苡仁芡实酒

【处方】
薏苡仁 25g　芡实 25g　白酒 500ml

【制法】先将前 2 味洗净，去杂质，置容器中，加入白酒，密封、浸泡，并经常摇动，15 日后，过滤去渣，即可取用。

【功能主治】健脾利湿，除痹缓急。用于脾虚腹泻、肌肉酸重、关节疼痛、水肿、白带、肺癌、肠癌等症。

【用法用量】口服：每次服 10 ~ 15ml，日服 2 次。

【注意事项】若肺痈、肠痈属热毒者忌服。

【处方来源】《药酒汇编》

【附记】上述各病证，皆因脾虚湿胜所致者，故用之多效。

银翘三仁酒

【处方】
连翘 18g　金银花 30g　鲜芦根 30g

冬瓜仁 15g　瓜蒌仁 12g　杏仁 10g　桑叶 10g　薄荷 6g　桔梗 6g　生甘草 9g　黄酒 4L

【制法】先将上药切碎或切成薄片，加水适量煎至浓汁后，再加黄酒煮沸、离火、置容器中，密封，浸泡 3 日后，过滤去渣，即成。

【功能主治】辛凉宣肺，清热解毒。

用于肺痈初起。

【用法用量】口服：每次服 30 ~ 80ml，日服 3 次。

【处方来源】经验方。

【附记】胸痛甚者加犀黄丸 3g，每次 1g，随药酒吞服。水煎沸后改用文火熬煎，以免药性挥发。

第二节　消化系统常见疾病用药酒

一、便血用药酒

🌿 地榆酒Ⅰ

【处方】

生地榆 50g　白茅根 50g　赤芍 30g　甘草 15g　白糖 250g　黄酒 500ml

【制法】将前 4 味共捣碎或切成薄片，置玻璃瓶中，注入黄酒，盖紧瓶口，放入盛水锅中，隔水煮 1 小时，再加入白糖，浸泡 3 日后，过滤去渣即成。

【功能主治】凉血止血。用于肠风、便血、尿血等症。

【用法用量】口服：每次空腹服 20 ~ 30ml，日服 2 次。

【注意事项】忌食辛辣之物。

【处方来源】经验方。

🌿 刺五加酒

【处方】

刺五加 65g　白酒 500ml

【制法】将上药捣碎或切成薄片，置容器中，加入白酒，密封，浸泡 10 日后，过滤去渣即成。

【功能主治】凉血活血、通络止痛。用于肠风痔血、跌打损伤、风湿骨痛。

【用法用量】口服：每次空腹服

20ml，日服 2 ~ 3 次。

【处方来源】明·《本草纲目》

二、便秘用药酒

🌿 三黄酒

【处方】

黄芩 30g　黄柏 30g　大黄 30g　川厚朴 15g　甘草 10g　白糖 150g　低度白酒 500ml

【制法】将前 5 味切成薄片，置容器中，加入白酒，密封，浸泡 7 日后，过滤去渣，加入白糖，溶化即成。

【功能主治】清热泻火，理气通便。用于热结便秘。

【用法用量】口服：每次空腹服 20 ~ 30ml，日服 2 次。

【注意事项】虚秘、寒秘忌服。

【处方来源】《中国药酒配方大全》

🌿 大黄附子酒

【配方】大黄 30g　制附子 30g　白酒 300ml

【制法】将前 2 味切薄片，置容器中，加入白酒，密封，浸泡 5 日后，过滤去渣即成。

【功用】温中通便。用于冷秘、寒秘。

【用法】口服：每次空腹温服 20 ～ 30ml，日服 2 次。

【注意事项】热秘忌服。

【处方来源】《中国药酒配方大全》

地黄养脂酒

【处方】
地黄汁 70ml　生姜汁 50ml　羊脂 150g　白蜜 75g　糯米酒 1L

【制法】将糯米酒倒入坛中，至文火上煮沸，边煮边徐徐下羊脂，化尽后再加入地黄汁、生姜汁搅匀，煮数十沸后离火待冷。再将白蜜炼熟后倒入酒内搅匀，密封，置阴凉处，浸泡 3 日后开封即成。

【功能主治】补脾益气，调中开胃，滋阴生津、润燥通便。用于肠燥便秘、虚劳形瘦、脾胃虚弱、食欲不振、烦热口渴及阴虚干咳等。

【用法用量】口服：每次服 20 ～ 30ml，日服 3 次。

【注意事项】凡腹痛便清以及阳虚怕冷者忌服。

【处方来源】《药酒汇编》

【附记】验之临床，每收良效；治非一日之功，必须久治。

芝麻枸杞酒

【处方】
黑芝麻（炒）300g　生地黄 300g　枸杞子 500g　火麻仁 150g　糯米 1500g　酒曲 120g

【制法】将前 4 味加工捣碎或切成薄片，置砂锅中，加水 3L，煮至 2L，取汁候冷。糯米蒸熟，候冷后置容器中，加入药汁和酒曲（先研末）拌匀，密封，置保温处酿酒 14 日，酒熟启封，压去糟渣，即成药酒。备用。

【功能主治】滋肝肾，补精髓，养血益气，调五脏。用于大便秘结、虚羸黄瘦、食欲不振、腰膝酸软、遗精、视物模糊、须发早白等症。

【用法用量】口服：每次服 30 ～ 50ml，日服 3 次，或适量温服，勿醉力度。

【处方来源】《临床验方集》

秘传三意酒

【处方】
枸杞子 500g　生地黄 500g　火麻子仁 300g　白酒 6L

【制法】将前 3 味捣碎或切成薄片，入布袋，置容器中，加入白酒，密封，浸泡 7 日后过滤去渣即可饮用。

【功能主治】滋阴润燥。用于阴虚血少、头晕口干、大便偏干燥等症。

【用法用量】口服：每次服 30 ～ 50ml，日服 3 次，中病即止。

【处方来源】明·《松崖医经》

【附记】验之临床，本方用于肠燥便秘，效果颇佳。本方还可用于身体羸弱、面色萎黄、倦怠无力、头昏目眩、口干食少等症。

三、肠梗阻用药酒

虫梗酒

【处方】
生大黄 9g　槟榔 8g　使君子（擀碎）15g　苦楝根皮 15g　黄酒 500ml

【制法】先将上药研为粗末或切成薄片，与黄酒一起容器中，密封浸泡 7 日后即可饮用。

【功能主治】化虫，除梗，通便。用于蛔虫性肠梗阻。

【用法用量】口服：每日早、晚各服 1 次，每次服 30 ～ 50ml。

【处方来源】《中国药酒配方大全》

沉香酒

【处方】

沉香（研末）6g　蜂蜜 120g　猪油 120g　低度白酒 300ml

【制法】将上药、蜜、油、酒一并置容器中，浸泡 48 小时后即可服用。

【功能主治】降气止痛，滋润补中，润肠通便。用于老年性肠梗阻（中气不足）。

【用法用量】口服：每日服 2 次，每次服 15 ~ 30ml。

【处方来源】《百病中医集验高效良方》

通草白术酒

【处方】

通草 60g　白术 9g　莱菔子 9g　白酒 1.5L

【制法】上药用文武火煎至 200ml。

【功能主治】健脾理气通腑。用于急性肠梗阻。

【用法用量】频频饮服。

【处方来源】《哈尔滨中医》1960，（10）：17

四、出血用药酒

地黄酒 Ⅱ

【处方】

生地黄 30g　清酒 250ml

【制法】生地黄洗切，木臼中捣取自然汁。绞去渣，用清酒和匀，同于瓷器中，煎熟为度。瓷器盛贮，亦可用酿酒法。

【功能主治】治虚劳吐血，妊娠漏血，伤胎子死未下，补益预防白发。

【用法用量】每服酒饮一盏，不拘时候。

【处方来源】唐·《千金要方》；唐·《外台秘要》；明·《普济方》

茅草酒

【处方】

屋上茅草 300g　白酒 2L

【制法】屋上茅草细剉，酒浸，煮取 1.5L。

【功能主治】降逆止血。用于治卒吐血。

【用法用量】口服：每次服 30 ~ 50ml，每日 3 次。

【处方来源】明·《普济方》

五、呃逆（膈肌痉挛）用药酒

荸荠降逆酒

【处方】

川厚朴（姜炒）30g　陈皮 30g　白蔻仁（炒）30g　橘饼 30g　荸荠（捣碎）120g　白糖 120g　冰糖 120g　蜂蜜 60g　白酒 3L

【制法】将前 4 味和橘饼入布袋，置容器中，加入白酒（或白酒、烧酒各半），密封、浸泡十余日后，过滤去渣，再加入白糖、冰糖和蜂蜜，待溶化后，再过滤，澄清备用。

【功能主治】和胃降逆。用于呃逆，饮食不下，食后呕吐，胸膈哽噎不舒等症。

【用法用量】口服：每次服 30 ~ 50ml，每日 3 次。

【处方来源】清·《奇方类编》

【附记】本药酒滋脾养胃，温和不燥，顺气降逆，补而不腻，使清气上升，胃气和降，则呃逆、噎嗝等症可止，功力非凡，颇具效验。验之临床，确有良效。

薄荷酊

【处方】

薄荷叶 50g　薄荷油 50ml　90% 食用

乙醇 950ml

【制法】先将薄荷叶置容器中，加入适量食用乙醇，密封，浸泡 1～3 日，过滤去渣，冲入薄荷油混匀，加食用乙醇至 1L，即得。

【功能主治】祛风健胃。用于嗳气、呃逆、恶心呕吐、腹胀等症。

【用法用量】口服：每次空腹服 0.5～1ml。用时加冷开水稀释后服用，每日 5 次。

【处方来源】《中药制剂汇编》

【附记】薄荷油是指薄荷挥发油，是用薄荷全草蒸馏，收取薄荷脑后所得的母液，商业名称薄荷精油。

六、二便不利用药酒

秦艽酒 I

【处方】

秦艽 30g　牛膝 30g　川芎 30g　防风 30g　杜仲 30g　赤茯苓 30g　丹参 30g　独活 30g　地骨皮 30g　薏苡仁 30g　火麻仁 30g　肉桂 25g　石斛 20g　干姜 20g　五加皮 50g　制附子 24g　麦冬 25g　白酒 5L

【制法】将前 17 味共研成粗末或切成薄片，入布袋，置容器中，加入白酒，密封，浸泡 5～7 日后过滤去渣即成。

【功能主治】祛风散寒、除积消胀、利水止痛。用于小腹胀满、疼痛拒按、小便艰涩不利、大便不通、鼻流清涕。

【用法用量】口服：每日空腹温服 10～20ml，以愈为度。

【处方来源】宋·《圣济总录》

【附记】本药酒作用全面，重在温散。酒助药力，其效颇著。验之临床，确有良效。

猪脂酒

【处方】

猪脂 100g　白酒 500ml

【制法】猪脂如半鸡子大碎切，以酒微煮沸，投猪脂，更煎一二沸，分为两度。

【功能主治】通利二便。用于治大小便不通。

【用法用量】食前温服 100ml，未通再服。

【处方来源】宋·《圣济总录》

七、腹痛、腹胀用药酒

兰陵酒方

【处方】

沉香 15g　郁金 15g　木香 15g　当归 50g　砂仁 100g　陈皮 100g　花椒 100g　杏仁 200g　鲜生姜 400g　白面 40kg　糯米面 10kg　酒曲适量

【制法】将上药共研末，和白面、糯米作曲，如常法酿酒。

【功能主治】温中散寒，理气止痛。用于心腹胀痛冷痛。

【用法用量】口服：每次温服 10ml，日服 2 次。

【处方来源】明·《鲁府禁方》

茱萸姜豉酒

【处方】

吴茱萸 11g　生姜 150g　豆豉 50g　白酒 500ml

【制法】将前 3 味捣碎或切成薄片，置容器中，加入白酒，密封，浸泡 7 日后，过滤去渣，备用。或将上药与白酒同煮至半，去渣备用。

【功能主治】温阳散寒，疏肝理气。用于寒性腹痛。

【用法用量】口服：每次服 10ml，无效再服。

【处方来源】唐·《外台秘要》

救急药酒

【处方】

肉桂 15g　公丁香 15g　北细辛 10g　砂仁 10g　豆蔻 10g　罂粟壳 10g　樟脑 125g　汾酒 500ml

【制法】将前 7 味粉细或切成薄片，置容器中，加入汾酒，密封、浸泡 1 周后，过滤去渣，瓷瓶收贮备用；或灌装在 5ml 玻璃瓶中蜡封口备用。

【功能主治】醒神开窍，行气止痛。用于暑月贪凉饮冷、过食瓜果生冷以致腹痛、呕吐、泄泻、头痛、恶寒、肢冷等症。

【用法用量】口服：每次服 5 ~ 10ml，温开水送服。

【处方来源】《中国当代中医名人志》

【附记】验之临床，确有卓效，一般 1 次，最多 3 次即效，中病即止。

屠苏酒 I

【处方】

厚朴 8g　桔梗 8g　防风 8g　桂枝 8g　苍术 8g　白术 8g　制川乌 8g　白芷 8g　大黄 10g　广皮 10g　檀香 6g　紫豆蔻 6g　川椒 6g　藿香 6g　威灵仙 5g　甘草 5g　冰糖 520g　白酒 2L

【制法】将前 16 味加工成粗末或切成薄片，置容器中，加入白酒和冰糖，隔水加热煮沸后，密封，静置 24 小时后，过滤去渣，装入瓷坛贮存备用。

【功能主治】祛风散寒，理气消胀，健脾和胃，化积消滞。用于风寒邪气侵犯胃肠、肠胃之气不能顺降，积滞内停所致

腹痛而胀、进食不化、恶心呕吐等症。

【用法用量】口服：每次服 15 ~ 30ml，每日早、晚各服 1 次。

【处方来源】《治疗与保健药酒》

八、黄疸用药酒

灯草根酒

【处方】

灯草根 120g　黄酒 300ml

【制法】将上药切碎或切成薄片，与黄酒入瓶中，隔水煮 1 ~ 2 小时，静置 1 日，去渣取酒待用。

【功能主治】清热利湿。用于湿热黄疸。

【用法用量】口服：每次空腹温服 5 ~ 30ml，日服 3 次。

【处方来源】明·《本草纲目》

茱萸麻橘酒

【处方】

吴茱萸根（剉，东引大者）8g　大麻子（拣净）10g　陈橘皮（汤浸去白炒）24g　白酒 500ml

【制法】上药先捣碎或切成薄片，橘皮、麻子如泥，然后拌茱萸根，用酒浸一宿，慢火上微煎，绞去滓。

【功能主治】健脾调中。用于治脾劳热，有白虫，在脾中为病，令人好呕。

【用法用量】每晚空腹温服 50ml，5 次服尽。

【处方来源】唐·《外台秘要》；宋·《太平圣惠方》

栀子茵陈酒

【处方】

栀子 20g　茵陈 20g　白酒 250ml

【制法】将前 2 味药加入白酒中，煎煮 30 分钟，煎至 100ml。

【功能主治】清热利湿。用于治黄疸。

【用法用量】口服：每日 1 剂，分 3 次空腹温服之。

【处方来源】明·《普济方》

秦艽酒 Ⅱ

【处方】

秦艽 50g　黄酒 300ml

【制法】将上药捣碎，置容器中，加入黄酒，密封，浸泡 7 日后，过滤去渣即成。

【功能主治】祛风湿，退黄疸。用于凡黄有数种，伤酒发黄，误食鼠屎亦作黄；因劳有黄，多痰涕，多有赤豚，面憔悴，或面赤恶心者是也。

【用法用量】口服：每次空腹服 30 ～ 50ml，日服 3 次。或利便止。

【处方来源】明·《本草纲目》

【附记】本草载："秦艽退黄最妙"。验之临床，本方用治上述黄疸，确有良效。用治湿热黄疸，茵陈 30g 同浸，效果亦佳。

麻黄醇酒

【处方】

麻黄 20g　黄酒 300ml

【制法】上药用黄酒煎至 150ml，去渣即成。

【功能主治】发汗，利水，退黄。用于伤寒热出表发黄疸及小便不利、浮肿。

【用法用量】口服：徐徐温服，温覆汗出，即愈。

【处方来源】明·《普济方》

【附记】原文用醇酒煎，并云："冬月寒用清酒，春月宜用水煎"。今用黄酒，可通用也。验之临床，用治伤寒黄疸，每收良效。

九、呕吐（急性胃炎）用药酒

丁香煮酒

【处方】

丁香 2 粒　黄酒 50ml

【制法】黄酒 50ml 放在瓷杯中，再加丁香 2 粒，把瓷杯放在有水的蒸锅中加热蒸炖 10 分钟。

【功能主治】温中降逆。用于感寒性腹痛、腹胀、吐泻等症。

【用法用量】趁热饮酒。

【处方来源】唐·《千金翼方》；《药膳食膳集锦》

回阳酒

【处方】

肉桂 30g　公丁香 30g　樟脑 30g　白酒 500ml

【制法】将前 3 味捣碎或切成薄片，入布袋，置容器中，加入白酒，密封，每日振摇 1 次，浸泡 15 日后，过滤去渣备用。

【功能主治】回阳救逆，温经散寒。用于急性腹痛、呕吐、泄泻、两腿挛急疼痛等症。

【用法用量】口服：每次用温开水冲服 10ml，日服 2 次。同时亦可用药棉球蘸药酒外擦肚脐和腿痛处。

【处方来源】《药酒汇编》

【附记】验之临床，内外合用，奏效颇捷。

伏龙肝酒

【处方】

伏龙肝（灶心土）15g　生姜 10g
新竹筷（碎）1 对　红糖 15g　苦酒 50ml

烧酒 50ml

【制法】 先将生姜、竹筷用水 1 碗煮沸 15 分钟，再入红糖、苦酒和烧酒，煮沸，再将伏龙肝煅红投入药中。过滤去渣，取药液澄清备用。

【功能主治】 温中散寒，和胃止呕。用于突然受冻感寒、头痛、恶寒、呕吐腹痛、妊娠恶阻之呕吐腹痛、食不下等。

【用法用量】 口服：趁热 5 次服尽。

【处方来源】《药酒汇编》

【附记】 本药酒主要用于受寒饮冷所致的呕吐、腹痛，脘腹痞满不适等症，颇有效验。

吴萸姜豉酒

【处方】

吴茱萸 10g 生姜 30g 淡豆豉 30g 白酒 210ml

【制法】 先将吴茱萸捣碎或切成薄片，生姜去皮切片，与豆豉一同置砂锅中，入白酒，煎煮至半，或将药置容器中，加入白酒，密封，浸泡 5 日。上二法，均过滤去渣即得。

【功能主治】 温中散寒。用于突然心口疼痛、四肢发冷、呕吐泻痢、脘腹冷痛、心烦不适。

【用法用量】 口服：每日 1 剂，分 3 次温服。或每次服 20 ~ 30ml，日 3 次温服。

【处方来源】 晋·《肘后备急方》

【附记】 上药合用，温中散寒，除虚烦作用甚强，加之酒制，功力甚著，验之临床，确有良效。

姜附酒 I

【处方】

干姜 60g 制附子 40g 白酒 500ml

【制法】 将前 2 味切薄片或捣碎或切成薄片，置容器中，加入白酒，密封浸泡

3 ~ 5 日，过滤去渣即得。

【功能主治】 温中散寒，回阳通脉，温肺化饮。用于心腹冷痛、呃逆、呕吐、泄泻、痢疾、寒饮喘咳、肢冷汗出。

【用法用量】 口服：每次食前温服 1 ~ 2 杯（30 ~ 60ml），日服 3 次。

【注意事项】 阴虚内热，火热腹痛及孕妇忌服。

【处方来源】《药酒汇编》

【附记】 验之临床，上述各症，凡证属虚寒型者，屡收良效。

高良姜酒

【处方】

高良姜 70g 藿香 50g 黄酒 500ml

【制法】 先将高良姜用火炙出焦香，打碎，藿香切碎，置砂锅中，加入黄酒，煮沸至 3 ~ 4 沸，过滤去渣即成。

【功能主治】 暖胃散寒，芳香化浊，理气止痛。用于胃寒呕吐、脘腹冷痛、霍乱吐痢等病。

【用法用量】 口服：每次服 15 ~ 20ml。日服 2 次。霍乱 1 次顿服 150 ~ 200ml。

【处方来源】 经验方

【附记】 唐·《外台秘要》、明·《普济方》中，只取高良姜 70 ~ 150g。余同上，效果亦佳。

十、痞症用药酒

人参半夏酒

【处方】

半夏 30g 黄芩 30g 人参 20g 干姜 20g 炙甘草 20g 黄连 6g 大枣 10g 白酒 750ml

【制法】 将前 7 味共捣碎或切成薄片，入布袋，置容器中，加入白酒，密封，浸泡 5 日后，再加冷白开水 500ml 和匀，过滤去渣即得。

【功能主治】 和胃降逆，开结散痞。用于胃气不和、寒热互结、心下痞硬、呕恶上逆、不思饮食、肠鸣下痢、体倦乏力。

【用法用量】 口服：每次服 20ml，每日早晚各服 1 次。

【处方来源】 东汉·《伤寒论》

🌿 玉露酒

【处方】

薄荷叶 2500g 绿豆粉 750g 白砂糖 750g 天门冬（去心）30g 麦门冬（去心）30g 天花粉 30g 白茯苓（去皮）120g 柿霜 120g 硼砂 15g 冰片 6g

【制法】 将薄荷叶、天门冬、麦门冬、天花粉、白茯苓等 5 味药捣碎或切成薄片，用新盆 2 个，将药末相间隔，着实盛于内，二盆合之封因如法，不许透气，蒸 5 炷香，取出晒干，抖出群药，复加余药和白糖，共研细末、备用。

【功能主治】 清热滋阴，理脾化痰。用于诸疾痰饮、宿滞噎塞、气病奔豚、鼓胀、咳喘下坠、乍寒乍热、头目晕胀、咽喉肿痛，不拘老少，并皆主之。

【用法用量】 口服：每次服药 2 ~ 5g，用酒（或黄酒）送服，日服 2 次。

【处方来源】 明·《鲁府禁方》

十一、胃腹疼痛用药酒

🌿 人参药酒

【处方】

黄精（制）1250g 黄芪 1000g 人参（去芦）500g 莱菔子（炒）200g 五味子 200g 陈皮 750g 白术（炒）200g 高良姜 500g 肉桂 100g 苍术（炒）200g 鹿角胶 85g 丁香 65g 淫羊藿 100g 白糖 19g 红花 65g 50° 白酒 25L

【制法】 将上药切成薄片共入坛内封固一月余，取出装瓶备用。

【功能主治】 补气养血，暖胃散寒。用于气血两亏，神疲乏力，胃寒作痛，食欲不振。

【用法用量】 口服：一次 10 ~ 15ml，一日 2 ~ 3 次，温服。

【注意事项】 孕妇忌服，密闭，放阴凉处。

【处方来源】 《新编中成药》

🌿 止痛酊 I

【处方】

元胡 500g 白芷 500g 山豆根 1kg 70% 食用乙醇适量 5L

【制法】 将前 3 味研成粗粉或切成薄片，用渗漉法，以食用乙醇为溶剂，制成酊剂共 5L，分装即成。

【功能主治】 理气止痛。用于胃脘痛、腹痛、头痛、月经痛、腰腿痛。

【用法用量】 口服：每次服 5ml，用温开水冲服，日服 3 次，或痛时服用。

【处方来源】 《中药制剂汇编》

【附记】 验之临床，止痛效佳。

🌿 龙胆草酒

【处方】

龙胆草 30g 黄酒 120ml

【制法】 上药入黄酒同煮至 60ml，去渣即成。

【功能主治】 消炎通经利胆。用于突发性上腹部疼痛不止等症。

【用法用量】 口服：1 次服完。

【处方来源】 《民间百病良方》。

🌿 佛手开郁酒

【处方】

佛手片 10g 青皮 10g 陈皮 10g 木

香 5g　高良姜 5g　砂仁 3g　肉桂 3g　丁香 1g　白酒 500ml　黄酒 500ml

【制法】将上述药物粉碎成粗末或切成薄片，装入纱布袋内，扎口，再将白酒、黄酒混合后浸泡药袋。48 小时后将药酒连容器置锅中，隔水小火煮，待水沸后半小时，把容器移至阴凉处。7 日后取出药袋，压榨取液。将榨取液与药酒合并，静置，过滤即得。

【功能主治】宽胸解郁，行气开胃，温中止痛。用于肝胃不和，胃脘气滞作胀，不思饮食或胃寒胀痛不适。

【用法用量】口服：每次服 10 ~ 20ml，日服 2 次。

【处方来源】《临床验方集》

【附记】若兼有食滞不化，可加谷芽、麦芽、莱菔子各 15g。

佛手露酒 Ⅰ

【处方】

佛手 120g　五加皮 30g　木瓜 12g　木香 6g　山栀 15g　高良姜 9g　砂仁 9g　公丁香 6g　当归 18g　广皮 15g　青皮 12g　肉桂 9g　冰糖 1.5kg　白酒 2.5L

【制法】将上述药物装入生绢袋内，浸于 10L 白酒中，用文火加热 30 分钟后过滤，加冰糖 1.5kg 溶化，以瓷坛或玻璃瓶存贮。

【功能主治】舒肝和胃，行气止痛。用于肝郁气滞，脾胃不和，胸胁满闷心烦，气逆欲呕，食欲不振，胃脘胀痛等症。

【用法用量】服用时，每日早晨、中午各温服 2 ~ 3 小盅，孕妇忌服。

【处方来源】《全国中成药处方集》

灵脾肉桂酒

【处方】

淫羊藿 100g　陈皮 15g　豆豉 30g

黑豆皮 30g　肉桂 30g　大腹皮 10g　生姜 6g　葱白 3 根　黄酒 1L

【制法】将前 8 味切薄片或捣碎。入布袋，悬置容器中，加入黄酒，密封，置热炭火处煨 24 小时后，取出候冷，过滤去渣备用。

【功能主治】温补肾阳，健脾利湿。用于脾肾两虚、脘腹冷痛、食欲不振、腰酸腿软等症。

【用法用量】口服：每次温服 10 ~ 20ml，日服 2 次。

【注意事项】阴虚内热证者忌服。

【处方来源】明·《普济方》

玫瑰露酒

【处方】

鲜玫瑰花 350g　冰糖 2kg　白酒 3.5L

【制法】将花浸酒中，冰糖同时放入，浸月余，要使用瓷坛或玻璃瓶存贮。

【功能主治】疏肝养胃，和血活血。用于肝胃不和所致胃脘胀痛或刺痛，连及两胁，嗳气频繁，食欲不振等。

【用法用量】口服：每次服 30 ~ 50ml，日服 3 次。

【处方来源】《全国中药成药处方集》

【附记】玫瑰花，味甘微苦，性温，其气芳香，善于疏肝解郁，调中醒脾，并有活血化瘀的功效。

茱萸桃仁酒

【处方】

吴茱萸 50g　桃仁 50g　葱白（鲜品煨熟）30g　白酒 150ml

【制法】前 2 药调和令吴茱萸焦黑后，去吴茱萸，取桃仁，去皮尖研细，加葱白以酒浸药。

【功能主治】温中活血止痛。用于阵发腹痛不可忍。

【用法用量】口服：每次 50ml，服完

则停用观察。

【处方来源】晋·《肘后备急方》

姜酒

【处方】

姜 20g 酒 100ml

【制法】以姜浸酒。或用姜汁和曲，造酒如常。也可将姜切丝，用酒煮沸 8 分钟，即成。

【功能主治】温中止痛。用于治心腹冷痛，中恶痊忤（即痊忤中恶，症状是发热持续，精神错乱），偏风。

【用法用量】暖服一碗即止。

【处方来源】明·《本草纲目》

温脾酒

【处方】

干姜 30g 甘草 30g 大黄 30g 人参 20g 制附子 20g 黄酒 500ml

【制法】将前 5 味切薄片或捣碎，置容器中，加入黄酒，密封，浸泡 5 日后，过滤去渣即成。或将容器隔水煮沸，浸泡 1～2 日即可。

【功能主治】温中散寒，止痛通便。用于脾胃虚寒所致脘腹冷痛、大便秘结或久痢等症。

【用法用量】口服：每次温服 10～20ml，每日早、晚各服 1 次。

【处方来源】日本·《杂病广要》

十二、吐泻(急性胃肠炎)用药酒

丁香山楂酒

【处方】

丁香 2 粒 山楂 6g 黄酒 50ml

【制法】将上药捣碎放入瓷杯中，再注入黄酒。再把瓷杯放入锅内，隔水煮 10 分钟，去渣备用。

【功能主治】温中止痛。用于感寒腹痛、腹胀、吐泻等症。

【用法用量】口服：趁热 3 次顿服。

【注意事项】热病及阴虚内热者忌服。

【处方来源】《药酒汇编》

【附记】验之临床，效果甚佳。《千金翼方》丁香煮酒，即本方山楂、丁香改用 10g，余同上。用外感寒性腹痛、腹胀、吐泻、反胃、疝气、痃癖、癣证。

救急水

【处方】

广木香 5g 丁香 5g 大茴香 5g 牙皂 5g 肉豆蔻 5g 广橘皮 5g 石菖蒲 5g 荜茇 5g 生大黄 15g 川厚朴 8g 苍术 8g 藿香 6g 细辛 4g 吴茱萸 4g 肉桂 3g 高良姜 3g 白豆蔻 3g 白酒 800ml

【制法】将上 17 味药研粗末或切成薄片，与白酒共置入容器中，密封浸泡 20 日后，去渣，加樟脑 10g，薄荷冰 1.5g 拌匀即成。

【功能主治】提神醒脑。用于胸腹胀闷热不适，恶心欲吐，晕船晕车，水土不服，腹痛腹泻等。

【用法用量】口服：每日可服数次，每次服 20～30 滴，六七岁儿童每次服 5～10 滴，用开水冲服。

【注意事项】孕妇忌服。阴虚津亏，舌红口干者亦忌服。

【处方来源】《临床验方集》

【附记】本方效力宏大，救急颇为神验。

十三、胃痉挛用药酒

复方白屈菜酊

【处方】

白屈菜 200g 元胡 200g 70% 食用

乙醇 2L

【制法】将前 2 味研成粉或切成薄片；置有盖容器内，加入乙醇适量加盖浸渍 24 小时，时时振摇，过滤。滤渣再加乙醇适量浸渍 24 小时过滤，残渣压榨，合并滤液及压榨液，添加乙醇至 2L 即得。

【功能主治】消炎理气止痛。用于慢性胃炎及胃肠痉挛性疼痛。

【用法用量】口服：每次服 5 ~ 10ml，日服 3 次。

【处方来源】《中药制剂汇编》

十四、胃及十二指肠溃疡用药酒

元胡酊

【处方】

元胡（粗粉）500g　50% 食用乙醇 1L

【制法】将元胡切碎加酒密封 7 日后使用。

【功能主治】镇痛、镇静。用于各种平滑肌痉挛疼痛。

【用法用量】口服：每次服 10ml，日服 3 次。

【处方来源】《中药制剂汇编》

【附记】用治胃痉挛，效果亦佳。

平胃酒

【处方】

大枣 200g　山药 200g　枸杞 200g　砂仁 100g　山楂 100g　麦芽 100g　肉豆蔻 50g　小茴香 50g　干姜 50g　鸡内金 50g　炒陈皮 80g　蜂蜜 100g　40° 白酒 3L

【制法】将大枣去核，与上药烘干，研为细末或切成薄片，放砂锅内加酒热浸（65 ~ 70℃）30 分钟，放置待凉过滤，残渣加酒再浸 20 分钟过滤，合并滤液加入蜂蜜，搅拌溶化，过滤装瓶。

【功能主治】健脾和胃，消食化积，温中散寒，补中益气，滋补肝肾。用于治疗胃及十二指肠溃疡。

【用法用量】每次服 25ml，每日 2 次，2 个月为一疗程。

【处方来源】《陕西中医》1997,（1）：5

青龙衣酒

【处方】

青龙衣 1500g　单糖浆 675g　60° 白酒 2.5L

【制法】将青龙衣捣碎，置容器中，加入烧酒，密封，浸泡 20 ~ 30 日，过滤去渣，再加入单糖浆溶匀即成。

【功能主治】和肠胃，止疼痛。用于胃脘疼痛（胃及十二指肠溃疡、慢性胃炎等）不止、泻痢不止。

【用法用量】口服：每次服 15ml，日服 1 ~ 2 次。

【处方来源】《简明中医辞典》

【附记】青龙衣即胡桃的青皮。验之临床，确有良效。

十五、消化不良用药酒

二术酒

【处方】

白术 106g　苍术 106g　白酒 400ml

【制法】将二术切碎，置砂锅中加水 460ml 煮取 300ml，离火，置容器中，加入白酒，密封，浸泡 7 日后，过滤去渣备用。

【功能主治】健脾胃，助消化，消胀止泻。用于脾虚所致的食欲不振、消化不良、胸腹胀满、泄泻等症。

【用法用量】口服：每次服 30 ~ 50ml，日服 3 次，或随时随量饮之，勿醉。

【处方来源】《临床验方集》

山楂桂圆酒

【处方】

山楂 250g　桂圆 250g　红枣 30g　红糖 30g　米酒 1L

【制法】先将前3味洗净、去核、沥干,然后加工粗碎,置容器中,再加入红糖和米酒,搅匀,密封,浸泡10日后,过滤去渣,澄清即可。

【功能主治】益脾胃,助消化。用于肉食积滞、脾胃不和、脘腹胀满,消化呆滞、面色萎黄等症。

【用法用量】口服:每次服20～30ml,日服2次。

【处方来源】《药酒汇编》

【附记】本药酒作辅助治疗之用,可提高疗效。验之临床,单用本药酒,必须坚持服用,其效始著。

五香酒

【处方】

甘草120g　菊花120g　甘松120g　官桂120g　白芷120g　藿香120g　三柰120g　青皮120g　薄荷120g　檀香120g　砂仁120g　丁香120g　大茴香120g　细辛120g　红曲18g　木香18g　干姜12g　小茴香15g　白酒4.5L

【制法】先将前18味切薄片或捣碎,入布袋,置容器中,加入白酒(多年陈烧酒佳),密封,浸泡10日后过滤去渣即成。

【功能主治】补脾健胃,散寒止痛,芳香辟秽、发表祛暑。用于脾胃气滞、虚寒脘满、食欲不振等症。并可用于寒凝气滞的小肠疝气及暑月感受风寒等症。

【用法用量】口服:每次服10～20ml,每日早、晚各服1次。

【注意事项】忌食生冷、油腻食物。此外该酒辛香温燥的药物居多,凡阴虚火旺者不宜服,以免重伤阴液。

【处方来源】《清太医院配方》

【附记】若是感受暑热、温热之邪,不恶寒而怕热,多汗,口渴舌红者,则不可饮用该酒。

白药酒Ⅰ

【处方】

白茯苓15g　白术15g　天花粉15g　山药15g　艾实15g　牛膝15g　薏苡仁15g　白豆蔻9g　白蜜500g　白酒5L

【制法】以上药物用白酒浸泡数日加入白蜜调匀后使用。

【功能主治】健脾祛湿开胃。用于脾虚食少,食后腹满,小便不利,大便溏者。

【用法用量】服用时每次1～2盅。

【处方来源】清·《良朋汇集》;《治疗与保健药酒》

【附记】本方用药清淡,补而不滞,且其饮片多为白色,故称之为白药酒方,此亦药酒命名方法之一。

红茅药酒

【处方】

公丁香6g　白豆蔻6g　肉豆蔻6g　草豆蔻6g　桂枝6g　山药6g　高良姜6g　零陵香6g　红豆蔻6g　枸杞10g　砂仁10g　佛手10g　白芷10g　当归30g　檀香2g　木香2g　肉桂20g　陈皮20g　沉香4g　红曲162g　白酒6L　蜂蜜1560g　冰糖416g

【制法】先将前20味药切成薄片或粉碎,入布袋,置容器中,加入白酒,加热,煮数沸后再加入蜂蜜、冰糖,溶化,密封,浸泡1～3日后,过滤去渣即成。

【功能主治】理脾和胃,温中散寒。用于寒湿中阻、脾胃气滞所致的脘满痞塞、腹胀腹痛、不思饮食、消化不良等症。

【用法用量】口服:每次服30～50ml,日服3次。或随量饮服。

【注意事项】饮时须将酒烫热后服为佳。凡阴虚内热者忌服。

【处方来源】《全国中药成药处方集》

状元红酒

【处方】

当归 15g　红曲 30g　砂仁 30g　广皮 15g　青皮 15g　丁香 6g　白蔻 6g　山栀 6g　麦芽 6g　枳壳 6g　藿香 9g　厚朴 6g　木香 3g　冰糖 1kg　白酒 15L

【制法】将上述药物切成薄片后装入布袋内，兼溶于白酒中，用文火煮 30 分钟后加入冰糖，取出放凉。

【功能主治】醒脾开胃，化滞祛湿，疏肝理气。用于脾胃失和，肝气郁滞。无明显症状者服之亦有醒脾开胃，增加食欲的作用。

【用法用量】口服：每次服 20 ~ 50ml，每日早、晚各服 1 次。

【注意事项】孕妇忌服，阴虚津亏者不宜服用。

【处方来源】《全国中药成药处方集》

【附记】本方虽有当归滋阴养血，但总以温燥之品为主药，故适用于气滞而偏寒者。

【用法用量】三更时分服饮之。

【注意事项】忌油腻、湿面、豆腐、生冷等物。

补脾和胃酒

【处方】

人参 40g　怀山药 40g　白术 50g　生姜 20g　五味子 30g　山楂 30g　山茱萸 30g　白酒 2.5L

【制法】将前 7 味切薄片或捣碎，入布袋，置容器中，加入白酒，密封，浸泡 21 日后过滤去渣即成。

【功能主治】补脾益气，活血脉，助消化。用于脾胃虚弱、食欲不振、肾虚遗精、泄泻肢冷。

【用法用量】口服：每次服 15 ~ 20ml，每日早、晚饭后（约 1 小时后）各服 1 次。

【处方来源】《药酒汇编》

参附酒 I

【处方】

人参 30g　大茴香 15g　制附子 20g　砂仁 20g　白术 20g　白酒 1L

【制法】将前 5 味切薄片或捣碎，入布袋，置容器中，加入白酒，密封，浸泡 14 日后，过滤去渣即成。

【功能主治】补气健脾，开胃消食，散寒止痛。用于脘腹冷痛、食少纳呆、泛吐清水、喜温喜按、四肢不温、大便稀溏。

【用法用量】口服：每次空腹服 10 ~ 20ml，每日早、中、晚各服 1 次。

【处方来源】《临床验方集》

【附记】验之临床，凡属虚寒性所致上述诸症者，用之效佳。

复方龙胆酊

【处方】

龙胆草 100g　陈皮 40g　豆蔻 10g　70% 食用乙醇 1L

【制法】将前 3 味加工成七号粉。依照浸渍法，加 70% 食用乙醇，依法浸渍，过滤去渣即得。

【功能主治】苦味健胃，芳香理气。用于消化不良、食欲不佳、脘腹气胀等。

【用法用量】口服：每次服 2 ~ 5ml，日服 3 ~ 4 次。

【处方来源】《中药制剂汇编》

【附记】有医家认为，方中龙胆草改用 50g，加砂仁 50g，乙醇改用白酒，用冷浸法，密封，浸泡 7 日，过滤去渣，每次服 15 ~ 25ml，日服 3 次，余同上。多年使用，疗效较为满意。

神仙药酒

【处方】

木香 9g　丁香 6g　檀香 6g　茜草 60g
砂仁 15g　红曲 30g　蜂蜜 50g　白酒 500ml

【制法】　将前 6 味共研组末，炼蜜为 1 丸。每丸用白酒 500ml，密封，浸泡 3 ～ 5 日即可。

【功能主治】　开胃消食，顺气消胀，快膈宽胸。用于脘腹饱满、嗳气打嗝、消化力弱、食欲不振等症。

【用法用量】　口服：每次服 15 ～ 20ml，日服 2 次。

【注意事项】　阴虚火旺者忌服。

【处方来源】　《清太医院配方》

【附记】　验之临床，凡肝气犯胃所致者，每收良效。

菖蒲木瓜酒

【处方】

鲜石菖蒲 20g　鲜木瓜 20g　九月菊 20g
桑寄生 30g　小茴香 10g　烧酒 1.5L

【制法】　先将前 5 味切成薄片或搞碎，入布袋，悬于容器中，加入烧酒，密封，浸泡 7 日后，过滤去渣备用。

【功能主治】　清心，柔肝，补肾，助消化。用于阳虚恶风、消化不良、眩晕乏力等症。

【用法用量】　口服：每日早晨温饮 10ml。

【处方来源】　《药酒汇编》

十六、泄泻（急、慢性肠炎）用药酒

大蒜酒

【处方】

大蒜 1 个（去衣捣烂）　红糖 10g

白酒 50ml

【制法】　将上 3 味同煎至沸，去渣备用。

【功能主治】　祛风散寒，解毒止泻。用于感受风邪、发病突然。症见恶风、自汗、头痛发热、泄泻如水。

【用法用量】　口服：每次顿服，日服 1 ～ 2 剂。

【注意事项】　阴虚火旺，贫血和有眼、口齿、喉舌疾病者忌服。

【处方来源】　经验方

白药酒 II

【处方】

白茯苓 15g　白术 15g　天花粉 15g
怀山药 15g　芡实 15g　牛膝 15g　薏苡仁 15g　白蔻 9g　白酒 1L

【制法】　将前 8 味捣碎或切成薄片，入布袋，置容器中，加入白酒，密封，隔日摇动 1 次，浸泡 14 日后，过滤去渣即成。

【功能主治】　健脾燥湿。用于脾虚食少、食后腹满、小便不利、大便溏泄者。

【用法用量】　口服：每次服 15 ～ 20ml，日服 2 次。

【处方来源】　《良朋汇集》《治疗与保健药酒》

【附记】　为了矫味，可加入适量白糖。本方用药清淡，补而不滞，且其饮片多为白色，故称之为白药酒方，此亦药酒命名方法之一。

参术酒 I

【处方】

人参 20g　生姜 20g　炙甘草 30g　红枣 30g　白茯苓 40g　炒白术 40g　黄酒 1L

【制法】　将前 6 味捣碎或切成薄片，

置容器中，加入黄酒，密封、浸泡 3 ~ 5 日后，过滤去渣即成。

【功能主治】益气，健脾，养胃，止泻。用于脾胃虚弱，中气不足所致的食少便溏、面色萎黄、语言低微、四肢无力等症。

【用法用量】口服：每次服 10 ~ 15ml，日服 2 次。

【处方来源】《药酒验方选》

【附记】临床应用，可随证加味：如湿痰较重加半夏 30g，陈皮 20g；兼有呕吐痞闷、胃脘疼痛，再加木香 20g，砂仁 25g。

十七、噎膈用药酒

启膈酒

【处方】
沙参 9g 丹参 9g 茯苓 5g 砂仁壳 5g 川贝母（去心）5g 郁金 3g 杵头糠 3g 荷叶蒂 2 个 黄酒 500ml

【制法】将前 8 味捣碎或切成薄片，置砂锅内，加入黄酒，煮至 300ml，备用。

【功能主治】养胃和中，活血通膈。用于治疗噎膈。

【用法用量】口服：每日 1 剂，分 2 次饮服。

【处方来源】清·《医学心悟》

【附记】本方原为水煎，改用酒剂。酒行药势，并增强药力，故用之临床，效果尤佳。书云："通噎膈、开关之剂，屡效。偏虚者加人参；兼虫积加胡黄连、芜荑；兼血积加桃仁、红花，或加生韭汁；兼痰积加广橘红；兼食积加莱菔子、麦芽、山楂。"

除噎药酒

【处方】
浙贝母 6g 砂仁 6g 广木香 6g 广陈皮 6g 白酒 500ml 白糖 300g

【制法】将前 4 味切成薄片或捣碎，置瓷瓶内，加入白酒和白糖，密封，浸泡，隔水加热 30 分钟左右，取出瓷瓶放凉即成。去渣服用。

【功能主治】理气开胃。用于吞咽时如有物梗而不畅，食欲不振、脘满、舌苔白腻等症。

【用法用量】口服：每日清晨饮服 1 杯（30 ~ 50ml）。

【注意事项】如有燥热之象者忌服。

【处方来源】《种福堂公选良方》

【附记】验之临床，确有良效。用治梅核气初起，效果亦佳。如将前 4 味改用 15g，余同上。用之临床，效果尤佳。

噎膈酒

【处方】
厚朴 30g 陈皮 30g 白蔻仁 30g 橘饼 30g 荸荠 120g 白糖 120g 冰糖 120g 蜂蜜 60g 白酒浆 1.5L 烧酒 1.5L

【制法】将前 5 味共捣碎，置容器中，加入白酒浆、冰糖和烧酒，密封，浸泡十余日，过滤去渣、兑入白糖、蜂蜜搅拌溶化后即成。

【功能主治】养胃和中，理气通膈。用于噎膈之轻症、吞咽梗塞不畅。

【用法用量】口服：每次服 30ml，或酌情适量饮用，日服 3 次。

【处方来源】《验方新编》

【附记】一方去白酒浆，余同上。验之临床，确有良效。

第三节　循环系统常见疾病用药酒

一、低血压用药酒

全蝎祛风酒

【处方】

全蝎20g　人参20g　紫桑葚20g　钩藤20g　鸡血藤15g　木瓜15g　五加皮15g　白酒500ml

【制法】将前7味切碎，置容器中，加入白粮酒，密封，浸泡15～30日，过滤去渣，瓶贮。

【功能主治】祛风活络，益气舒筋，除痹痛，利关节。用于低血压症、关节痹痛；麻木瘫痪、半身不遂。

【用法用量】口服：每次服10～15ml，每日中午、晚间各服1次。

【处方来源】《中国当代中医名人志》

【附记】验之临床，用治上述各症，必须坚持治疗，其效始著。

二、动脉硬化症用药酒

天麻健脑酒

【处方】

天麻100g　黄芪200g　党参200g　制首乌200g　五味子200g　枸杞200g　茯苓200g　白糖300g　白酒10L

【制法】上药研成粗末或切成薄片，纱布袋装，扎口，白酒浸泡。14日后取出药袋，压榨取液，并将榨得的药液与药酒混合，静置，滤过，即得。每瓶250ml或500ml，待用。

【功能主治】益气养阴，健脑益智，宁心安神。用于气短神疲、失眠健忘、神志恍惚、怔忡、眩晕耳鸣、腰膝酸软、舌淡苦薄白、脉细弱。

【用法用量】口服：每次饭后服15～30ml，日服2次。

【注意事项】凡实证或阴虚火旺者忌服；感冒时暂时停服。

【处方来源】《陕西省药品标准》

【附记】可用于神经衰弱、神经官能症、脑动脉硬化、高血压病患者具上述表现者均可服用。

天麻酒Ⅰ

【处方】

天麻72g　丹参48g　杜仲16g　淫羊藿16g　制首乌36g　黄芪12g　白酒2L

【制法】将上药切成小块，与白酒一起置入容器中，密封浸泡15日以上即成。

【功能主治】补肝肾，祛风活血，清利头目。用于脑动脉硬化伴供血不足，冠心病，一过性黑矇，偏头痛，头昏目眩，耳鸣，老年性高血压，高脂血症等。

【用法用量】口服：每日早、晚各服1次，每次服25～50ml。

【处方来源】《药酒汇编》

【附记】临床屡用，效果良好。常服用本药酒，不但可治病防病，而且还有延年益寿之效。

三、烦躁忧郁用药酒

五加皮酒Ⅲ

【处方】

五加皮30g　枳壳20g（炒）　猪椒根皮30g　丹砂20g　桂心（去粗皮）30g　当归（焙、切）30g　甘草40g（炙）　天雄40g（炮去皮脐）　秦艽40g（去粗

皮，炒） 白鲜皮 40g 木通 40g（剉）
川芎 50g 干姜 50g（炮）薏苡仁 60g 火
麻仁 30g 清酒 5L

【制法】以上药物切成薄片，如麻豆大，
以夹绢袋盛贮，清酒渍之。浸泡 7 日即成。

【功能主治】镇心安神，温中理气。
用于治筋痹多悲思，颜色苍白，四肢不
敛。诸筋挛急，伸动缩急。腹中转痛。

【用法用量】口服：每次 50ml，每日
2 次。初次服 50ml，后稍加至 100ml，以
知为度。

【处方来源】唐·《千金要方》；《历
代名医良方注释》

🌿 五加安神酒

【处方】
五加皮 20g 枸杞皮 20g 干地黄 50g
丹参 50g 石膏 60g（一方作石床） 杜
仲 60g 干姜 10g 附子 20g 清酒 1L

【制法】上药切碎或切成薄片，以清
酒浸渍两日，滤渣备用。

【功能主治】补肾填精，清热养心。
用于治内虚，坐不安席。好动，主脾病寒
气所伤。

【用法用量】口服：每次 30ml，日服
2 次。

【处方来源】唐·《千金要方》

🌿 牛蒡松节酒

【处方】
肥松节 120g 生地 30g 肉桂 10g
丹参 30g 萆薢 20g 火麻仁 120g 牛膝
30g 生牛蒡根 30g 白酒 5L

【制法】上 8 味，捣碎细，置于净器
中，用白酒浸之，密封口，经 5 日后开
取，去渣备用。

【功能主治】清热利湿。用于心神烦
闷，足胫肿满。身重乏力。

【用法用量】口服：每次饭前温服

50ml，每日 3 次。

【处方来源】宋·《太平圣惠方》

四、高脂血症用药酒

🌿 玉竹长寿酒

【处方】
当归 20g 何首乌（制）20g 党参
20g 玉竹 30g 白芍 30g 白酒 1L

【制法】上药共研为粗粉，纱布袋
装，扎口，白酒浸泡。7 日后取出药袋，
压榨取液，并将药液与药酒混合，静置后
过滤，即得。

【功能主治】益气血，健脾胃，延年
益寿。用于气阴不足，身倦乏力，食欲缺
乏，血脂过高者。

【用法用量】口服：每次服 10 ~
20ml，日服 2 次。

【处方来源】《中国药物大全》

🌿 首乌酒 I

【处方】
制首乌 15g 金樱子 15g 黄精 15g
黑豆（炒）30g 白酒 1L

【制法】上药研成粗末，纱布袋装，
扎口，白酒浸泡。14 日后取出药袋，压
榨取液，并将榨得的药液与药酒混合，静
置，滤过，即得。

【功能主治】养血补肾，乌须发。用
于心血不足，肾虚遗精，须发早白，血
脂、血糖过高者。

【用法用量】口服：每日早、晚各服
1 次，每次服 20ml。

【处方来源】《中国药物大全》

🌿 消脂酒

【处方】
山楂片 30g 泽泻 30g 丹参 30g 香

菇 30g　蜂蜜 150g　白酒 500ml

【制法】将前 4 味切成薄片，置容器中，加入白酒，密封，浸泡 14 日后，过滤去渣，加蜂蜜溶解即成。

【功能主治】健脾益胃，活血消脂。用于高脂血症。

【用法用量】口服：每次服 20～30ml，日服 2 次。

【处方来源】《中国药酒配方大全》

五、心痛（心绞痛）用药酒

治卒心痛方酒

【处方】

吴茱萸 12g　桂枝 24g　白酒 1.5L

【制法】上药入酒中，煎成 500ml。

【功能主治】温经止痛。用于卒心痛。

【用法用量】分 2 次服尽。

【处方来源】晋·《肘后备急方》

【附记】古人所说的心痛指胸前及上腹部位的疼痛，其中有心绞痛，也包括胃病、胆石症、胰腺炎等引起的疼痛，范围较广，当注意鉴别。对有些疼痛，如心绞痛、溃疡穿孔等以及厥脱（指突然昏仆休克），应以急救为主。

六、心悸（惊悸怔忡）用药酒

十二红药酒

【处方】

地黄 60g　续断 60g　黄芪 50g　牛膝 50g　山药 30g　龙眼肉 30g　当归 30g　制首乌 40g　党参 40g　茯苓 40g　杜仲 40g　大枣 40g　红花 10g　甘草 10g　红糖 800g　白酒 5L

【制法】将前 14 味捣碎或切成薄片，置容器中，加入白酒 3500ml，密封，浸泡 14 日，过滤去渣，两次滤液混合，加入红糖（砂糖先用白酒少量加热溶化后），

搅匀，静置沉淀后取清液，贮瓶备用。

【功能主治】补气养血，健脾安神。用于脾肾两亏，气血双虚，心失所养，神不守舍所致的心悸健忘，失眠，多梦易醒，头晕目眩，肢倦神疲，饮食无味，面色无华，舌质淡，苔薄白，脉沉细者。

【用法用量】口服：每次服 20～30ml，每日早晚各服 1 次。

【处方来源】《江苏省药品标准》

人参五味子酒

【处方】

生晒参 45g　人参 100g　五味子 200g　白酒 5L

【制法】将五味子研碎，生晒参切片，混匀，按渗漉法，用白酒浸渍 72 小时，以每分钟 3～5ml 的速度渗漉，用白酒将渗漉液调至 4.5L，分装 10 瓶，每瓶放入鲜人参 1 支（先洗刷干净），密封，浸泡，备用。

【功能主治】补气滋阴强心。用于虚劳体倦、心悸气短、汗多肢倦、头晕心悸、健忘、少寐、面色少华、舌淡苦白、脉细弱者。

【用法用量】口服：每次服 20～30ml，日服 2 次。

【注意事项】实热病证忌服，感冒时停服。

【处方来源】《辽宁省药品标准》

【附记】每支鲜人参 10g 左右。

人参北芪酒

【处方】

鲜人参 10 支（每支 7～10g）　生晒参 30g　北黄芪 250g　白酒适量

【制法】将生晒参切片，浸于 5 倍量的白酒中 15 日，然后过滤取液备用。黄芪加水煎 2 次（每次加水 500ml），合并煎液，滤过后浓缩至 500ml。将生晒参浸

渍液、黄芪浓缩液及适量白酒混匀，静置7日，滤取液，加白酒至 4500ml，分装 10 瓶内。每瓶放入洗刷干净、完整的鲜人参 1 支，密封，待用。

【功能主治】 补气强身。用于神疲懒言，动则气短，心悸不宁，健忘，自汗出，怯寒肢冷，纳少便溏，舌淡苔薄白，脉虚软者。

【用法用量】 口服：每次服 40ml，日服 3 次。

【注意事项】 凡内有实火、温热病初起、肝阳上亢、外感邪实、阴虚火旺者慎用。

【处方来源】 《辽宁省药品标准》

【附记】 经常饮用，能增强体质，延年益寿，预防老年性痴呆。

山萸苁蓉酒 I

【处方】
山药 25g　肉苁蓉 60g　五味子 35g 杜仲（微炒）40g　川牛膝 30g　菟丝子 30g　白茯苓 30g　泽泻 30g　熟地黄 30g 山萸肉 30g　巴戟天 30g　远志 30g　白酒 4L

【制法】 上 12 味，共捣碎或切成薄片，置于净器中，用醇酒浸泡，封口，春夏季 5 日，秋冬季 7 日后开取，去渣备用。

【功能主治】 补益肝肾，安神定志。用于肝肾亏损，头昏耳鸣，怔忡健忘，腰腿软弱，肢体不温。

【用法用量】 温服：每次空腹服 50～100ml，每日早晚各 1 次。

【处方来源】 《药酒验方选》

仙酒 I

【处方】
龙眼 1500g　白酒 10L

【制法】 头酽好烧酒一坛，去壳龙眼放入酒中浸，日久则颜色娇红，滋味香美。

【功能主治】 补心血，壮元阳，悦颜色，助精神。用于疗怔忡、惊悸、不寐等症。

【用法用量】 每次服 25～50ml，日服 3 次，或早、晚各随量饮数杯。

【处方来源】 明·《万病回春》

补心酒 II

【处方】
麦冬 30g　枸杞 15g　白茯苓 15g　当归身 15g　龙眼肉 15g　生地 24g　甜酒 2.5L

【制法】 将前 6 味捣碎或切成薄片，入布袋，置容器中，加入甜酒，密封，浸泡 7 日后即可饮用。

【功能主治】 补血养心，安神定志。用于心血不足、惊悸怔忡、头晕失眠、健忘等症。

【用法用量】 口服：每次 30～100ml，每日早、晚各 1 次。

【处方来源】 清·《奇方类编》

定志酒 I

【处方】
人参 30g　远志 40g　石菖蒲 40g　茯苓 25g　朱砂 10g　柏子仁 20g　白酒 1.5L

【制法】 上药除朱砂外均研成粗粉，入布袋，置容器中，加入白酒，密封，浸泡 7 日后去药袋，加入朱砂（研细末），即成。

【功能主治】 补益心脾，安神定志，明目。用于心悸健忘，体倦神疲。

【用法用量】 口服：每次空腹服 10～15ml，每日上、晚各服 1 次。

【处方来源】 《常用药酒方》

治怔忡药酒

【处方】
茯苓 30g　柏子仁（去油）30g　当归身 30g　麦门冬 30g　生地黄 45g　酸枣

仁 15g　龙眼肉 60g　白酒 3L

【制法】将前 7 味药装于纱布袋内，与白酒一起置入容器中，密封浸泡 15 日以上。密封泡浸期间可加温 2 ~ 3 次，以利有效成分析出。

【功能主治】养心安神。用于心悸怔忡，倦怠乏力，面色不华，烦躁，失眠，多梦易醒。

【用法用量】口服：每日早、晚各服 1 次，每次服 30ml。

【注意事项】脾胃虚弱，症见腹满肠鸣，泄泻者忌服。

【处方来源】《神验良方集要》

养神酒 I

【处方】

熟地 90g　枸杞 60g　白茯苓 60g　山药 60g　当归身 60g　薏苡仁 30g　酸枣仁 30g　续断 30g　麦冬 30g　丁香 6g　莲子肉 6g　木香 15g　大茴香 15g　桂圆肉 250g　白酒 10L

【制法】将茯苓、山药、苡仁、莲肉研成细末，其余药物制成饮片，一起入布袋置容器中，加入白酒，密封，隔水加热药材浸透，取出静置数日后即成。

【功能主治】安神定志。用于心脾两虚，精神不足之神志不安，心悸失眠等症。

【用法用量】口服：每次服 25 ~ 50ml，日服 3 次，或不拘时候，适量饮用。

【处方来源】清·《同寿录》；《治疗与保健药酒》

【附记】平素气血虚弱者亦可服用。本方山药、薏苡仁、茯苓、莲肉健脾益气，熟地、当归、枸杞、麦冬、续断养血益神，桂圆肉、酸枣仁养心益脾，丁香、木香、茴香温中行气，使精血气津充盈，濡养心神以达到安神定志的目的。

桂圆药酒

【处方】

银花 90g　牛膝 90g　杜仲 90g　五加皮 90g　枸杞 120g　桂圆肉 120g　大生地 120g　当归身 120g　大枣 500g　红花 30g　甘草 30g　白糖 1000g　蜂蜜 1000g　低度白酒 7.5L

【制法】将前 11 味加工捣碎或切成薄片，入布袋，置容器中加入白酒和白糖、蜂蜜，密封，隔水加热后，取出候凉，浸泡数日后即可饮用。

【功能主治】补肝肾，益精血，壮筋骨，定神志。用于肝肾精血不足、腰膝乏力，或筋骨不利。头晕目眩心悸失眠等症，无明显症状，体质偏于肝肾虚弱者亦可饮服。

【用法用量】口服：每日服 1 盅（约 15 ~ 30ml），不可过量。

【处方来源】《元江医镜》

桑龙药酒

【处方】

桑葚子 120g　龙眼肉 120g　白酒 5L

【制法】将前 2 味捣碎，置容器中，加入白酒，密封，浸泡 10 日后即可取用。

【功能主治】滋阴养血，养心安神，补益脾气。用于心脾两虚，阴虚血少所致的心悸失眠，体弱少力，耳聋等症。

【功能主治】口服：不拘时候，随量饮服，勿醉。

【处方来源】清·《良朋汇集》

葆春康复酒

【处方】

黄芪 20g　枸杞 20g　人参 10g　酸枣仁 10g　灵芝 10g　鹿茸 5g　五味子 5g　蜂蜜 200g　白酒 1L

【制法】将上药共研为粗末或切成薄片，纱布袋装，扎口，置于容器中，加入白酒浸泡，密封容器。14日后启封，取出药袋，压榨取液。先将压榨所得药液与药酒合并，再加蜂蜜调均匀，过滤后装瓶备用。

【功能主治】补气养血，益精安神。用于健忘多梦，心悸不宁，头晕目眩，形瘦神疲，梦遗滑精，面色少华，舌淡脉弱。

【用法用量】口服：每次服10～20ml，日服3次。

【注意事项】实热证者忌服。

【处方来源】《民间百病良方》

七、心率过缓用药酒

缓脉酒

【处方】

鹿茸5g　低度白酒500ml

【制法】将鹿茸切薄片，置容器中，加入白酒，密封，浸泡7日后，过滤去渣。残渣再添酒浸泡。

【功能主治】温补心阳，增加心率。用于窦性心动过缓、病态窦房结综合征。

【用法用量】口服：每次服10ml，日服3次。

【处方来源】《中国当代中医名人志》

八、头痛用药酒

大豆蚕沙酒 I

【处方】

大豆250g　云茯苓126g　蚕沙126g　黄酒3L

【制法】先将后2味捣碎，置容器中，加入黄酒；另炒大豆，令声断，急投入酒中，密封，浸泡7日后，过滤去渣，即成。

【功能主治】祛烦止痛。用于头痛烦

热、肌酸体重、身痒、背强口噤及妇女产后中风湿。

【用法用量】口服：每次温服1～2小杯（约10～20ml），出汗则佳。日服5～7次。

【处方来源】《百病中医药酒疗法》

川芎酒 I

【处方】

川芎30g　白酒1L　白糖100g

【制法】将川芎切成薄片，置容器中，加入白酒和白糖，轻轻摇动，密封、浸泡5～7日后，过滤去渣，即成。

【功能主治】活血祛风止痛。用于神经性头痛、慢性鼻炎、鼻窦炎、外感头痛。

【用法用量】口服：每次服50ml，每次早、晚各一次。

【处方来源】明·《本草纲目》

【附记】本药酒对急、慢性缺血性脑血管病有一定疗效，尤其对脑动脉硬化性头痛有明显的疗效。

白芷薄荷酒

【处方】

白芷50g　薄荷50g　白酒500ml

【制法】将前2味切碎，置容器中，加入白酒，密封，浸泡5～7日后，过滤去渣，即成。

【功能主治】祛风，通窍，止痛。用于外感头痛。

【用法用量】口服：每次服15～30ml，日服2次。

【处方来源】《中国药酒配方大全》

加味蔓荆子酒

【处方】

蔓荆子120g　川芎40g　菊花60g

防风60g　薄荷60g　黄酒1L

【制法】将前5味捣碎或切成薄片，置容器中，加入黄酒，密封，浸泡7日后，过滤去渣，即成。

【功能主治】疏利头目，祛风止痛。用于风热性头痛、头昏及偏头痛。

【用法用量】口服：每次服15～30ml，日服3次。

【注意事项】凡血虚有火之头痛目眩及胃虚者忌服。

【处方来源】《民间百病良方》

【附记】一方取一味蔓荆子90g，白酒500ml，浸泡7日，余同上。一方取一味白菊花100g，白酒1L，浸泡7日，用于治疗头昏头痛、目赤眼花、头发脱落、心胸顿闷及老年性脑动脉硬化性头痛、目视模糊等症，余同上。

九、胸痹（冠心病）用药酒

🌿 山楂酒Ⅱ

【处方】

山楂30g　延胡索30g　丹参30g　白酒1L

【制法】将上药切成小片，与白酒一起置入容器中，密封浸泡15日以上即可饮用。

【功能主治】活血化瘀。用于冠心病、高脂血症。

【用法用量】口服：每次15～30ml，每日3次。

【注意事项】凡脾胃虚弱，症见腹满，肠鸣，泄泻者不宜服用。

【处方来源】《药酒汇编》

🌿 瓜葛红花酒

【处方】

瓜蒌皮25g　葛根25g　檀香15g　红花15g　桃仁20g　延胡索20g　丹参30g

白酒1L

【制法】上药切碎研成粗末或切成薄片，装入纱布袋，扎口，放入白酒中，浸泡1个月后即可饮用。

【功能主治】祛痰逐瘀，通络止痛。用于痰瘀闭阻型冠心病及胸闷心痛，体胖痰多，身重困倦等。

【用法用量】口服：每日晚上服10ml。

【处方来源】《中华临床药膳食疗学》

🌿 冠心活络酒

【处方】

当归18g　冬虫夏草18g　人参15g　红花15g　川芎15g　橘络15g　薤白15g　白糖150g　白酒1L

【制法】上药研成粗末或切成薄片，装入纱布袋，扎口，白酒浸泡。15日后过滤去渣，滤液中溶入白糖备用。

【功能主治】益气活血，通络宣痹。用于冠心病（气虚血瘀型）以及心胸隐痛，胸闷气短，动则喘息，心悸心慌。

【用法用量】口服：每次服10～30ml，日服3次。

【处方来源】《刘惠民医案》

🌿 冠心酒

【处方】

三七粉10g　丹参15g　瓜蒌30g　薤白30g　豆豉30g　栀子10g　冰糖200g　白酒500ml

【制法】将前6味切片或捣碎，置容器中，加入白酒和冰糖，密封，浸泡7日后，过滤去渣，即可。

【功能主治】活血化瘀，开胸散结，清热除烦，蠲痹止痛。用于治疗并可预防冠心病、心绞痛。

【用法用量】口服：每次服10～30ml，日服2次。预防每晚临睡前服

1次。

【处方来源】《中国当代中医名人志》

十、眩晕（高血压病）用药酒

人参大补酒Ⅱ

【处方】

人参2g　熟地黄5g　枸杞18g　白酒500ml

【制法】将前3味捣碎或切成薄片，入布袋，置容器，加入白酒，密封，浸泡15日后，过滤去渣，加入冰糖，即成。

【功能主治】大补元气，滋肝明目，安神延年。用于身体虚弱，头晕目眩，神经衰弱，腰膝酸软等。

【用法用量】口服：每次服20ml，日服2次。

【处方来源】《临床验方集》

平补酒Ⅰ

【处方】

肉苁蓉125g　枸杞65g　巴戟天65g　滁菊花65g　糯米1250g　酒曲50g

【制法】将前4味置砂锅中，加水煎成3L，待冷，糯米蒸熟，沥干，待冷，置容器中，加入药汁，酒曲（研末）拌匀，保温如常法酿酒，14日后开封，去糟粕即成。

【功能主治】补肾养肝，益精血，健筋骨，明目。用于头晕目眩、腰背酸痛、足膝无力等症。

【用法用量】口服：每次服15～30ml，日服2次。

【处方来源】明·《普济方》

仙酒Ⅱ

【处方】

枸杞100g　苍术（蒸）100g　牛膝

50g　牛蒡子根50g　秦艽10g　羌活10g　防风10g　桔梗10g　火麻仁10g　鼠粘子10g　白酒2.5L

【制法】将前10味捣碎或切薄片，入布袋，置容器中，加入白酒，密封，每日振摇数次，浸泡7日后，过滤去渣，即成。

【功能主治】补肝肾，祛邪气。用于眩晕、视物不清、腰膝酸软、肢体麻木、关节疼痛等症。

【用法用量】口服：每次温服30ml，日服3次。

【处方来源】《药酒汇编》

延年不老菊花酒

【处方】

白菊花500g　白茯苓500g　白酒5L

【制法】将前2味捣碎或切成薄片，置容器中，加入白酒，密封，浸泡7日后，过滤去渣即可。

【功能主治】散风清热，平肝明目，调利血脉，延缓衰老。用于眼目昏花、头痛眩晕、目赤肿痛。

【用法用量】口服：每次服15～30ml，日服3次。

【处方来源】宋·《太平圣惠方》

延年薯蓣酒

【处方】

薯蓣24g　白术24g　五味子24g　丹参24g　防风24g　山茱萸200g　人参6g　生姜18g　白酒5L

【制法】将前8味细挫成片，入布袋，置容器中，加入白酒，密封，浸泡5～7日后，过滤去渣即可。

【功能主治】补益精髓、健脾开胃、养肝活血祛风。用于头风目眩、不能食、肢体无力。

【用法用量】口服：每次服20～

30ml，日服 2 次。

【注意事项】忌食桃、李、雀肉等物。

【处方来源】唐·《外台秘要》；明·《普济方》

【附记】薯蓣即山药。本方适用于脾胃虚寒，运化无力引起的消化不良，不能食，虚证眩晕。由于方中人参、薯蓣、白术都有补益功能，故本方名为延年薯蓣酒。

川芎辛夷酒

【处方】

川芎 150g　辛夷 150g　天雄 150g　人参 150g　磁石 150g　石膏 150g　茵陈 150g　桂心 150g　蓁芃 150g　天门冬 150g　柏子仁 150g　山茱萸 150g　白头翁 150g　松萝 100g　细辛 100g　薯蓣 100g　羚羊角 100g　菖蒲 100g　甘草 100g　云母（烧之令赤，末之为粉）50g　防风 200g　白酒 20L

【制法】上 21 味切细，以酒浸渍 21 日。

【功能主治】清热解毒，补心安神。治脑风头重、颈项牵强、眼目不明、流泪、嗜睡、常哈欠、畏风，剧者耳鸣、满眉眼疼闷、呕恶、眩晕跌倒。

【用法用量】每次服用 20～50ml，每日 3 次。

【处方来源】唐·《千金要方》

【附记】脑风：头风的一种，自觉项背部恶寒，头部极冷，痛不可忍。

松鹤补酒

【处方】

怀山药 200g　玉竹 200g　灵芝 25g　茯苓 150g　麦冬 150g　泽泻（盐制）150g　五味子 50g　人参 70g　山茱萸 10g　熟地 50g　红曲 50g　丹皮 15g　白酒 12L

蔗糖 2.5kg

【制法】将前 12 味研成细粉或切成薄片，用白酒作溶剂，浸渍 10～15 日，收集流液。另取蔗糖制成糖浆，加入流液内，搅匀，静置，滤过即成补酒。备用。

【功能主治】滋补肝肾，益气安神。用于头晕目眩、精神疲倦、心悸气短、自汗盗汗、失眠健忘、腰膝无力、舌红苔薄、脉细数者。

【用法用量】口服：每次服 15～20ml，日服 1 次。

【处方来源】《湖南省药品标准》

补益杞圆酒

【处方】

枸杞 60g　龙眼 60g　白酒 500ml

【制法】将前 2 味捣碎，置容器中，加入白酒，密封，经常摇动，浸泡 7 日后，过滤去渣即成。

【功能主治】补肝肾，益精血，养心脾。用于头晕目眩、目昏多泪、腰酸肢倦、健忘、失眠、食欲不振、神志不安等症。

【用法用量】口服：每次服 10～15ml，日服 2 次。

【处方来源】《中国药学大辞典》

【附记】验之临床，久服效佳。如无明显症状者，坚持常服，有滋补强壮之功，故可保健强身。

复方杜仲酊

【处方】

生杜仲 100g　桑寄生 100g　黄芩 100g　金银花 100g　通草 5g　当归 50g　红花 10g　50°白酒 5L

【制法】将前 7 味加工捣碎或切成薄片，置容器中，加入 50°白酒，密封，浸泡 7～14 日后过滤，自滤器上添加 50°白酒至1L即得。

【功能主治】镇静，降压。用于治疗高血压病。

【功能主治】口服：成人每次服2~5ml，日服2次。

【处方来源】《中药制剂汇编》

【附记】验之临床多效。又用杜仲30g，白酒500ml，密封浸泡7日，每次服10~20ml，日服2次。用治高血压症、肾虚腰痛。

独活桂心酒

【处方】
独活50g　桂心50g　白酒1L

【制法】上2味药切细，用酒浸泡，在火边炙，使酒暖。

【功能主治】治眩晕，肌肤畏寒，外感病先兆。

【功能主治】每次服50ml，每日3次，渐加至100ml。

【注意事项】忌生葱。

【处方来源】唐·《外台秘要》

【处方来源】《药酒难验方选》

桑皮姜桂酒

【处方】
桑根白皮25g　干姜100g　桂心5g
大枣200g　白酒3L

【制法】上4味药切成薄片，以酒煮取500ml。去渣即得。

【功能主治】发表止痛，温中止吐。治同房后妇人头痛，欲呕心闷。

【用法用量】分2次服完，不令汗出。

【处方来源】唐·《千金要方》

桑葚酒I

【处方】
桑葚1000g　糯米5000g　甜酒曲200g

【制法】将桑葚捣烂，加水3L，煎取浓汁（约1L），候凉，待用。糯米水浸沥蒸熟，候凉，置容器中，加入酒曲（研末），药汁拌匀，密封，如常法酿酒。7~10日后药酒酿成，去渣即得。

【功能主治】滋阴补肾，益肝明目，生津止渴，润肺。用于眩晕，耳鸣目暗，失眠，消渴，便秘，可用于高血压，神经衰弱，糖尿病，习惯性便秘，须发早白等。

【用法用量】口服：每次服15ml，日服3次，或不拘时，徐徐饮之。

【注意事项】脾胃虚寒泄泻者忌服。

【处方来源】《中国医学大辞典》

【附记】验之临床，用治上述各症，若能坚持服用，每收良效。

第四节　泌尿、生殖系统疾病用药酒

一、白浊（前列腺炎）用药酒

小茴香酒

【处方】
小茴香（炒黄）30g　黄酒1.5L

【制法】将上药研粉末，用黄酒煎沸冲泡，停一刻，去渣，即服用。

【功能主治】温中，理气，逐寒。用于白沙（俗名偏白）。

【用法用量】口服：每次服30~50ml，日服2~3次。

【处方来源】清·《医林改错》

萆薢酒

【处方】

川萆薢100g　龙胆草50g　车前子50g　芡实30g　黄酒2L

【制法】将前4味捣碎或切成薄片，置容器中，加入黄酒，隔水煮沸，离火，密封，浸泡一日，过滤去渣，即成。

【功能主治】清利湿热，益肾固涩。用于急性前列腺炎。

【用法用量】口服：每次服40~50ml，日服2~3次。

【处方来源】临床经验方。

二、胞痹用药酒

秦艽酒方

【处方】

秦艽60g　牛膝60g　川芎60g　防风60g　桂心60g　独活60g　丹参60g　赤茯苓60g　杜仲15g　侧子（炮制去皮脐）45g　石斛45g　干姜45g　麦冬45g　地骨皮45g　五加皮150g　薏苡仁30g　大麻仁（炒）50g　白酒8L

【制法】将前17味捣碎或切成薄片，入布袋，置容器中，加入白酒，密封，浸泡7日后，过滤去渣，即成。

【功能主治】祛风散寒，活血利水。用于胞痹。

【用法用量】口服：每次空腹温服10~15ml，日服2次。

【处方来源】宋·《圣济总录》

通胞酒

【处方】

菟丝子50g　肉苁蓉50g　秦艽50g　车前草50g　白茅根10g　川红花15g　白酒2L

【制法】将前6味切成薄片，置容器中，

加入白酒，浸泡5~7日后，过滤去渣，即成。

【功用】补肾阳，祛风湿，清湿热，活血利水。用于胞痹、小腹胀满、小便艰涩不利。

【用法】口服：每次服15~30ml，日服3次。

【处方来源】《中国药酒配方大全》

三、睾丸炎用药酒

山芝麻酒

【处方】

鲜山芝麻25g　白酒100ml

【制法】将上药洗净切碎，置砂锅中，加入白酒和清水各半，煎至数百沸，去渣备用。

【功能主治】解表清热，消肿解毒。用于睾丸炎。

【用法用量】口服：每日1剂，分2次服完。

【处方来源】《民间百病良方》

香楝酒

【处方】

南木香12g　小茴香12g　大茴香12g　川楝子肉12g　连须葱白5根　白酒100ml

【制法】将前4味放入锅内一同炒至香，入葱白，用水1碗，冲火锅内，盖上盖煎至半碗时取出去渣，加白酒搅匀，再加食盐1茶匙，溶解后即得。

【功能主治】理气止痛，清肝泻火。用于单侧睾丸肿大，疼痛下坠连及小腹的疝气疼痛和小腹寒痛。

【用法用量】口服：趁热空腹，1次服完或分2次服。

【处方来源】《药酒汇编》

四、老年性遗尿用药酒

龙虱酒

【处方】

龙虱 20g　白酒 500ml

【制法】将上药拍碎，置容器中，加入白酒，加盖置文火上煮至沸，取下候冷，密封，浸泡 21 日后，过滤去渣，即成。

【功能主治】补肾，固精，活血。用于遗尿、夜尿增多。

【用法用量】口服：每次服 10～20ml，每晚临睡前服 1 次。

【处方来源】《民间百病良方》

仙茅益智酒Ⅱ

【处方】

仙茅 12g　怀山药 12g　益智仁 10g　白酒 500ml

【制法】将前 3 味切成薄片，置容器中，加入白酒，密封，每日振摇 1 次，浸泡 10 日，过滤去渣即成。

【功能主治】温肾固摄。用于治疗遗尿、腰酸、畏寒怕冷等。

【用法用量】口服：每次服 10～20ml，日服 2 次。

【注意事项】凡阴虚火旺者忌服。

【处方来源】《药酒汇编》

茴香酒Ⅰ

【处方】

小茴香 30g　桑螵蛸 30g　菟丝子 20g　白酒 500ml

【制法】将前 3 味捣碎，入布袋，置容器中，加入白酒，密封。每日振摇数下，浸泡 7 日后，过滤去渣、备用。

【功能主治】补肾，温阳，止遗。用于治疗遗尿，兼有小腹不温、腰膝酸软等症。

【用法用量】口服：每次空腹服 10～20ml，日服 2 次。

【处方来源】《药酒汇编》

五、淋证用药酒

三黄参归酒

【处方】

黄芪 8g　黄精 8g　熟地 8g　党参 8g　杜仲 8g　枸杞 8g　川芎 3g　红枣 10g　何首乌 5g　菟丝子 5g　当归 4g　白酒 500ml

【制法】将前 11 味共为粗末或切成薄片，入布袋，置容器中，加入白酒，密封，浸泡 14 日后，过滤去渣，即成。

【功能主治】补气助阳，健脾益肾。用于疲乏无力，小便淋沥，腰膝背痛，动则气促等。

【用法用量】口服：每次服 20～30ml，日服 2 次。

【处方来源】《药酒汇编》

干胶通淋酒

【处方】

干胶 100g（炙）　白酒 2L

【制法】上 1 味捣末，酒 2L 混合。

【功能主治】补益精血，利尿通淋。用于治疗劳淋。

【用法用量】口服：每次服 30～60ml，日服 3 次。

【处方来源】唐·《外台秘要》

【附记】一方用鹿角胶。

车前草酒Ⅰ

【处方】

鲜车前草 30g（干品 15g）　黄

酒 100ml

【制法】黄酒煎服，去渣，待用。

【功能主治】清热，利湿，消胀。用于热淋，小腹胀满。

【用法用量】口服：每日 1 剂，分 2 次服。

【处方来源】《中国药酒配方大全》

【附记】或加陈皮、白糖各适量。湿热毒甚加龙胆草 15g。

皂角故纸酒

【处方】

皂角刺 50g　破故纸 50g　白酒 500ml

【制法】上药切为细末，装瓶备用。

【功能主治】补肾，消肿，利湿。用于治小便淋沥、短赤疼痛。

【用法用量】口服：每次取药末 5g，用无灰酒 20ml 调服。

【处方来源】明·《普济方》

六、癃闭（尿潴留）用药酒

竹叶酒 II

【处方】

淡竹叶 30~100g　白酒 500ml

【制法】将上药捣碎，入布袋，置容器中，加入白酒，密封，浸泡 3 日后，去渣即成。

【功能主治】清心火，除烦热，利小便。用于风热、心烦、小便不利。

【用法用量】口服：每次服 30~50ml，每日 3 次。或不拘时，适量饮用。

【处方来源】明·《本草纲目》

【附记】本药酒中所用的淡竹叶，是禾本科多年生草本植物淡竹叶的茎叶，与古人所用的竹叶，在植物来源上有所区别，功效上也各有其特点。

明矾酒 I

【处方】

明矾（透明者佳）8g　白酒 1L

【制法】将白酒投入茶杯或碗内，投入明矾研磨 5 分钟，待用。

【功能主治】利小便。用于小便不通。

【用法用量】外用：用手指蘸矾酒，在患者脐部揉按约 15 分钟。如有酒量，也可同时口服 5~10ml。

【处方来源】《中国药酒配方大全》

【附记】内外合用，效果尤佳。

酸浆草酒

【处方】

酸浆草（鲜品）500g　黄酒 100ml

【制法】将上药洗净，榨取自然汁，与等量黄酒调和即成。

【功能主治】清热解毒，利尿。用于小便不通、小腹气胀满闷。

【用法用量】口服：每次服 30~50ml，不应再服。

【处方来源】宋·《圣济总录》

【附记】验之临床，确有奇效。用治难产效果亦佳。

七、泌尿系结石用药酒

石韦酒

【处方】

石韦 30g　滑石 30g　冬葵子 30g　川金钱草 30g　海金砂 30g　甘草 6g　木通 6g　车前子 12g　瞿麦 12g　赤茯苓 12g　鸡内金 9g（研细末冲）　黄酒 1L

【制法】将前 10 味研为粗末或切成片，置砂锅中入黄酒以文火煎至 800ml，过滤去渣，冲入鸡内金，待用。

【功能主治】清利湿热，排石通淋。用于砂、石淋。

【用法用量】口服：每日1剂，分3次服完。

【处方来源】《中国药酒配方大全》

胡桃仁酒

【处方】

胡桃仁200g　生鸡内金100g　滑石100g　冰糖（或白糖）120g　白酒1L

【制法】先将胡桃仁，鸡内金放入香油（约200ml）中炸酥，研末，连同药油、滑石、冰糖置容器中，加入白酒，密封，浸泡3～5日后开封取用。

【功能主治】清利通淋，润肠排石。用于泌尿系结石。

【用法用量】口服：每次用川金钱草50g煎水冲服药酒15～30ml，日服2～3次。

【处方来源】《中国药酒配方大全》

八、鼓胀用药酒

丹参酒方

【处方】

丹参45g　白术45g　鬼箭羽45g　秦艽30g　知母30g（冬月不用）　赤茯苓30g　猪苓9g　海藻9g　肉桂9g　独活9g　白酒2.5L

【制法】将前10味切碎或切薄片，置容器中，加入白酒，密封，浸泡5～7日（急用者置热灰上一日便可用），过滤去渣，即成。

【功能主治】祛风湿，利小便，健脾活血。用于久患大腹病。其状四肢细，腹大、有小劳苦、足胫肿满、食则气急。

【用法用量】口服：每次服10～15ml（饮酒少者，随意减之），日服3次。

【处方来源】宋·《圣济总录》

【附记】大腹病下利药不瘥宜用此药酒。

丹参箭羽酒

【处方】

丹参25g　鬼箭羽25g　白术25g　独活25g　秦艽15g　猪苓15g　知母10g　海藻10g　茯苓10g　桂心10g　酒2L

【制法】以上10味切碎或切薄片入布袋，置容器中，加入白酒，密封，浸泡5日，过滤去渣，备用。

【功能主治】除风湿，利小便，消水谷。用于水肿腹大，四肢细，腹坚如石，小劳苦则胫肿，小饮食便气急。

【用法用量】口服：每于饭前随性饮服（一次不超过50ml），日服3次。根据酒量渐渐增加。

【处方来源】唐·《千金要方》

牵牛酒

【处方】

干鸡矢（炒黄）100g　白酒300ml

【制法】上药用白酒煎至减半，滤汁，备用。

【功能主治】利水消胀。用于一切肚胀，四肢肿胀，不拘鼓胀，气胀、湿胀、水胀等悉皆主之。

【用法用量】口服：1剂分3次取，少顷，腹中气大转动，利，即自下部皮皱消也。未尽，隔日再作。仍以田螺2枚，滚酒瀹食，后用白粥调理。

【处方来源】明·《本草纲目》

【附记】《本草纲目》曰："有峨眉一僧，用此药酒治人得效，其人牵牛来谢，故名"。

下篇

各类药酒

九、肾结核用药酒

🌿 马齿苋酒 I

【处方】

马齿苋 1500g　黄酒 1.5L

【制法】将马齿苋捣烂，置容器中，加入黄酒，密封，浸泡 14 小时后，过滤去渣，即成。

【功能主治】温肾补虚，活血化瘀。用于肾结核、白带等症。

【用法用量】口服：每次饭前服 10 ～ 15ml，日服 3 次。如病人有饮酒习惯者可每服 15 ～ 30ml。

【处方来源】《医学文选·祖传秘方验方集》

🌿 百部二子酒

【处方】

百部 100g　菟丝子 150g　车前子 90g　杜仲 50g　白茅根 15g　白酒 1L

【制法】将前 5 味加工捣碎或切薄片，置容器中，加入白酒，密封，浸泡 7 日后，过滤去渣，即成。

【功能主治】补肾壮腰，杀虫利水。用于肾结核。

【用法用量】口服：每次饭前温服 15 ～ 30ml，日服 2 次。

【处方来源】临床经验方

十、水肿（肾炎）用药酒

🌿 二桑酒

【处方】

桑白皮 100g　桑葚 250g　糯米 5000g　酒曲 50g

【制法】将桑白皮切碎或切成薄片，加水 10 公斤煎至一半，再入桑葚同煮至

3500ml，糯米蒸饭，与药汁、酒曲（研末）拌匀，置容器中，如常法酿酒。酒熟后即可取用。

【功能主治】补虚泻实。用于肝肾不足、水热交阻的浮肿。这种浮肿病兼有头眩、耳鸣、小便不利等症。

【用法用量】口服：每次服 30 ～ 50ml，日服 2 ～ 3 次。或适量饮服。

【处方来源】宋·《普济本事方》

【附记】验之临床，连服效佳。

🌿 大生地酒

【处方】

大生地 120g　牛蒡根（去皮）120g　杉木节 50g　牛膝 50g　独活 30g　丹参 30g　地骨皮 30g　火麻仁 60g　防风 20g　白酒 5L

【制法】将前 9 味捣碎或切成薄片，入布袋，置容器中，加入白酒，密封，浸泡 7 日后，过滤去渣，即成。

【功能主治】清热凉血，活血祛风，温经通络。用于足腰虚肿，烦热疼痛，行步困难。

【用法用量】口服：每于饭前随性饮服（约 1 次不超过 50ml），日服 3 次。

【处方来源】宋·《太平圣惠方》

🌿 大豆消肿酒

【处方】

大豆 500g　杏仁（去皮尖熬）500g　黄芪 100g　防风 150g　白术 250g　木防己 200g　茯苓 200g　麻黄（去节）200g　甘草（炙）200g　生姜 300g　清酒 10L

【制法】以上 10 味切，用水 3L 先煮豆取 1L，去滓，加入酒及药煮取 7L。

【功能主治】宣肺，健脾，利水。用于风水，举身肿满，短气欲绝。

【用法用量】分 7 次服，1 日 1 夜服尽，当下，小便极利。

【注意事项】忌大蒜、海藻、菘菜、桃李、雀肉等。

【处方来源】唐·《外台秘要》

【附记】方中大豆、黄芪、白术、茯苓、甘草、生姜，温中健脾利水；麻黄、杏仁、防风，宣肺通调水道。全方利中寓补，攻补兼顾，适宜于年迈体弱，心肺功能不佳引起的浮肿。

小芥子酒

【处方】

小芥子 500g　白酒 3L

【制法】上药捣末，绢袋盛，加入白酒，密封，浸之 7 日。

【功能主治】祛痰，利水。用于心腹胀满及鼓胀。

【用法用量】口服：空腹温服，每次服 30 ~ 50ml，日服 2 次。

【处方来源】唐·《千金要方》

五加姜桂消肿酒

【处方】

五加皮 50g　猪椒根皮 100g　丹参 50g　橘皮 50g　地骨皮 40g　干姜 40g　白术 40g　干地黄 25g　川芎 25g　制附子 25g　桂心 20g　桔梗 20g　大枣 50 枚　甘草 15g　白酒 4L

【制法】以上 14 味药，切细，装入纱布袋内，扎紧袋口，将纱布药袋放入容器内，加入酒，密封，浸渍 1 周即可。

【功能主治】补益正气，利水消肿。用于虚胀。

【用法用量】口服：每次服 30 ~ 50ml，日服 2 次。

【处方来源】唐·《备急千金要方》

【附记】虚胀：①脾肾阳虚者，主要表现为鼓胀、纳呆、畏寒和面色苍白。②肝肾阴虚者，主要表现为腹胀、消瘦、面黑、尿赤、心烦、衄血、舌质红绛、脉

细等。

芫花菟丝子酒

【处方】

芫花 1000g　菟丝子 1000g　白酒 5L

【制法】将前 2 味捣碎，置容器中，加入白酒，密封，浸泡 3 ~ 5 日后，过滤去渣，即成。

【功能主治】温阳补肾，利水消肿。用于卒肿、头面遍身皆肿。

【用法用量】口服：每次服 30 ~ 50ml，日服 2 次。

【处方来源】明·《普济方》

【附记】验之临床，凡肾虚水肿，用之皆效。《本草纲目》取菟丝子一味白酒量减半，余同上，效果亦佳。

海藻消肿酒

【处方】

海藻 150g　茯苓 150g　防风 150g　独活 150g　附子 150g　白术 150g　大黄 100g　鬼箭羽 100g　当归 100g　酒 20L

【制法】将上 9 味药切碎或切成薄片，入布袋，置容器中，加入白酒，密封，浸泡 5 日，过滤去渣，即成。

【功能主治】祛风除湿，健脾利水。用于游风行走无定，肿或如核，或如盆杯，或着腹背，或着臂，或着脚，悉主之。

【用法用量】口服：初次服 30 ~ 50ml 逐渐增加，以瘥为度。

【处方来源】唐·《千金要方》；明·《普济方》

海藻浸酒

【处方】

海藻 90g　赤茯苓 90g　防风 90g　独活 90g　制附子 90g　白术 90g　鬼箭羽

60g 当归 60g 大黄（醋炒）120g 白酒 8L

【制法】将前 9 味捣碎或切成薄片，入布袋，置容器中，加入白酒，密封，浸泡 5 ~ 7 日，过滤去渣，即成。

【功能主治】补脾肾，祛风湿，活血散结，理气消肿。用于气肿、行走无定，或起如蚌，或大如瓯，或着腹背，或着臂脚。

【用法用量】口服：每日空腹中午，临卧各服 1 次。初服 30ml，若麻立即减量，未利加至 40 ~ 50ml，以瘥为度。

【处方来源】宋·《圣济总录》

【附记】《普济方》方中前 6 味各用 60g，余同上。验之临床，屡用良效。

葶苈酒

【处方】
葶苈 500g 白酒 2.5L

【制法】上 1 味，用酒浸 3 宿，过滤去渣，备用。

【功能主治】利小便，治疗大腹水肿。

【用法用量】口服：每次服 50ml，一日 2 次，以小便利为度。

【处方来源】宋·《圣济总录》

黑豆浸酒

【处方】
黑豆 1000g（炒黑） 白花蛇（酒浸炙微黄）250g 火麻仁（蒸熟）2000g 五加皮 250g 苍耳子（炒微黄）250g 牛蒡子（略炒微黄）1000g 白酒 30L

【制法】将前 6 味捣碎或切成薄片，入布袋，置瓷瓶中，加入白酒，密封，浸泡 7 日后，过滤去渣，即成。

【功能主治】祛风宣肺，润肠消肿

胀。用于风肿（风水）。

【用法用量】口服：每次食前温服 15 ~ 30ml，日服 3 次。

【注意事项】阴水忌服。

【处方来源】明·《普济方》

鲜桑葚酒

【处方】
鲜桑葚 100g 白酒 500ml

【制法】将鲜桑葚洗净、捣汁装入纱布袋内，扎紧袋口，将纱布药袋放入酒瓶中，加入白酒，封口浸泡 3 日即成。

【功能主治】补肾阴，利水消肿。用于治水热内阻而引起的水肿，下肢浮肿，小便不利，关节作痛，耳鸣、目眩、口渴，头发白等症。

【用法用量】口服：每次服 30 ~ 50ml，日服 3 次。

【处方来源】明·《本草纲目》；《大众药膳》

十一、小便频数用药酒

茱萸益智酒

【处方】
吴茱萸 30g 肉桂末 20g 益智仁 50g 白酒 500ml

【制法】将前 3 味切片，入布袋，置容器中，加入白酒，密封，浸泡 7 日后，过滤去渣，即成。

【功能主治】温肾固摄。用于小便频数、兼治遗尿。

【用法用量】口服：每次服 15 ~ 30ml，日服 2 ~ 3 次。同时将药袋敷于脐部，并包扎固定。

【处方来源】临床经验方

第五节　神经、运动系统疾病用药酒

一、癫痫用药酒

一味丹参酒

【处方】

丹参1500g　烧酒3L

【制法】将上药与烧酒置入容器中，密封浸泡14日后即可。

【功能主治】温经活血，通络止痛。用于癫痫，外伤性癫痫尤宜。

【用法用量】口服：每次服1匙，日服3次。分3个月服完1剂。

【处方来源】《民间百病良方》

丹砂酒

【处方】

丹砂（成块者）15g　麝香6g（另研后入）　白酒300ml

【制法】将丹砂研成细末或切成薄片，同麝香同研和匀，置瓷瓶内，加入白酒，以慢火煨之，时用银针搅令热，备用。

【功能主治】清心泻火，芳香开窍。用于心神不定，如登高临险、言语不避亲疏、时时自笑、高声叫呼、举止无常、大便秘、小便赤、解衣露体、不能安处。

【用法用量】口服：每服随病人平时饮酒多少，令全醉。候病人睡着，再用厚衣被盖之，令汗出。

【处方来源】宋·《圣济总录》

【附记】若病人不能多饮，只用丹砂0.3g，麝香1.5g，白酒100ml，制如前法，时时饮之。

芫青酒

【处方】

芫青10g　制巴豆10g　斑蝥（去翅足）10g　制附子30g　踯躅30g　细辛30g　乌头30g　干姜30g　桂心30g　蜀椒30g　天雄30g　大黄30g　38°白酒3L

【制法】将前12味捣碎，置容器中，加入白酒，密封，浸泡10日后，过滤去渣，即成。

【功能主治】温肾散寒，搜风通络，通便泻火。用于百病风邪狂走、小脓肿、瘰疬霍乱、中恶飞尸遁注、暴症伤寒、中风湿冷、头痛身重诸病、寒热风虚及头风等症。

【用法用量】口服：每次服5~15ml，以知为度，日服2次。若服后口苦烦闷，可饮水1L解之。

【处方来源】唐·《千金要方》

菖蒲芩夏酒

【处方】

黄芩15g　半夏12g　柴胡9g　青皮9g　枳壳9g　竹茹9g　龙胆草9g　栀子9g　菖蒲9g　天竺黄9g　远志6g　制南星6g　珍珠母30g　磁石30g　黄酒2L

【制法】将前12味切碎，置容器中，加入黄酒，密封，隔水煮沸，再浸渍二宿，过滤去渣，加入水煎液（将珍珠母、磁石加水煎2次，每次煎1~2小时。两次煎液合并浓缩至150ml）拌匀，即成。

【功能主治】除痰降火。用于癫狂（痰火狂乱型）。

【用法用量】口服：每次空入服40~

60ml，日服 3 次。

【处方来源】《中医内科新论》

【附记】本方系笔者根据《中医内科新论》除痰降火方，改水浸为水煎，酒煮加渍法而成。验之临床，效果尤佳。服酒时，若能上午 1 次加礞石滚痰丸 10g 以酒送服，尤效。

二、面瘫（颜面神经麻痹）用药酒

定风酒 III

【处方】

天门冬 20g　牛膝 15g　川桂枝 15g　麦门冬 25g　生地 25g　熟地 25g　川芎 25g　秦艽 25g　五加皮 25g　蜂蜜 500g　红砂糖 500g　米醋 500ml　白酒 1L

【制法】先将白酒和蜂蜜、红糖、陈米醋置容器中，搅匀，再将前 9 味研成粗末或切成薄片，入布袋，入容器中，用豆腐皮封口，压上大砖，隔水蒸煮 3 小时，取出埋入地下土中，浸泡 7 日后，过滤去渣，取用。

【功能主治】滋补肝肾，养血熄风，强壮筋骨。用于平素头晕、头痛；耳鸣目眩、少寐多梦、突然发生口眼歪斜、舌强语謇，或手足重滞，甚则半身不遂等症。可用于面瘫、卒中后遗症。

【用法用量】口服：每次服 30 ～ 40ml，每日早、晚各服 1 次。

【处方来源】《随息居饮食谱》

牵正独活酒

【处方】

独活 50g　制白附子 10g　大豆（紧小者佳）200g　白酒 1L

【制法】将前 3 味研碎或切成薄片，置容器中，加入白酒，密封，隔水煮 1 小时，或用酒煮至数沸后过滤去渣，备用。

【功能主治】祛风通络。用于面瘫（口眼歪斜）。

【用法用量】口服：每次服 10 ～ 15ml，日服 3 次，或早、晚随量取之。

【处方来源】《药酒验方选》

牵正酒

【处方】

独活 50g　僵蚕 15g　制白附子 10g　全蝎 10g　大豆 100g　白酒（清酒）1L

【制法】将前 5 味粗碎或切成薄片，置容器中，加入白酒，密封，浸泡 3 ～ 5 日，或用白酒入药煎数沸。过滤去渣，即成。

【功能主治】祛风止痉，化痰通络。用于口眼歪斜。

【用法用量】口服：每次服 10 ～ 15ml，日服 3 次（临睡 1 次）。

【处方来源】《药酒汇编》

三、神经衰弱用药酒

天麻补酒

【处方】

天麻 30g　人参 15g　三七 10g　杜仲 20g　白酒 1L

【制法】将上药研为粗末或切成薄片，纱布袋装，扎口，白酒浸泡。7 日后取出药袋，压榨取液，并将药液与药酒混合，静置，过滤后即可饮用。

【功能主治】益气补肾，祛风活血。用于神经衰弱、身体虚弱、身倦乏力、头晕目眩，或肢体麻木、筋骨挛痛等。

【用法用量】口服：每次服 10 ～ 20ml，日服 1 ～ 2 次。

【处方来源】《民间百病良方》

🌿 手掌参酒

【处方】

手掌参 15g 党参 15g 黄精 30g 白酒 500ml

【制法】将前 3 味切碎，置容器中，加入白酒，密封，浸泡 30 日后即可取用。

【功能主治】益气，壮阳，安神。用于身体虚弱、神经衰弱、阳痿、久泻。

【用法用量】口服：每次服 10 ~ 20ml，日服 2 次。

【处方来源】《陕甘宁青中草药选》

🌿 安神酒 II

【处方】

黄精 125g 肉苁蓉 125g 50°白酒 2L

【制法】将前 2 味捣碎或切成薄片，置容器中，加入白酒，按冷浸法制成药酒 1L。

【功能主治】壮阳补肾。用于神经衰弱。

【用法用量】口服：每次服 5 ~ 10ml，日服 3 次。

【处方来源】《中药制剂汇编》

🌿 定志酒 II

【处方】

远志 40g 菖蒲 40g 人参 30g 茯神 20g 柏子仁 20g 朱砂 10g 白酒 1.5L

【制法】先将朱砂研细末，前 5 味加工捣碎，同入布袋。置容器中，加白酒，密封，每日振摇数次，浸泡 14 日后，过滤去渣，即成。或朱砂后入。

【功能主治】补心安神，养肝明目。用于神经衰弱、食欲不振、体倦乏力等症。

【用法用量】口服：每次空腹服 15ml，日服 2 次。

【附记】引自《临床验方集》。验之

临床，每收良效。

四、失眠用药酒

🌿 人参远志酒

【处方】

人参 16g 当归 10g 远志 6g 桂圆肉 8g 酸枣仁 4g 冰糖 20g 白酒 600ml

【制法】将前 6 味捣碎或切成薄片，入布袋，置容器中，加入白酒，密封，浸泡 14 日后，过滤去渣即成。

【功能主治】补气血，安心神。用于倦怠乏力、面色不华、食欲不振、惊悸不安、失眠健忘、虚烦头晕等症。

【用法用量】口服：每次服 10 ~ 15ml，日服 2 次。

【处方来源】《药酒汇编》

🌿 万寿药酒 II

【处方】

红枣 60g 当归 6g 川郁金 13g 石菖蒲 13g 五加皮 13g 陈皮 13g 麦门冬 13g 牛膝 13g 红花 1.5g 白酒 700ml

【制法】将前 9 味切碎，入布袋，置容器中，加入白酒，密封，隔水煮 2 小时，取出待冷后，埋入地下 5 日以去火毒。过滤去渣，即成。

【功能主治】补脾胃，益气血，安心神。用于体质虚弱、劳倦过度、形体消瘦、健忘失眠、食欲不振等症。

【用法用量】口服：每次服 20ml，日服 2 次。

【处方来源】《药酒汇编》

🌿 山药茱萸酒

【处方】

怀山药 100g 山茱萸 30g 五味子 10g 人参 10g 白酒 1L

【制法】将前 4 味捣碎或切成薄片，置容器中，加入白酒，密封，浸泡 15 日后，过滤去渣，即成。

【功能主治】益精髓，健脾胃。用于体质虚弱，头晕目眩，心悸怔忡，失眠多梦，遗精，早泄，盗汗等症。

【用法用量】口服：每次服 15 ~ 20ml，日服 2 次。

【处方来源】《药酒汇编》

🌿 地黄酒 V

【处方】

熟地黄 240g　枸杞 120g　何首乌 120g　薏苡仁 120g　当归 90g　白檀香 9g（或沉香末 3g）　龙眼肉 90g　白酒 10L

【制法】将前 7 味捣碎或切成薄片，入布袋，置容器中，加入白酒，密封浸泡 10 日后，过滤去渣，即成。

【功能主治】滋阴养血，理气安神。用于失眠症。其表现是经常性的睡眠困难，该入睡时难以入睡，或睡中易醒，醒后无清晰感、精神不振。有的甚至通宵不能入睡。

【用法用量】口服：每晚临睡前温服 30ml，不宜多饮。

【处方来源】清·《惠直堂经验方》

🌿 百益长寿酒

【处方】

党参 4.5g　生地 4.5g　茯苓 4.5g　白芍 3g　白术 3g　红曲 3g　当归 3g　川芎 1.5g　木樨花 25g　桂圆肉 12g　冰糖 75g　白酒 750ml

【制法】将前 10 味研成粗末或切成薄片，入布袋，置容器中，加入白酒，密封，浸泡 6 日后，过滤去渣，加入冰糖，溶解后，即可取用。

【功能主治】益气健脾，补血养心。用于心脾两虚、气血不足之乏力少气、食少脘

满、失眠、面色不华、气虚血弱等症。

【用法用量】口服：每次服 15 ~ 30ml，日服 3 次，或不拘时，随量饮用。

【处方来源】《药酒汇编》

🌿 枸杞药酒 I

【处方】

枸杞 250g　熟地黄 50g　黄精（蒸）50g　百合 25g　制远志 25g　白酒 5L　白糖 500g

【制法】将前 5 味研成粗末或切成薄片，入布袋，置容器中，加入白酒，加盖隔水蒸至沸腾，倾入缸中，密封，浸泡 30 ~ 40 日后，每日搅拌 1 次。至时取出药袋，再将布袋压榨取汁入缸，加入白糖，搅拌，静置数日，过滤去渣，即成。

【功能主治】滋肾益肝。用于肝肾不足、失眠、虚劳羸瘦、腰膝酸软等症。

【用法用量】口服：每次服 10 ~ 15ml，日服 2 次。

【处方来源】《药酒汇编》

【附记】又方取枸杞 120g，白酒 1L，密封浸泡 7 ~ 15 日后即成。用治肝肾精亏所致的失眠多梦、眩晕、腰膝酸软、舌红少津及目疾、迎风流泪、遗精、早衰等症。余同上。效佳。

🌿 养心安神酒

【处方】

枸杞 45g　酸枣仁 30g　五味子 25g　香橼 20g　制何首乌 18g　红枣 15 枚　白酒 1L

【制法】将前 6 味粗碎，入布袋，置容器中，加入白酒，密封，浸泡 7 日后，过滤去渣，即成。

【功能主治】养心和血，养肝安神。用于失眠多梦、头晕目眩。

【用法用量】口服：每晚临睡前服 20 ~ 30ml。

【处方来源】《药酒汇编》

桑葚桂圆酒

【处方】

桑葚 20g　桂圆肉 20g　莲子肉 15g
白酒 500ml

【制法】将上药置容器中，加入白酒，密封，浸泡 7 日后即可取用。

【功能主治】滋阴养血安神。用于心悸失眠、体弱少力、耳聋目眩等症。

【用法用量】口服：每次服 20ml，日服 3 次。

【注意事项】凡大便稀溏者忌服。

【处方来源】临床经验方

五、痿症用药酒

秦艽酒Ⅲ

【处方】

秦艽 90g　牛膝 90g　制附子 90g　桂心 90g　五加皮 90g　天门冬 90g　巴戟天 60g　杜仲 60g　石楠 60g　细辛 60g　薏苡仁 30g　白酒 8L

【制法】将前 11 味捣碎或切成薄片，置容器中，加入白酒，密封，浸泡 7 日后，过滤去渣，即成。

【功能主治】祛风除湿，温补肝肾，强壮筋骨。用于四肢风，手臂不收，腰腿痛弱，或有拘急挛缩，屈指偏枯，萎臂不仁，顽痹者悉主之。

【用法用量】口服：每次温服 30ml，渐加至 50~60ml，日 3 夜 1 服，常令酒气相续，勿醉。

【处方来源】唐·《备急千金要方》

海桐皮酒Ⅳ

【处方】

海桐皮 60g　牛膝 60g　五加皮 60g

独活 60g　防风 60g　杜仲（炒）60g　枳壳 60g　生地黄 75g　白术 30g　薏苡仁 30g　白酒 1.5L

【制法】将前 10 味细切，入布袋，置容器中，加入白酒，密封，浸泡 7~14 日后，过滤去渣，即成。

【功能主治】祛风除湿，补肾壮骨。用于湿痹。手足痿软、筋脉挛急、肢节痛无力、不能行走。

【用法用量】口服：每次服 10ml，日 3 夜 1，常令酒气熏熏，百日步履如故。

【处方来源】明·《普济方》

黄芪酒Ⅲ

【处方】

黄芪 90g　乌头 90g　附子 90g　干姜 90g　秦艽 90g　蜀椒 90g　川芎 90g　独活 90g　白术 90g　牛膝 90g　肉苁蓉 90g　细辛 90g　甘草 90g　葛根 75g　当归 75g　石菖蒲 75g　山茱萸 60g　桂心 60g　钟乳 60g　柏子仁 60g　天雄 60g　石斛 60g　防风 60g　大黄 30g　石楠 30g　白酒 20L

【制法】将前 25 味细切，置容器中，加入白酒，密封，浸泡 7~10 日后，过滤去渣，即成。

【功能主治】祛风湿，补肝肾，和血脉，壮筋骨。用于风虚脚疼、疲弱气闷、不能收摄。

【用法用量】口服：每次初服 10ml，不知可渐加至 50ml，日服 3 次。

【处方来源】唐·《备急千金要方》

菖蒲酒Ⅰ

【处方】

石菖蒲 100g　制杜仲 30g　牛膝 20g
白酒 1.5L

【制法】将前 3 味切碎，置容器中，加入白酒，密封，浸泡 7 日后，过滤去渣，即成。

【功能主治】通血脉，调营卫，壮筋骨。用于三十六风十二痹、骨痿。

【用法用量】口服：每次温服 10 ~ 20ml，日服 3 次。其药渣，晒干研细末，每用酒送服 3g 尤妙。

【处方来源】临床经验方

【附记】《本草纲目》治此症用一味菖蒲浸酒服之。后世据此化裁使用，录供参考：①石菖蒲 50g、白酒 500ml。浸泡 7 日后即可取用。每服 20 ~ 30ml，日服 2 ~ 3 次。余同上。②菖蒲 1000g、酒曲适量。将菖蒲入锅内加水 5L 煎至 3500ml，出锅待冷，投酒曲（压细）入汁内搅匀，入坛内密封，保温，令发酵，10 日后可服用。每服 20 ~ 30ml，日服 2 ~ 3 次。亦可视酒量酌饮。

六、胁痛用药酒

吴萸桃仁酒

【处方】

吴茱萸 9g　桃仁 9g　葱白 3 根　白酒 80ml

【制法】将吴茱萸炒焦，桃仁去皮尖，共研细末，葱白煨热，白酒煎 5 ~ 10 分钟，去渣，即成。

【功能主治】温通血脉。用于肝脾不和、胁肋疼痛难忍等。

【用法用量】口服：每日 1 剂，分 2 次温服。

【处方来源】《药酒汇编》

佛手露酒 II

【处方】

佛手 120g　五加皮 30g　青皮 12g　木瓜 12g　小山栀 15g　广陈皮 15g　高良姜 9g　砂仁 9g　肉桂 9g　当归 18g　木香 6g　公丁香 6g　白酒 10L　冰糖 1500g

【制法】将前 12 味捣碎，入布袋，置容器中，加入白酒，密封，用文火加热 30 分钟，过滤去渣，加入冰糖，待溶化后，贮瓶备用。

【功能主治】疏肝理气，和脾温胃。用于肝郁气滞、脾胃不和、胸胁满闷心烦、气逆欲呕、食欲不振、胃脘胀痛等症。

【用法用量】口服：每次服 20 ~ 30ml，每日 3 次。

【注意事项】孕妇忌服。

【处方来源】《全国中药成药处方集》

香附归芍酒

【处方】

制香附 30g　当归 15g　赤芍 9g　川红花 9g　川芎 6g　炙甘草 6g　柴胡 6g　低度白酒 250ml 或黄酒 500ml

【制法】将前 7 味切碎，置容器中，加入白酒，密封浸泡 7 日后，过滤去渣，即成。或隔水煮沸后，静置 1 宿后即可。

【功能主治】活血化瘀，理气止痛。用于胁痛，兼治胸胁痛。

【用法用量】口服：每次服 15 ~ 30ml（黄酒倍量），日服 2 次。

【处方来源】临床经验方

【附记】胸胁痛加枳壳 9g。

七、腰痛用药酒

川乌杜仲酒

【处方】

杜仲 40g　羌活 40g　制附子 40g　草薢 40g　五加皮 40g　川续断 40g　防风 40g　制川乌 30g　地骨皮 30g　肉桂 30g　川芎 30g　秦艽 30g　石斛 30g　桔梗 30g　炮姜 20g　炙甘草 20g　栝楼根 20g　川椒 15g　细辛 25g　白酒 3L

【制法】将前 19 味捣碎或切成薄片，置容器中，加入白酒，密封，浸泡 5～7 日后，过滤去渣，即成。

【功能主治】补肾壮阳，强腰止痛。用于肾虚腰痛、风寒腰痛、坠伤腰痛。

【用法用量】口服：每次空腹温服 10～15ml，日服 3 次。

【处方来源】《药酒汇编》

🌿 牛蒡酒

【处方】

牛蒡子（微炒）75g　茵陈 9g　白茯苓 250g　牛膝 25g　川椒 50g　附子（炮裂、去皮脐）50g　干姜（炮）50g　大豆（炒香）200g　大麻子 100g　白酒 8L

【制法】将前 9 味捣碎或切成薄片，入布袋，置瓷瓶中，加入白酒，密封，浸泡 7 日后，过滤去渣，即成。

【功能主治】祛湿散寒，止痛除烦。用于风湿气，腰间疼痛，坐卧不安等。

【用法用量】口服：每次服 10～15ml，每日 3 次。

【处方来源】《药酒汇编》

🌿 劳工酒方

【处方】

猪牙皂 6g　肉桂 6g　天雄 6g　生牡蛎 6g　砂仁 6g　吴茱萸 6g　紫菀 6g　款冬花 6g　胡椒 6g　苏木 6g　川续断 6g　山茱萸 6g　制草乌 6g　红花 6g　细辛 6g　炙龟板 6g　桑寄生 6g　党参 12g　厚朴 12g　干姜 12g　广木香 12g　龙骨 12g　公丁香 12g　炒远志 12g　藁本 12g　炒杜仲 12g　法半夏 12g　生地 12g　当归 12g　白术 12g　黄芪 12g　樟脑 12g　薄荷 12g　生姜 30g　红枣 30g　白芍 30g　桂枝 30g　石菖蒲 9g　枸杞 15g　炙甘草 18g　制川乌 3g　川芎 15g　白酒 5L

【制法】将前 42 味加工使碎或切成薄

片，置容器中，加入白酒，密封，隔日振摇 1 次，浸泡 1 个月后，过滤去渣，贮瓶备用。

【功能主治】补气血，祛风湿，温经散寒，通络止痛。用于凡因体力劳动过度、腰肌劳损、腰脊酸痛；或劳力后四肢酸痛；或劳力时冒雨受寒湿、头痛如裹、肢体骨节酸痛。亦治风寒咳嗽和风寒湿之邪所引起的慢性关节痛等症。

【用法用量】口服：成人每晚服 15～30ml，分数十口缓缓饮下。

【处方来源】《百病中医膏散疗法》

🌿 杜仲酒Ⅱ

【处方】

制杜仲 240g　丹参 240g　川芎 150g　白酒 3L

【制法】将前 3 味切碎，置容器中，加入白酒，密封，浸泡 5～7 日后，过滤去渣，即成。

【功能主治】活血化瘀，补肾壮腰。用于血瘀为主，兼有肾虚腰痛，其特点是腰疼而酸，疼痛部位固定，夜间加重，或有外伤史者有瘀点等。

【用法用量】口服：每次温服 10～30ml，日服 3 次。

【注意事项】忌生姜、生菜。

【处方来源】《经心录》

【附记】一方肾虚寒加桂心 120g、细辛 6g，治腰卒然痛。余同上。

🌿 参蓉健腰酒

【处方】

人参 10g　肉苁蓉 15g　黄芪 10g　黄精 10g　玉竹 15g　熟地黄 15g　制何首乌 15g　杜仲 15g　枸杞子 15g　菟丝子 15g　狗肾（制）11g　木香 3g　陈皮 3g　佛手 3g　鸡血藤 15g　白酒 2L

【制法】以上 15 味，将人参、熟地黄、枸杞子、制何首乌、狗肾置罐或其他适宜容器中，加 50°白酒 1000ml，密封浸渍 20 日左右，收集浸出液；其余黄芪等药味粉碎成粗粉，用 45°白酒渗漉或循环提取，收集渗漉液或提取液 1000ml；另取砂糖 400g、蜂蜜 400g，加适量水溶解，煮沸滤过。将上述浸出液、渗漉液或提取液及糖蜜液合并，混匀，加入白酒使成 4000ml，静置 7 日左右，滤过，分装，即得。

【功能主治】 益肾健脾，强壮腰脊，舒筋活络。用于脾肾两虚引起的腰脊酸痛、两膝无力等症。

【用法用量】 口服，一次 15～30ml，每日 1～2 次。

【处方来源】 海昌药业国药准字 B20020964

【禁忌】 高血压、溃疡病患者忌用。

【注意事项】 糖尿病患者、酒精过敏者慎用。

黄芪杜仲酒 II

【处方】

黄芪 30g 桂心 30g 制附子 30g 山萸肉 30g 石楠叶 30g 白茯苓 30g 杜仲 45g 防风 45g 牛膝 6g 萆薢 6g 肉苁蓉 6g 白酒 2L

【制法】 将前 11 味切碎，入布袋，置容器中，加入白酒，密封，浸泡 5～7 日后，过滤去渣，即成。

【功能主治】 温补肾阳，强腰舒筋，祛风利湿。用于肾阳虚损腰痛，或腰脐冷痛，气怯神疲、阳痿、滑精等。

【用法用量】 口服：每次空腹温服 10ml，日服 3 次。

【处方来源】《药酒汇编》

蛤蚧参茸酒

【处方】

蛤蚧（去头足）1 对 人参 30g 鹿茸 6g 巴戟天 20g 桑螵蛸 20g 肉苁蓉

30g 白酒 2L

【制法】 将前 6 味切碎，入布袋，置容器中，加入白酒，密封每日振摇 1 次，浸泡 14 日后，过滤去渣，即成。

【功能主治】 补元气，壮肾阳，益精血，强腰膝。用于肾虚腰痛、腰腿痛、神疲食少、气短喘促、失眠健忘、心悸怔忡、梦遗滑精、下肢乏力、宫寒腹痛等症。

【用法用量】 口服：每次空腹温服 10ml，日服 2 次。

【处方来源】《临床验方集》

【附记】 本药酒主治范围广，凡肾虚所致的上述各病证，用之皆有良效。

腰痛酒 I

【处方】

制杜仲 15g 破故纸 9g 苍术 9g 鹿角霜 9g 白酒 500ml

【制法】 将前 4 味研成粗粉或切成薄片，置容器中，加入白酒，密封，浸泡 7 日后，过滤去渣，即成。

【功能主治】 温肾散寒，祛风利湿。用于风湿腰痛，延年腰痛。

【用法用量】 口服：每次服 30ml，每日早、晚各服 1 次。

【处方来源】《中药制剂汇编》

八、癔症用药酒

复方缬草酊 I

【处方】

缬草根 200g 全蝎 15g 蜈蚣 15g 52°白酒 2L

【制法】 将前 3 味捣碎或切段，用白酒作溶剂，按渗漉法，以每分钟 1～3ml 的速度缓缓渗漉，至滤液渗出量达 900ml 时即停止渗漉，压榨药渣，与滤液合并，滤过，并添加白酒至 1L，贮瓶备用。

【功能主治】镇静，熄风，止痉。用于癔症、神经衰弱、癫痫及舞蹈病等。

【用法用量】口服：每次服 5~10ml，日服 2~3 次。

【处方来源】临床经验方

🌿 复方缬草酊 Ⅱ

【处方】

缬草根 200g　五味子 50g　白酒 1.5L

【制法】将前 2 味捣为粗粉，置有盖容器内，加入白酒适量，加盖，时时振摇，浸渍 3 日，倾出上清液，用布袋过滤，压榨残渣，合并滤液与压榨液，放置 24 小时，添加白酒至 1L，即得。

【功能主治】镇静，安神。用于癔症，神经衰弱。

【用法用量】口服：每次服 10ml，日服 3 次。

【处方来源】《中药制剂汇编》

第六节　新陈代谢疾病用药酒

糖尿病用药酒

🌿 二参酒

【处方】

生黄芪 30g　生地黄 30g　元参 30g
丹参 30g　葛根 15g　苍术 15g　天花粉 20g　山茱萸 20g　低度白酒 600ml

【制法】将前 8 味捣碎或切成薄片，置容器中，加入白酒，密封，浸泡 7 日后，过滤去渣，即成。

【功用】益气，养阴，活血。用于糖尿病（气阴两虚型）。

【用法】口服：每次服 15~30ml，日服 3 次。

【处方来源】临床经验方

【附记】临床应用，可随证加减。本方若作汤剂辅助治疗之用，效果尤佳。

🌿 石斛参地酒

【处方】

川石斛 30g　无花粉 30g　麦冬 24g

生地黄 50g　元参 50g　生山药 60g　黄芪 60g　苍术 20g　葛根 20g　盐知母 15g　盐黄柏 15g　低度白酒 4L

【制法】将前 11 味捣碎或切成薄片，置容器中，加入白酒，密封，浸泡 5~7 日后，过滤去渣，即成。

【功能主治】滋阴清热，生津润燥。用于糖尿病（燥热伤阴型）。

【用法用量】口服液：用时按 1∶1 渗入蜂蜜糖水混匀。每次服 30~60ml，日服 2~3 次。

【处方来源】临床经验方

【附记】用治气阴两虚型糖尿病，亦有一定效果。

🌿 春寿酒 Ⅱ

【处方】

天门冬 10g　麦门冬 10g　熟地黄 10g
生地黄 10g　怀山药 10g　莲子（去心）10g　红枣 10g　白酒 500ml

【制法】将前 7 味捣碎或切成薄片，置容器中，加入白酒，密封，浸泡 15 日后，过滤去渣，即成。

下篇

各类药酒

【功能主治】滋肾养心，健脾和胃，安神志，乌须发。用于精神萎靡、消渴、便秘、头昏目眩、健忘失眠、食欲不振、潮热盗汗、须发早白等。

【用法用量】口服：每次服30ml，日服2次。

【注意事项】凡阳虚内寒者忌服。

【处方来源】《药酒汇编》

🌿 枸杞酒Ⅲ

【处方】

枸杞125g　甘菊花10g　麦冬25g　糯米2000g　酒曲适量

【制法】将前3味同煮至烂，加入糯米和酒曲，按常法酿酒。酒熟去糟即成。

【功能主治】补肾益精，养肝明目。用于肾虚消渴，视物模糊，阳痿遗精，腰背疼痛，足膝酸软，肺燥咳嗽等症。

【用法用量】口服：每次饭前服20ml，日服2次。

【处方来源】《药酒汇编》

第七节　传染性疾病用药酒

一、霍乱用药酒

🌿 回阳救急酒

【处方】

公丁香30g　肉桂30g　樟脑30g　三花酒500ml

【制法】将前3味压碎或切成薄片，入布袋，置瓷坛内，加入三花酒，密封，浸泡1个月。瓶贮备用。

【功能主治】回阳救急。用于阴寒霍乱。

【用法用量】口服：每次用10~20滴，滴舌面，先含后咽，或以冷白开水冲服。因吐泻不止而转筋者，可用此药酒外擦患处。

【处方来源】《中医杂志》

【附记】如患者身热，泻下物臭秽难闻、口渴、心烦、腹中绞痛、舌苔黄腻，则属热霍乱，此酒即不适用；有里急后重者，也不可服此药酒。

🌿 姜附酒Ⅱ

【处方】

高良姜90g　制附子40g　白酒500ml

【制法】将前2味捣碎，入砂锅中，加入白酒，煎至三四沸即可。去渣即成。

【功能主治】温中逐寒。用于霍乱吐痢不止，亦治腹痛气恶。

【用法用量】口服：不拘时，每次服10~20ml，常令酒气相续为妙。

【处方来源】临床经验方

【附记】《外台秘要》、《普济方》均用一味高良姜浸酒，余同上。今加附子，药力尤宏，用之效捷。

🌿 理中酒

【处方】

人参15g　炙甘草15g　炮姜15g　白术15g　白酒300ml　吐多加生姜15g　利多倍白术

【制法】将前4味切碎，置容器中，加入白酒，密封，浸泡7日后，过滤去渣，即成。

【功能主治】温中逐寒。用于寒霍乱、吐下、胀满、食不消、心腹痛。

【用法用量】口服：每次服10~30ml，日服3次。常令酒气相续为妙。

【处方来源】东汉·《伤寒论》

【附记】本方系《伤寒论》理中汤。今改用酒剂，效果尤佳。

二、痢疾（滞下）用药酒

马齿苋酒Ⅱ

【处方】

干马齿苋50g　黄酒250ml

【制法】用黄酒煎服，去渣即成。

【功能主治】清热解毒，化瘀止痢。用于久痢，久泻。

【用法用量】口服：每次50ml，每日3次。

【处方来源】《民间百病良方》

双炭酒

【处方】

金银花炭12g　熟大黄炭6g　板蓝根30g　赤芍18g　鸡内金（研冲）18g　白术12g　黄芩12g　连翘12g　陈皮6g　黄酒100ml

【制法】将前8味（除鸡内金外）捣或切成薄片碎，水煎2次，共取汁600ml，浓缩至半，加入黄酒和鸡内金粉，混匀，备用。

【功能主治】清热解毒，化湿导滞。用于噤口疫痢。

【用法用量】口服：每次服60～80ml，日服3次。

【处方来源】《临床验方集》

鸡冠花酒

【处方】

鸡冠花50g　黄酒300ml

【制法】上药用黄酒煎服。赤痢加红糖，白痢加白糖。

【功能主治】清热，利湿，止痢。用于赤白痢、久痢。

【用法用量】口服：每日1剂，分2次服。

【处方来源】《民间百病良方》

复方香连酒

【处方】

黄连15g　木香20g　莱菔子18g　焦山楂24g　金银花60g　焦曲10g　黄酒500ml

【制法】将前6味捣碎，置容器中，加入黄酒，加盖，用文火煮沸，离火待冷，密封，浸泡1～3日，过滤去渣，备用。或煎至减半即可。

【功能主治】清热，导滞，止痢。用于细菌性痢疾（赤白痢）。

【用法用量】口服：每日1剂，分2～3次服。小儿分3日服。

【处方来源】《药酒汇编》

活血导滞酒

【处方】

炒杭白芍30g　炒当归18g　大腹皮18g　三棱10g　莪术10g　川厚朴10g　黄连10g　焦山楂20g　焦曲20g　桃仁20g　红花12g　木香5g　白酒2L

【制法】将前12味捣碎或切成薄片，置容器中，加入白酒，密封，浸泡7日后，过滤去渣即成。

【功能主治】活血化瘀，宣导积滞。用于休息痢。

【用法用量】口服：每次15～30ml，每日2次。

【处方来源】《临床验方集》

【附记】验之临床，坚持服用，每收良效。本方剂量减半，水煎服，每日1剂，效果亦佳。

三、麻风用药酒

疗白癫酒

【处方】

苦参2500g　白酒5L

下篇　各类药酒

【制法】将上药切碎，置容器中，加入白酒，密封，浸泡 5 ~ 7 日，过滤去渣，即成。

【功能主治】清热利湿，杀虫止痒。用于白癫。

【用法用量】口服：徐徐饮之，常令酒气相续。

【处方来源】晋·《肘后备急方》

【附记】药渣添酒再浸，或晒干研细末，每服 5g，随酒送服。

神应酒

【处方】

炙茵陈 60g　制附子 60g　生天雄（均去皮脐）60g　丹参 60g　蜀椒 60g　踯躅花 60g　炙甘草 60g　石菖蒲 60g　桂心 60g　干姜 60g　制乌头（去皮脐）60g　独活 60g　地骨皮 60g　秦艽 60g　防风 60g　川芎 60g　人参 60g　当归 60g　白术 60g　藁本 60g　干地黄 60g　白鲜皮 60g　炙枲荆 60g　白酒 10L

【制法】将前 23 味捣碎，入布袋，置容器中，加入白酒，密封，浸泡 7 日后，过滤去渣，即成。

【功能主治】扶正祛邪，解毒杀虫，祛风止痒。用于大风疾及清风疾。

【用法用量】口服：每日空腹服 5 ~ 10ml，渐渐加饮。

【注意事项】忌食热肉面、鸡、鱼、牛肉、油腻、果子、陈臭豉汁等物。

【处方来源】宋·《圣济总录》

【附记】药渣再添酒浸、味薄即止。

桂枝浸酒方

【处方】

桂枝 30g　川芎 30g　独活 30g　炙甘草 30g　川牛膝 30g　怀山药 30g　制附子 30g　炮姜 30g　踯躅花（醋拌炒）30g　防风 45g　制天雄 45g　茵陈 45g　杜仲

45g　白术 45g　白茯苓 60g　蒴翟根 60g　猪椒根皮 60g　白酒 5L

【制法】将上药捣碎或切成薄片，入布袋，置容器中，加入白酒，密封，浸泡 7 ~ 14 后，过滤去渣，即成。

【功能主治】温补脾肾，祛风利湿，解毒杀虫，温阳通络。用于大风疾。

【用法用量】口服：每次空腹温服 10ml，日 3 夜 1 服。

【处方来源】宋·《太平圣惠方》

麻风药酒

【处方】

防风 90g　当归 90g　秦艽 90g　羌活 90g　苦参 90g　牛膝 90g　白僵蚕 90g　鳖甲 90g　苍术 90g　枸杞 90g　白茅根 90g　豹胫骨（狗胫骨代）180g　松节 100g　蓖麻子仁 30g　白酒 7.5L

【制法】将前 14 味捣细，入布袋，置容器中，加入白酒，密封，隔水煮 2 炷香取起，再入水内浸一伏时。过滤去渣，即成。

【功能主治】祛风胜湿，凉血解毒。用于麻风。

【用法用量】口服：每次服 30 ~ 60ml，日服 3 次。

【处方来源】明·《外科正宗》

【附记】临床应用：本方去豹胫骨加蝮蛇五条，另用白酒 1L，密封，浸泡 1 ~ 2 个月，取药酒兑入上药酒中，拌匀，效果尤佳。

蛮夷酒 III

【处方】

独活 30g　丹参 30g　矾石 30g　干地黄 30g　制附子 60g　麦门冬 60g　白芷 15g　乌喙（笔者用乌药）15g　乌头 15g　人参 15g　狼毒 15g　蜀椒 15g　防风 15g　细辛 15g　寒水石 15g　牛膝 15g　麻黄 15g　川芎 15g　当归 15g　柴胡 15g　芎

药 15g　牡蛎 15g　桔梗 15g　狗脊（《千金翼方》作枸杞）15g　天雄 15g　肉苁蓉 18g　茯神（《千金翼方》作茯苓）18g　金牙 18g　山药 18g　白术 18g　杜仲 18g　石楠 18g　款冬花 18g　山茱萸 18g　牡荆子 18g　干姜 10g　芜荑 10g　芫花 10g　柏子仁 10g　石斛 6g　桂心 6g　苏子 100g　赤石脂 75g　白酒 10L

【制法】将前 44 味捣为粗末或切成薄片，入布袋，置容器中，加入白酒，密封，浸泡 5～10 日后，过滤去渣，即成。药渣晒干研细末，备用。

【功能主治】补脾肾，祛风湿，和血脉，解毒杀虫。用于久风枯挛，三十年着床及诸恶风，眉毛坠落。

【用法用量】口服：每次空腹服 5～10ml，渐渐加饮。日饮 3 次。每次以酒送服散 15g。

【处方来源】唐·《备急千金要方》

四、疟疾用药酒

秦艽酒 IV

【处方】
秦艽 30g　鳖甲（醋炙）30g　柴胡 30g　常山 20g　炙甘草 20g　葱白 35g　淡豆豉 10g　白酒 1L

【制法】将前 7 味捣碎或切成薄片，置容器中，加入白酒，密封，置近火处常令微温，浸泡 1 宿。过滤去渣，即成。

【功能主治】截疟。用于劳疟、寒热互作、肌肤羸瘦、身体乏力。

【用法用量】口服：每次服 10ml，日服 3 次，或未发时不拘时服之。服后即添酒，至味薄即止。

【处方来源】宋·《圣济总录》

酒煎饮方

【处方】
常山 30g　炙鳖甲 30g　青蒿 30g　知母 10g　白头翁 10g　生甘草 10g　桂心 15g　桃李枝头心各 7 枚　葱薤白各 7 茎　柴胡 10g　白酒适量

【制法】将前 12 味细切如麻豆大，和匀，备用。每取散 15g 以白酒 20ml 煎，浸渍一宿即成。

【功能主治】截疟。用于太阳疟，腰痛头重，寒热互作。

【用法用量】口服：煎取 10ml，去渣，空腹顿服，当吐痰出，再酒煎去渣服。

【处方来源】宋·《圣济总录》

黄连酒

【处方】
常山 45g　黄连 45g　白酒 2.5L

【制法】将前 2 味细切，置容器中，加入白酒，密封，浸泡 1～3 日后，过滤去渣，即成。

【功能主治】解毒截疟。用于疟疾反复发作、久治不愈者。

【用法用量】口服：每次服 30～60ml，日服 3 次。或发作前服 1 次，临发时 1 服。有热当吐，有冷当下。

【处方来源】宋·《圣济总录》

常山三甲酒

【处方】
常山 90g　炙鳖甲 60g　炙鲮鲤甲 30g　炙乌贼骨 30g　乌梅 60g　桃仁 40g　竹叶 100g　葱白 100g　豆豉（熬令香）10g　白酒 3L

【制法】将前 9 味捣碎或切成薄片，入布袋，置容器中，加入白酒，密封浸泡 3～7 日后，过滤去渣，即成。

【功能主治】截疟。用于疟疾反复发作、久治不愈者。

【用法用量】口服：早晨空腹温服 10ml，良久取吐，如不吐，至中午以取之；四服如不瘥，隔日更依前服心瘥。

【处方来源】唐·《外台秘要》

【附记】验之临床，确有良效。瘥后 10 日内，不得吃冷水黏滑、生菜，余如常。

常山酒 I

【处方】

常山 90g　大蒜 7 瓣　白酒 500ml

【制法】将前 2 味细切，置容器中，加入白酒，密封，浸泡一宿，旦去渣，即成。

【功能主治】截疟，解毒。用于瘴疟、瘴气。

【用法用量】口服：温服。须臾时当吐为妙，若早发者，半夜服要令吐。

【注意事项】过时食，一日不得漱口及洗手面，三七日忌食生葱、生菜、肉、面及油腻。

【处方来源】明·《普济方》

常山酒 II

【处方】

常山 90g　炙鳖甲 90g　独蒜 7 颗淡竹叶 30g　淡豆豉 10g　苦酒 3L

【制法】将前 5 味细切切，用苦酒煎至 1L，去渣，备用。

【功能主治】截疟，解毒，散结。用于疟疾。

【用法用量】口服：临发随性多少，服尽之，服后当大吐为妙。

【注意事项】忌食生葱、生菜。

【处方来源】明·《普济方》

【附记】验之临床，多 1 ~ 2 次即愈。

常山鳖甲酒

【处方】

常山 90g　鳖甲 30g　炙升麻 30g　制附子 30g　乌贼骨 30g　白酒 1.5L

【制法】将前 5 味捣碎或切成薄片，入布袋，置容器中，加入白酒，密封，置近火处浸泡 1 宿，过滤去渣，即成。

【功能主治】截疟。用于疟疾反复发作，久治不愈者。

【用法用量】口服：每次服 20ml，平时口服 2 次，发时可口服数次。

【注意事项】忌食猪肉、生葱、生菜、苋菜。

【处方来源】东晋·《肘后备急方》

【附记】《外台秘要》谓本方疗乍寒乍热，乍有乍无，山瘴疟。

鲮鲤甲酒

【处方】

鲮鲤甲（炙）5 枚　炙鳖甲 3g　乌贼骨 3g　制附子 3g　常山 15g　白酒 250ml

【制法】将前 5 味细刲，置容器中，加入白酒，密封，浸泡 1 ~ 3 日后，过滤去渣，即成。

【功能主治】截疟。用于瘴疟、南方山岭瘴气，令人寒热发作无时，萎黄肿满、四肢痹弱。

【用法用量】口服：疟发前，稍稍服之，勿绝药味也。兼以此酒涂身及手足。服药良久，方可进饮食。

【处方来源】宋·《圣济总录》

鳖甲酒 I

【处方】

炙鳖甲 5g　乌贼骨 30g　制附子 30g　炙甘草 30g　常山 30g　白酒 400ml

【制法】将前 5 味共研细末，一为置容器中，加入白酒，密封，置近火处加温后，浸泡 2 宿；或每取散 15g，白酒 20ml，煎十数沸，露及宿。上 2 法，均过滤去渣，即成。

【功能主治】截疟。用于寒疟。

【用法用量】外用：次日以酒光涂手足及背上，如不发即止；如发即饮此酒 10 ~ 20ml。

【处方来源】宋·《圣济总录》

五、破伤风用药酒

枸杞浸酒

【处方】

枸杞 500g 晚蚕沙（炒）250g 恶实（炒）500g 苍耳子（炒）500g 防风（去叉）500g 大麻子（炒）500g 茄子根（洗令净，切细，蒸一复时，须是九月九日采）500g 牛膝（酒浸，细切）500g 恶实根（切，炒）500g 桔梗（剉，炒）100g 羌活（去芦头，剉）100g 秦艽（去苗，土剉）100g 石菖蒲（九节者，剉）100g 白酒 30L

【制法】上13味药，以夹绢袋盛，用好清酒浸，密封闭，勿使泄气，7日开取。

【功能主治】治中风，身如角弓反张，及妇人一切血风（血风：风湿内侵，久之邪毒攻冲，初起肌肉红肿，遍体血泡，或红片，麻木不仁，肿处穿烂，流水不止，面目浮肿，头痛脑裂，手足挛痹。）上攻下注，若久服可光泽容颜，滋润皮肤，祛风益血，增强体力。

【用法用量】每次服一盏，温服，空腹、饭前、临睡服，常使有酒容。

【处方来源】宋·《圣济总录》

豨莶草酒

【处方】

豨莶草 200g 白酒 500ml

【制法】水酒各半，速煎。

【功能主治】祛风止痉。用于治破伤风。

【用法用量】速煎服，被盖缓卧少顷，即可消散，能饮者纯用酒煎尤妙。

【处方来源】明·《景岳全书》

第八节　内科其他疾病用药酒

一、白细胞减少症用药酒

生白扶正酒

【处方】

木香 6g 红参 6g 生黄芪 30g 鸡血藤 45g 制首乌 15g 白酒 1L

【制法】上药粉碎成粗粉或切成薄片，纱布袋装，扎口，置容器中，白酒浸泡 14 日后取出药袋，压榨取液，将榨得的药液与药酒混合，静置，过滤后即得，备用。

【功能主治】补气血，扶正，升高白细胞。用于放疗中出现的白细胞减少症。

【用法用量】口服：每次服 20ml，日服 2 次。

【处方来源】《民间百病良方》

【附记】也可作为接触放射性物质的医师、科研人员等的保健品。

二、奔豚气用药酒

一捻金酒

【处方】

全蝎（炒）30g 延胡索 30g 川楝子 30g 茴香 30g 制附子 15g 白酒 500ml

【制法】制法有二：一为上药共研细末，备用；一为研为粗末，置容器中，加入白酒，密封，浸泡 7 日后，过滤去渣，即成。

【功能主治】散寒，理气，止痛。用于奔豚小肠诸气，痛不可忍。

【用法用量】口服：散剂，每取散6g，痛作时用热酒调下，甚者不应再服；酒剂，每次服 15～30ml，痛作时服下，2 小时再服 1 次。

【处方来源】《本事方》

枣子酒 I

【处方】

斑蝥（去头、足、翅）1 个　红枣 1 枚　白酒适量

【制法】用肥红枣 1 枚，劈开去核，塞斑蝥在内，用湿纸包裹，入文火中煨热，去斑蝥不用，留枣待用。

【功能主治】健脾，散寒，降逆。用于奔豚气。

【用法用量】口服：取枣子细嚼，热白酒送服，空腹服。

【处方来源】《类编朱氏集验医方》

三、汗症用药酒

四味当归酒

【处方】

当归 50g　熟地 50g　黄芪 50g　五味子 30g　黄酒 500ml

【制法】将前 4 味捣碎或切成薄片，置容器中，加入黄酒，密封，置温灰中令温取出，浸泡 5 日后，去渣，即成。

【功能主治】活血滋阴，益气固表。用于盗汗。

【用法用量】口服：每次服 30～60ml，日服 3 次。

【处方来源】《中国药酒配方大全》

黄芪苦酒方

【处方】

黄芪 150g　芍药（醋炒）90g　桂心90g　黄酒 240ml

【制法】将前 3 味共研细末，备用。或用酒浸泡 7 日备用。

【功能主治】助阳，固表，止汗。用于黄汗，身体肿，发热汗出而不竭，状如风水，汗水沾衣，色黄如药汁，脉自沉。此由汗出水中浴，水入汗孔，从外而得之。

【用法用量】口服：每取散 15g，用苦酒 15ml，煎至七分，一方用苦酒，水各 15ml，同煎。煎成去渣，温服之，日服 2 次。服之当心烦，苦酒阻故也。

【处方来源】明·《普济方》

四、昏厥用药酒

苏合香酒

【处方】

苏合香丸 1 粒　白酒 10ml

【制法】将此丸用白酒化服（磨研即得）。

【功能主治】解郁辟秽，开窍醒神。用于凡因寒邪或痰湿闭塞气机所引起的突然昏迷，不省人事者。

【用法用量】口服：1 次 1 粒。

【处方来源】《药酒汇编》

【附记】《永乐大典》用苏合香丸 5 粒（有脑子者、炙去脑子）用白酒 100ml 浸泡 1 宿，次早温服 10ml 能除百病，避四时寒邪不正之气。效佳。

桂豉酒

【处方】

桂枝 6g　淡豆豉 30g　生姜 18g　栀子 14g　黄酒 70ml

【制法】将前 4 味捣碎或切成薄片，入黄酒混匀，煎至味出，去渣，待温，即成。

【功能主治】温阳救逆。用于突然昏厥，四肢逆冷不温等症。

【用法用量】口服：1 次灌服之。

【处方来源】《药酒汇编》

五、神经官能症用药酒

🌿 古汉养生酒

【处方】

生晒参 20g　黄芪 30g　枸杞 30g　女贞子（制）30g　黄精（制）30g　白酒 1L

【制法】将生晒参、黄芪、黄精切薄片，女贞子打碎，并将诸药装入纱布袋里，扎口，置入容器中，以白酒浸泡，密封容器。14 日后启封，取出药袋，压榨取液。将压榨液与药酒合并和匀，过滤装瓶，密封备用。

【功能主治】补气滋阴。用于头晕目眩，精神萎靡，失眠健忘，腰酸耳鸣，气短乏力，面色萎黄。可用于神经官能症、低血压及各种贫血病人，凡具有上述症状者均可服用。

【用法用量】口服：每日早、晚各饮 10 ~ 20ml。

【注意事项】属实热证者忌服。

【处方来源】《药酒汇编》

六、湿温用药酒

🌿 三仁酒

【处方】

杏仁 50g　生苡仁 50g　滑石（另包）50g　白通草 30g　竹叶 30g　川厚朴 30g　半夏 30g　白蔻仁 20g　江米酒 1.5L

【制法】将前 8 味捣碎或切成薄片，置容器中，加入江米酒，密封，浸泡 7 日后，过滤去渣，即成。

【功能主治】清热利湿，宣化和中。用于湿温初起、暑热挟湿、头痛身重、胸闷、食欲不振。

【用法用量】口服：每次服 20ml，日

服 3 次。

【注意事项】避风，孕妇忌服。

【处方来源】清·《温病条辨》

【附记】本方原为汤剂，今改用酒剂，验之临床，常收良效。

🌿 藿朴夏苓酒

【处方】

藿香 6g　泽泻 6g　半夏 6g　赤茯苓 9g　猪苓 9g　淡豆豉 9g　杏仁 9g　蔻仁 3g　川厚朴 3g　生苡仁 12g　黄酒 400ml

【制法】将前 10 味捣碎或切成薄片，用黄酒加水 400ml 煎至减半，过滤去渣，即成。

【功能主治】芳香淡渗，宣化湿热。用于湿温初起，身热倦怠，胸闷口腻不渴，苔白滑。

【用法用量】口服：每日 1 剂，日服 2 ~ 3 次。

【处方来源】《药酒汇编》

七、食物中毒用药酒

🌿 芦苇根酒

【处方】

芦苇根 250g　黄酒 500ml

【制法】将上药洗净、切细，用黄酒和水 100ml，煎至 60ml，去渣，即成。

【功能主治】解毒杀虫，利小便。用于食用鱼蟹中毒等。

【用法用量】口服：每日 1 剂。

【处方来源】《民间百病良方》

🌿 解酒毒方

【处方】

①柑子皮（洗焙干）；②豆豉、葱白各等份；③松菜子；④干蔓青根（三蒸候

干）；⑤柏子仁、大麻子仁各等份；⑥葛根汁（或枇杷叶汁）；⑦葛花、小豆花各等份。

【制法】上七方，1~5方任选一方研细末，每取9~15g，水煎服；6方捣烂取汁服；7方研细末，每取9g，用温酒调服之。

【功能主治】解酒毒。用于醉酒。

【用法用量】口服：按上法服之。

【处方来源】《民间百病良方》

【附记】1~3方为治疗方，4~7方为预防方。但多具双重作用，仅作用侧重不同而已。

八、阳脱症用药酒

桂枝酒 I

【处方】

桂枝 60g　白酒 200ml

【制法】将桂枝切碎，用白酒煎至减半，去渣即得。

【功能主治】温经，助阳，固表。用于脱阳证。

【用法用量】口服：每日 1 剂，分 2 次服用。

【处方来源】明·《普济方》

【附记】本药酒用于因热性病汗出过多，或男子因性交而发生的虚脱。

葱白酒

【处方】

葱白（连须）7 茎　白酒 150ml

【制法】将葱白洗净切细，入白酒，煎至减半，去渣即得。

【功能主治】发表，返阳，解毒。用于脱阳证。

【用法用量】口服：分 3 次灌服。饮尽阳气即回。

【处方来源】明·《普济方》

【附记】本药酒用于四肢虚冷，元气不足，不省人事等症，如上法用之，效果亦佳。

九、癥瘕用药酒

二香酒

【处方】

制香附 60g　元胡 30g　炒白术 30g　焦三仙 90g　青皮 15g　槟榔 15g　青木香 15g　白酒 1.5L

【制法】将前 7 味共为粉末，入布袋，置容器中，加入白酒，密封，浸泡 7 日后，过滤去渣，即成。

【功能主治】行气化积。用于瘕证，按之有形，聚散无常，痛无定处。

【用法用量】口服：每次服 10~20ml，日服 3 次。

【处方来源】《中国药酒配方大全》

桂心酒 II

【处方】

桂心 120g　牡丹皮 120g　赤芍 120g　牛膝 120g　干漆 120g　土瓜根 120g　牡蛎 120g　吴茱萸 100g　大黄 90g　黄芩 60g　干姜 60g　蛀虫 200 枚　䗪虫 70 枚　蛴螬 70 枚　水蛭 70 枚　乱发灰（血余炭）30g　细辛 30g　僵蚕 50 枚　大麻仁 300g　灶突墨 300g　干地黄 180g　虎杖根 150g　鳖甲 150g　奄间子 200g　白酒 18L

【制法】将前 24 味共为粗末，入布袋，置容器中，加入白酒，密封，浸泡 7~10 日后，过滤去渣，即成。

【功能主治】活血化瘀，温经燥湿，通经化结。用于月经不通形成的癥瘕。

【用法用量】口服：每次服 20~40ml，日服 2 次。

【处方来源】唐·《备急千金要方》

十、痃癖用药酒

化癥回生酒

【处方】

化癥回生丸1粒　白酒30ml

【制法】取上药用白酒化开（磨研）调匀，备用。

【功能主治】化瘀消癥。用于疟母（脾肿大），癥块，妇女瘀滞痛经、经闭，产后瘀滞腹痛及跌打损伤瘀滞作痛。

【用法用量】口服：每日1剂，分2次服之。

【注意事项】孕妇忌服。

【处方来源】《中国药酒配方大全》

痃癖酒

【处方】

紫苏90g　牛膝90g　丹参90g　紫菀90g　橘皮90g　生姜180g　生地黄120g　防风120g　香豉300g　大麻仁150g　白酒10L

【制法】将前10味捣碎或切成薄片，入布袋，置容器中，加入白酒，密封，浸泡7日后，过滤去渣，即成。药渣再添酒浸。

【功能主治】散寒，理气，和血，涤痰。用于痃癖，不能食。

【用法用量】口服：每次温服10～15ml，日服2次。

【注意事项】忌芜荑。

【处方来源】明·《普济方》

十一、再生障碍性贫血用药酒

人参枸杞酒Ⅱ

【处方】

人参200g　枸杞3500g　熟地黄1000g　冰糖4000g　白酒50L（或按剂量缩小10～20倍配制）

【制法】将人参烘软切片，枸杞去杂质，与熟地黄一同入布袋，备用。冰糖入锅中，加水适量，加热至溶化煮沸，炼至黄色时，趁热用纱布过滤去渣，备用。白酒置酒坛内，将药袋投入坛内，加盖密封，浸泡10～15日，每日搅拌1次，浸泡至药味尽淡；去药袋，再过滤，加入冰糖浆搅匀，再静置，过滤，澄明即可服用。

【功能主治】滋阴补血，乌须发，壮腰筋，明目，活血通络，清热生津。用于各种虚症劳损（贫血），营养不良，神经衰弱，糖尿病，头晕目眩，失眠乏力，食少盗汗，腰膝酸痛等症。

【用法用量】口服：每次服10～20ml，日服2～3次。

【处方来源】《中国药膳学》

广西首乌酒

【处方】

首乌40g　大枣40g　黄精40g　金樱子肉100g　黑豆（炒）100g　白酒3L

【制法】将药物切片与白酒一起置入容器内，密封浸泡30日以上，滤过即成。

【功能主治】补肝肾，行气活血。用于心力衰弱，贫血，身体羸弱，须发早白。

【用法用量】口服：每日早、晚各服1次，每次服20ml。

【处方来源】《临床验方集》

长春百岁酒

【处方】

黄芪200g　党参200g　白术200g　茯苓200g　红枣200g　当归200g　川芎200g　生地黄200g　熟地黄200g　山萸肉200g　麦门冬200g　枸杞200g　五味子200g　蜂王浆200g　防风200g　羌活

200g　陈皮 200g　肉桂 50g　白糖 1000g
白酒 3L

【制法】以上各药捣碎或切成薄片，入布袋，置容器中，加入白酒，密封，浸泡 7 日后，过滤去渣，即成。药渣再添酒浸。

【功能主治】补益元气，滋养阴血，补心强神。用于贫血、面色㿠白、精神萎靡、少气懒言、声低气怯、眩晕耳鸣、记忆力减退、不耐思索、脉沉无力。

【用法用量】口服：每次服 10 ～ 20ml，日服 2 次。

【注意事项】凡阴虚内热及外感邪实者忌服。

【处方来源】《浙江省出口产品》

【附记】颇适宜于养老益智者常服。

🌿 虫草黑枣酒

【处方】

冬虫夏草 30g　黑枣 30g　白酒 500ml

【制法】将前 2 味捣（切）碎或切成薄片，入布袋，置容器中，加入白酒，密封，浸泡 3 日后，过滤去渣，即成。药渣再添酒浸，置容器中，加入白酒，密封，浸泡 60 日后，过滤去渣，即成。

【功能主治】补虚益精，强身健体。用于贫血，身体虚弱，虚喘，吐血，食欲缺乏。

【用法用量】口服：每次服 20ml，日服 2 次。

【注意事项】感冒发热者忌服。

【处方来源】《药酒汇编》

🌿 寿尔康酒

【处方】

人参 50g　黄芪（蜜炙）100g　茯苓 150g　白术（炒）150g　灵芝 50g　黄精（制）150g　制首乌 150g　佛手 100g　五味子 50g　白酒 8L

【制法】以上各味切成薄片，加酒，

密闭浸泡 7 日，即可。

【功能主治】大补气血，健脾益肾，养心安神，抗老延寿。用于贫血、眩晕、健忘诸症。

【用法用量】口服：每次温服 10 ～ 15ml，日服 2 次。

【注意事项】凡外感发热及温热病患者忌服。

【处方来源】《中国基本中成药》

【附记】验之临床，本药酒有较好的治疗和养生保健作用。凡年老体弱，气血不足耳目眩晕不寐，健忘惊悸、贫血者，服之有很好的治疗作用。常服此酒，能使精血充实，脾土健旺、须发不白、耳聪目明容颜不衰、健康长寿。

🌿 枸杞药酒 Ⅱ

【处方】

枸杞 250g　熟地黄 50g　黄精 50g　百合 25g　远志 25g　白酒 5L　白糖 500g

【制法】将前 5 味切成薄片。置容器中，加入白酒和白糖，密封浸泡，15 日后药性析出，过滤去渣即成。

【功能主治】滋补肝肾，养血益精，宁心安神，健脾益肺。用于精血不足、肝肾阴虚之失眠多梦、心悸、眩晕、健忘、体倦神疲、头昏耳鸣、口干津少、面色不华、舌质偏红、脉细数者。也用于贫血、失眠、健忘、眩晕等症。

【用法用量】口服：每次空腹服 10 ～ 15ml，日服 2 次。

【注意事项】凡痰湿内盛者忌服。

【处方来源】《吉林省药品标准》

十二、中恶用药酒

🌿 二石酒

【处方】

磁石 60g　石菖蒲 30g　黄酒 300ml

【制法】将磁石加水 400ml，煎至 100～150ml，再入菖蒲，黄酒同煎至 300ml，去渣即成。

【功能主治】镇惊安神、清心开窍。用于骤见怪异而受惊恐所致手足逆冷，精神恍惚，甚则口噤等症。

【用法用量】口服：每次服 100ml，日服 3 次。

【处方来源】《中国药酒配方大全》

吴茱萸酒 I

【处方】

吴茱萸 50g　生甘草 15g　白酒 250ml

【制法】将前 2 味切碎，置容器中，加入白酒，密封，隔水煮沸，取出待冷，浸泡一宿，去渣即成。

【功能主治】温中解毒。用于中恶心痛。

【功能主治】口服：每次服 30ml，日服 3 次。

【处方来源】《民间百病良方》

桂心栀豉酒

【处方】

桂心 10g　生姜 30g　栀子 15g　豆豉 5g　白酒 100ml

【制法】将药捣碎或切成薄片，用白酒微火煮，然后去渣。

【功能主治】温中，解毒。用于中恶，呼吸急促，难以为继。

【用法用量】令病人一次服完，引起呕吐更佳。

【处方来源】唐·《外台秘要》

【附记】中恶：指突然发生的手足冰冷，肌肤起栗，头面青黑，神志不清，或错言妄语，牙关紧闭，或头旋晕倒，昏迷不醒的病证。

十三、中暑用药酒

十滴水

【处方】

大黄 20g　小茴香 10g　桂皮 10g　辣椒 5g　干姜 25g　樟脑 25g　薄荷油 25ml（或桉叶油 12.5ml）　白酒 1L

【制法】将前 5 味捣为粗粉或切成薄片，混匀，用白酒作溶剂，按渗滤法渗滤，至渗出的滤液达 800ml 左右，即停止渗滤，药渣压榨出余液，与渗滤液合并，加樟脑（应先置研钵中加白酒湿润后研细）与薄荷油，振摇或搅拌使之溶解，置阴凉处静置过夜，如有沉淀，则用棉花滤去再添加白酒 1L。分装备用。

【功能主治】导浊，清暑，开窍，止痛。用于中暑引起的头晕，恶心，腹痛，肠胃不适等症。

【用法用量】口服：每次服 5ml，小儿酌减。

【注意事项】孕妇忌服。

【处方来源】《中药制剂汇编》

【附记】本方加甘油（2∶1）混匀，涂擦红、肿、痒处，日擦数次，可预防冻疮。验之效佳。

第六章

风湿痹症用药酒

一、风湿性与类风湿关节炎用药酒

二乌止痛酒

【处方】

制川乌12g 制草乌12g 桑枝12g 桂枝12g 忍冬藤12g 红花12g 乌梅12g 威灵仙12g 甘草12g 中度白酒1L

【制法】将上述药物放入中度白酒中浸泡7日即可服用。

【功能主治】温经散寒止痛、活血祛瘀通络。主治风湿性关节炎。

【用法用量】口服,每次服30ml。日服2次,1个月为1疗程。

【注意事项】高血压病及心动过速者慎用。

【处方来源】《实用中西医结合杂志》1993,6(11):697

二活川芎酒

【处方】

羌活15g 独活15g 川芎20g 黑豆(炒香)30g 火麻仁30g 米酒2L

【制法】将前5味(除黑豆外)捣碎,置容器中,加入米酒,密封,浸泡十余日后,开封,再将黑豆炒香令烟起,趁热投入酒中,候冷,过滤去渣,即成。

【功能主治】祛风,活血,解痉。用于中风初得、颈项强直、肩背酸痛、肢体佝偻、时有恶风、发热。

【用法用量】口服:每次20~30ml(1~2小杯),每日早、晚各服1次。

【处方来源】宋·《圣济总录》

九层风酒

【处方】

九层风45g 红鱼眼45g 三根风30g 山大风30g 55°三花酒2.5L

【制法】取处方中药物混合,加三花酒,浸渍15日后,取上层澄清液备用。

【功能主治】祛风胜湿。用于风湿性关节炎。

【用法用量】若病人能饮酒又无禁忌证,则予内服药酒,每次20ml,每日2次,21日为1疗程;若病人不能饮酒,或有一定禁忌证(如肝炎、消化道疾患、高血压等)则采用水煎剂,剂量为每剂酒量的1/4,分早晚2次服,总剂量不定。

【处方来源】《中药制剂汇编》

三乌酒

【处方】

制川乌 10g　制草乌 10g　制首乌 10g
千年健 10g　钻地风 10g　40° 纯米
酒 500ml

【制法】将前 5 味切碎，置容器中，
加入白米酒，密封，浸泡 15 日后，过滤
去渣，即成。

【功能主治】祛寒湿，利关节，通络
止痛。用于急、慢性关节炎、剧烈疼痛，
由风寒湿邪深入脉络而发。

【用法用量】口服：能饮酒者每次服
10ml。不能饮者，每次用 5ml，温开水冲
服。口服 3 次。

【注意事项】凡孕妇及热性关节炎患
者忌服。

【处方来源】《中国当代中医名人志》

【附记】本方药性剧烈，宜饭后服。

三乌药酒

【处方】

制川乌 5g　制草乌 10g　乌梅 15 丸
甘草 10g　金银花 10g　木瓜 10g　威灵仙
10g　白糖 60g　白酒 500ml

【制法】将前 7 味切碎，置广口瓶中，
加入白酒和白糖，密封，浸泡 7 日后，过
滤去渣，即得。

【功能主治】祛风散寒，舒筋通络止
痛。用于风寒痹证（风湿性关节炎）。

【用法用量】口服：每次 20ml，每日
早、晚各 1 次。

【处方来源】《中国当代中医名人志》

五龙酒

【处方】

蝮蛇 4 条　乌梢蛇 4 条　眼镜蛇 1 条
蕲蛇 1 条　赤链蛇 2 条　白酒 5L

【制法】将上五蛇（活的）浸于白酒

中，30 日后即可饮用。待酒至半时再添
酒至足数。

【功能主治】祛风攻毒，通络止痛，
强壮身体。用于风湿性及类风湿关节炎。

【用法用量】口服：每次服 10ml ～
25ml，日服 2 次。

【处方来源】《虫类药的应用》

化瘀逐痹酒

【处方】

威灵仙 40g　制川乌 30g　虎杖 30g
乳香 20g　没药 20g　土鳖虫 20g　片姜黄
20g　青木香 20g　骨碎补 20g　川蜈蚣大
3 条　白酒 2L

【制法】上药打碎或切成薄片装入瓶
中，浸粮食白酒，密封，每日摇荡 1 次，
10 日后服用。

【功能主治】行气活血通脉。用于治
疗风湿性、类风湿关节炎，肌炎，肌筋膜
炎，骨质退行性变等。

【用法用量】每次服 20ml，每日 3 次
饭后服，服一料为一疗程，一般服 2 ～ 3
个疗程。

【处方来源】《安徽中医临床杂志》
1994，6（2）：2 ～ 4

【附记】以本方治疗痹症 255 例，其
中腰臀肌筋膜炎 50 例，肩关节周围炎 44
例，风湿性关节炎 31 例，腰肌纤维炎 24
例，颈椎增生 23 例，类风湿关节炎 20
例，腰椎间盘突出 18 例，腰椎增生 16
例，跟骨增生 11 例，梨状肌综合征 8 例，
腰椎间盘突出手术后遗症 6 例，硬皮病 3
例，强直性脊柱炎 1 例，治疗结果治愈
183 例，占 71.76%，显效 33 例，占
12.94%，有效 22 例，占 8.63%。

风伤药水

【处方】

泽兰 15g　莪术 15g　三棱 15g　归
尾 15g　桑寄生 15g　乌药 15g　生草乌

15g 生川乌 15g 川续断 15g 络石藤 15g 两面针 15g 红花 15g 防风 15g 白花蛇舌草 15g 五加皮 15g 威灵仙 15g 土牛膝 15g 樟脑 30g 白酒 2L 或高粱酒 1.5L

【制法】将上诸药切片与酒一并置入容器中，密封浸泡 1 个月后即成，备用。

【用法用量】活血化瘀，祛风除湿。用于风湿性关节炎或跌打损伤后期，关节酸痛等症（气血寒凝，风湿侵袭所致者）。

【用法用量】外用：将药水涂搽患处，每日 2~3 次。

【处方来源】《林如高骨伤验方歌诀方解》

风湿止痛药酒

【处方】

豨莶草 150g 制川乌 15g 制附子 15g 炙甘草 15g 露蜂房 45g 穿山甲 45g 乌梢蛇 45g 全蝎 45g 土鳖虫 45g 桂枝 45g 桑寄生 45g 红花 30g 青风藤 30g 络石藤 60g 石楠藤 60g 牛膝 15g 蜈蚣 9g 蔗糖 1900g 白酒 7L

【制法】将前 17 味捣为粗末，入布袋，置容器中，加入白酒，密封，每日搅拌 1 次，浸泡 30~40 日后，取出布袋压榨，合并，滤过。滤液加蔗糖（或白糖），搅拌溶解，静置 15 日，滤过，即成。

【功能主治】祛风散寒，除湿通络。用于风湿性关节炎（风寒湿痹，关节疼痛）。

【用法用量】口服：每次服 10~15ml，日服 2~3 次。

【注意事项】凡孕妇及小儿忌服。

【处方来源】《药酒汇编》

风湿关节酒

【处方】

牛膝 60g 制草乌（甘草、银花水

制）60g 桂枝 60g 松节 60g 羌活 60g 防风 120g 鸡血藤 120g 人参 120g 甘草 120g 木瓜 60g 威灵仙 60g 萆薢 150g 川芎 150g 当归 150g 苍术 150g 白芍 150g 乌梢蛇（酒制）150g 佛手 150g 穿山龙 240g 老鹳草 240g 红曲 240g 五加皮 240g 独活 240g 红糖 3000g 白蜜 5000g 白酒 50L

【制法】将前 23 味粉碎，（除红曲外）置容器中，装回流罐，另取 45° 白酒，分次加入 25、15、10L，加入红曲兑色，每次均加热至酒沸 30 分钟，取出药液，将残渣压榨，榨出液与 3 次浸出液合并，置罐内，混匀，储存 1 个月，静置滤过，即得。

【功能主治】驱寒散风除湿，活血通络止痛。用于风湿性关节炎（关节疼痛、肩背沉酸、四肢麻木）。

【用法用量】口服：每次服 15~30ml，日服 2 次。

【注意事项】孕妇忌服。

【处方来源】《北京市中成药规范》（第二章）

风湿灵药酒

【处方】

羌活 20g 独活 25g 人参 6g 制川乌 6g 木瓜 20g 牛膝 25g 西红花 6g 制杜仲 25g 桑寄生 20g 黄芪 30g 白术 10g 高粱酒 3L

【制法】上药加入盛有高粱酒的坛中，密封浸泡 7 日即可。

【功能主治】扶正散寒，化湿通络，强筋健骨。用于风湿性关节炎、类风湿关节炎。

【用法用量】口服：每次 15ml，每日服 3 次，30 日为一疗程。

【处方来源】《时珍国医国药》2000，11（8）：738

🌿 风痛药酒

【处方】

丁公藤200g　白芷16g　青蒿16g
桂枝16g　威灵仙16g　五加皮12g　小茴
香12g　防己12g　羌活12g　麻黄32g
当归10g　川芎10g　栀子10g　50°白
酒3L

【制法】将前13味捣碎或切成薄片，
和匀，置容器中，加入白酒，密封，浸泡
（夏秋季45日，春冬季60日）。滤取上清
液，将药渣压榨，榨出液与浸液合并，静
置4日。滤过即得。

【功能主治】祛风通络，散寒止痛。
用于风寒湿痹、四肢麻木、筋骨疼痛、腰
膝乏力、老伤复发。可用于风湿性关节
炎等。

【用法用量】口服：每次服15ml，日
服3次。

【处方来源】《上海市药品标准》

🌿 风湿药酒Ⅰ

【处方】

四块瓦30g　大血藤30g　见血飞30g
岩石桑根30g　威灵仙30g　八爪金龙40g
水冬瓜根40g　五香血藤40g　白筋条20g
牛膝20g　杜仲20g　蜈蚣10条　三七
28g　红花10g　55°白酒4L

【制法】将前14味捣碎或切片，置容
器中，加入白酒，密封，浸泡7～10日
后，过滤去渣，即成。

【功能主治】祛风除湿，活血止痛。
用于风湿性关节炎、手足麻木，风湿
骨病。

【用法用量】口服：每次服15～20ml
日服1次。

【处方来源】《中国当代中医名人志》

🌿 风湿药酒方Ⅱ

【处方】

制川乌15g　制草乌15g　威灵仙15g
防己15g　制杜仲15g　乌梅20g　忍冬藤
20g　茜草25g　白酒1L

【制法】将前8味切成片，置容器中，
加入白酒，密封，浸泡10日后，过滤去
渣，即成。

【功能主治】祛风除湿，活络消炎。
用于类风湿关节炎。

【用法用量】口服：每次服15～
30ml，日服2次。

【处方来源】《辽宁中医杂志》

🌿 风湿药酒Ⅲ

【处方】

鸡血藤100g　豨莶草100g　红藤
100g　老鹳草100g　制首乌50g　苍术
50g　（炒）萆薢50g　乌梢蛇50g　桂枝
50g　苍耳子50g　白鲜皮50g　苦参50g
寻骨风50g　桑枝50g　生地黄50g　川芎
25g　红花25g　五加皮25g　晚蚕沙25g
石菖蒲25g　杜衡25g　高良姜25g　白芷
25g　白酒12L

【制法】将上诸药研成粗粉，放入回
流提取器内，加入白酒12L，分2次作溶
剂，热回流提取2次，每次2小时，最后
回收药渣内的残余酒液，并混合，静置沉
淀，过滤，瓶装备用。

【功能主治】祛风活血，利湿通络。
用于风湿性关节炎，四肢麻木，酸痛。

【用法用量】口服：每次服15～
20ml，日服2次。

【处方来源】《江苏省药品标准》

🌿 风湿骨痛酒 I

【处方】

鸡血藤90g 络石藤90g 海风藤90g 桑寄生90g 五加皮60g 白酒3L

【制法】将前5味切成薄片，置容器中，加入白酒，密封，浸泡30日后，过滤去渣，即成。

【功能主治】祛风除湿，舒筋通络。用于风湿性关节炎及关节疼痛。

【用法用量】口服：每次服15～30ml，日服2次。

【处方来源】《中药制剂汇编》

🌿 风湿骨痛酒 II

【处方】

飞龙掌血100g 大血藤100g 狗脊100g 虎杖100g 七叶莲100g 芦子100g 八角枫100g 白酒2.5L

【制法】将上药切成片，加酒2L，浸泡1个月。过滤加酒，制成2L，置避光容器内，密封。

【功能主治】祛风除湿，活血通络。用于跌打损伤，风湿性关节炎。

【用法用量】口服：每次10ml，每日3次。

【注意事项】孕妇忌服。

【处方来源】《中药制剂汇编》

🌿 风湿酒 I

【处方】

独活15g 桂枝15g 大活血15g 白马骨15g 绣花针15g 钻地风15g 五加皮15g 枫荷梨30g 牛膝9g 淫羊藿9g 石菖蒲9g 千年健9g 甘松9g 元胡9g 全蝎3g 蜈蚣3g 50°白酒1.6L

【制法】将前16味切成片，置容器中，加入白酒，密封，浸泡7～10日后，

过滤去渣，即成。

【功能主治】祛风除湿，活血祛瘀，通络止痛。用于痹证（关节炎、坐骨神经痛）。

【用法用量】口服：每次服10～15ml或用温开水对服，每日早、晚各服1次。

【处方来源】《百病中医膏散疗法》

🌿 风湿酒 II

【处方】

伸筋草10g 舒筋草10g 木通10g 血竭10g 制川乌10g 制草乌10g 广木香10g 丁香10g 桂尖10g 海蛆10g 土鳖虫15g 穿山甲15g 血通15g 防风15g 杜仲15g 川芎15g 当归15g 三七5g 红花3g 白酒2L

【制法】将前19味切碎，置容器中，加入白酒，密封，浸泡7～10日后，即可开封服用。酒尽，再加白酒浸泡7日，去渣，备用。

【功能主治】祛风散寒除湿，活血通络止痛。用于风湿性关节炎。

【用法用量】口服：每次服10～15ml，日服3次。

【处方来源】《中国当代中医名人志》

🌿 风湿酒 III

【处方】

大活血300g 制川乌90g 制草乌90g 红花90g 乌梅90g 金银花150g 甘草150g 白酒7L

【制法】各药加工处理后，合装瓶内，白酒少许加温配入药中，搅拌均匀后密封，浸7日后滤出药酒。

【功能主治】散风通络，舒筋活血。用于风湿性关节炎。

【用法用量】口服。每次5～10ml，每日2～3次，7日为1疗程。

【处方来源】《中药制剂汇编》

风湿酒 V

【处方】

制川乌15g　制何首乌15g　制草乌6g　追地风9g　千年健9g　白酒250ml

【制法】将上药饮片浸泡于白酒中，密封48小时，即可取用。

【功能主治】祛风散寒，活血止痛。用于风湿性关节炎、类风湿关节炎、腰腿痛。

【用法用量】口服。每次5～10ml，每日3次。

【注意事项】高血压病、心脏病、风湿热、严重溃疡病患者均忌用。

【处方来源】《中药制剂汇编》

玉藤风湿酒

【处方】

飞龙掌血50g　黑骨头50g　玉葡萄根50g　四块瓦50g　虎杖50g　杜仲50g　大血藤50g　大发汗50g　吹风散50g　50°白酒5L

【制法】取上药，洗净切片，干燥，用白酒浸泡，淹过药面，第1周内每日搅拌1次，浸泡2周，滤过，合并2次滤液约得4L。

【功能主治】舒筋活血，祛风除湿。用于风湿性关节炎。

【用法用量】口服：每次10～20ml，每日早、晚各1次。

【处方来源】《中药制剂汇编》

冯了性药酒

【处方】

雷公藤192g　白芷160g　青蒿160g　桂枝160g　威灵仙160g　五加皮120g　小茴香120g　防己120g　羌活120g　独活120g　麻黄320g　当归尾100g　川芎100g　炒栀子100g　白酒20L

【制法】将前14味粗碎蒸透，然后可用冷浸法或温湿法制取，冷浸法一般需经过45～60日。热浸法：以隔水加热法，在浸泡过程中加热2～3日。然后过滤去渣，静置滤过，分装即成。

【功能主治】祛风湿，温经散寒，活血通络，止痛。用于风湿性关节炎（感受风寒湿邪、筋骨关节疼痛、四肢麻木、活动不遂等）及跌打伤痛。

【用法用量】口服：每次服15ml，日服3次。外用：隔水温热，频擦患处。

【注意事项】热痹忌服。

【处方来源】《上海国药业固有成方》

【附记】验之临床，坚持服用，确有良效。用治类风湿关节炎，效果亦佳。

关节炎酒

【处方】

制川乌6g　制草乌6g　红花6g　当归6g　枸杞9g　杜仲9g　木瓜9g　乌梢蛇9g　牛膝9g　党参6g　60°白酒500ml

【制法】将前10味切碎，置容器中，加入白酒，密封，浸泡2周后，过滤去渣，即成。

【功能主治】活血祛风，强筋壮骨。用于风湿性关节炎。

【用法用量】口服：每次服10ml，日服2～3次。

【处方来源】《中药制剂汇编》

西藏雪莲药酒

【处方】

雪莲花250g　木瓜25g　桑寄生25g　党参25g　芡实25g　杜仲20g　当归20g　黄芪20g　独活18g　秦艽12g　巴戟天

120

12g 补骨脂 12g 黄柏 10g 香附 10g
五味子 8g 鹿茸 8g 冰糖 750g 白酒 7.5L

【制法】将上药共研为粗末或切成薄片，与白酒一起置入容器中，密封浸泡25～30日，去渣，加入冰糖，搅拌溶解后，过滤即成。

【功能主治】祛风除湿，养血生精，补肾强身。用于风湿性关节疼痛，伴见腰膝酸软，目眩耳鸣，月经不调。

【用法用量】口服：每次服 15～20ml，每日 2 次。

【注意事项】孕妇忌服

【处方来源】《古今名方》

抗风湿酒 Ⅰ

【处方】
五加皮 20g 麻黄 20g 制川乌 20g 制草乌 20g 乌梅 20g 甘草 20g 木瓜 20g 红花 20g 60°白酒 2L

【制法】将前 8 味切碎。置容器中，加入白酒，密封，浸泡 10～15 日后，过滤去渣，再加白酒至 2L，静置 24 小时，滤过即成。

【功能主治】祛风除湿，舒筋活血。用于风湿性关节炎。

【用法用量】口服：每次服 5～10ml，日服 3 次。

【处方来源】《中药制剂汇编》

【附记】验之临床，多服用。每收良效，疗程与病程有关。

抗风湿酒 Ⅱ

【处方】
雷公藤 250g 青风藤 150g 当归 40g 防己 40g 制川乌 60g 桂枝 60g 川牛膝 60g 海风藤 60g 秦艽 60g 黄芪 80g 红花 30g 甘草 20g 冰糖 250g 白酒 10L

【制法】上药加水 5L，煎至 1L，过

滤去渣，加入冰糖，化后待冷，加入白酒装瓶密封，备用。用时摇匀。

【功能主治】益气活血，祛风除湿，通络止痛。用于类风湿关节炎偏寒型者。

【用法用量】口服：每次饭后服 20～30ml，日服 3 次。

【处方来源】《河北中医》

【附记】随证加味：若上肢疼痛加羌活；腰骶部疼痛加杜仲、桑寄生、刘寄奴、川续断；关节肿大明显时加皂刺、松节；夹湿加萆薢、苍术、薏苡仁；疼痛顽固不消时加虫类药搜剔，如土鳖虫、穿山甲、蜈蚣等；症状减轻后适当加减通络药，渐增扶正药，如淫羊藿、骨碎补、狗脊、太子参、鹿茸。

龟蛇酒

【处方】
金龟 10g 眼镜蛇 10g 乌梢蛇 15g 银环蛇 10g 党参 20g 黄芪 25g 杜仲 20g 枸杞 30g 当归 20g 白酒 2L

【制法】以上各味药切成薄片，置容器中，加入白酒，密封，浸泡 1 周后，即可服用。

【功能主治】补益肝肾，滋阴益气，祛风缓痉，活血通络。用于风湿性关节炎、慢性腰腿痛。

【用法用量】口服：每次 25ml，每日 2 次，分早、晚服，1 月为一疗程。

【处方来源】《湖南中医杂志》1995，11（5）：13

驱风蛇酒

【处方】
蛇肉（蕲蛇肉佳）1500g 当归 10g 炙黄芪 10g 川芎 10g 白芍 10g 白芷 10g 川续断 10g 菊花 10g 酸枣仁 10g（炒） 伸筋藤 13g 大秦艽 13g 走马胎 13g 熟地黄 13g 五加皮 13g 牛膝 13g

炙党参19g 菟丝子19g 杜仲19g 远志12g 干姜12g 枸杞子12g 威灵仙25g 独活65g 桂圆肉200g 陈皮5g 红枣400g 50°白酒3L 40°白酒15L

【制法】先将蛇肉用白酒适量润透，蒸熟，冷却后置容器中。加入50°白酒，密封，浸渍90日；其余25味药捣碎，置容器中，加入40°白酒，密封，浸泡45～50日，合并滤液和榨出液，加入香精适量，搅匀。滤过，即成。

【功能主治】驱风祛湿，活络强筋，通络止痛。用于风湿性关节炎、手足麻木不舒等症。

【用法用量】口服：每次（服30～60ml），日服3次。外用，将此酒烫热涂擦患处，日擦3～4次。

【处方来源】《药酒汇编》

青囊药酒Ⅰ

【处方】

苍术60g 乌药60g 杜仲60g 牛膝60g 陈皮30g 厚朴30g 当归30g 枳壳30g 独活30g 槟榔30g 木瓜30g 川芎30g 桔梗30g 白芷30g 茯苓30g 半夏30g 麻黄30g 肉桂30g 防己30g 甘草30g 白芍30g 白酒4L

【制法】将前21味共研为粗末或切成薄片，入布袋。置容器中，加入白酒，密封，隔水加热约2小时，取出待冷，埋地下3日后，过滤去渣，即成。

【功能主治】散寒燥湿，活血消肿。用于风湿性关节炎、关节疼痛。

【用法用量】口服：每次服20～30ml，日服2次，或不拘酌情随量饮之。

【处方来源】明·《万病回春》

【附记】①浸酒后药渣，晒干研细末，以酒为丸，饭前用药酒送服此丸3～5g；②此药酒适用于痹证初起，如风湿日久，肝肾、气血已虚，宜改服补益成分较多的药酒或药物；③如局部红肿明显，有

发热现象的，是属湿热为患，不宜服用此药酒。

狗骨木瓜酒Ⅰ

【处方】

狗骨（或用豹骨，油炙酥）35g 当归50g 川芎50g 淫羊藿（羊油制）50g 白芍（酒制）50g 五加皮50g 独活50g 羌活50g 桑寄生50g 杜仲（盐制）40g 续断（酒制）40g 牛膝50g 威灵仙50g 透骨草50g 防己40g 防风50g 桂枝40g 木瓜50g 牡丹皮50g 白芷50g 麻黄30g 苍术（炒）50g 细辛20g 三七30g 红花30g 鸡血藤膏40g 乌药50g 乳香（炒）30g 没药（炒）40g 秦艽30g 甘草20g 白酒14L

【制法】将前30味捣为粗末或切成薄片，入布袋，置容器中，加入白酒，密封，每日搅拌1次，浸泡30～40日后，取出布袋压榨，合并，滤过。滤液加鸡血藤膏，搅拌溶解，静置15日，滤过，即成。

【功能主治】祛风除湿，活络止痛。用于风湿性关节痛，跌打损伤，四肢麻木、半身不遂。

【用法用量】口服：每次20～30ml，每日2次。

【注意事项】孕妇忌服。

【处方来源】《新编中成药》

国公酒Ⅰ

【处方】

当归46g 羌活46g 乌药46g 五加皮46g 苍术46g 防风46g 青皮46g 枳壳46g 独活46g 白术46g 佛手46g 牡丹皮46g 川芎46g 白芷46g 木香46g 木瓜46g 白芍46g 槟榔46g 厚朴46g 红花46g 广陈皮46g 天南星46g 枸杞46g 牛膝46g 紫草46g 栀

下篇

各类药酒

子 46g 麦冬 46g 破故纸 46g 玉竹 156g 红曲 234g 冰糖 7kg 白酒 18L

【制法】将前 28 味（除红花、红曲外）均磨成粗粉，再与红花、红曲和匀，置容器中，加入白酒，密封，浸泡 70 日后，过滤去渣，药渣压榨，将压榨液与浸液合并，加入冰糖，搅拌，溶解后滤过，静置 3 日后再滤过，分装即成。

【功能主治】祛风除湿，活血通络，行气止痛，强筋壮骨。用于风湿性关节炎（骨节疼痛、四肢麻木、步行无力等）及一切风寒湿痹。

【用法用量】口服：每次服 10 ~ 15ml，日服 2 ~ 3 次。

【处方来源】《药酒汇编》

金龙酒

【处方】

全蝎 9g 蜈蚣 9g 乌梢蛇 30g 白酒 500ml

【制法】将前 3 味捣碎或切片，入布袋，置容器中，加入白酒，密封，浸泡 14 ~ 30 日后，即可服用。

【功能主治】祛风湿，止痉挛，搜风通络。用于类风湿关节炎。

【用法用量】口服：每晚服用 20 ~ 50ml。

【处方来源】《食物疗法》

泡酒方 II

【处方】

儿茶 8g 乳香 8g 没药 8g 海龙 8g 碎蛇（白花蛇）8g 石燕半个 血竭 45g 自然铜（醋淬）15g 杜仲 9g 制草乌 3g 制川乌 3g 炒北五味 30g 制首乌 24g 蜈蚣（焙研细末）5 条 大曲酒 1L 白酒 1.5L

【制法】将前 14 味切碎，置容器中，

加入大曲酒，密封，浸泡 2 周后，再加白酒，静置 1 日后，过滤去渣，即成。

【功能主治】祛风除湿，活血化瘀，通络止痛。用于风湿性关节炎、风湿病。

【用法用量】口服：每次服 15 ~ 30ml，或随量饮，日服 3 次。

【处方来源】《王渭川临床经验选》

泡酒方 III

【处方】

枸杞 30g 黄精 30g 贡术 30g 制川乌 30g 熟附片 30g 羌活 15g 独活 15g 威灵仙 15g 当归 15g 姜黄 15g 蜈蚣（焙研细末）20g 乌梢蛇 90g 千年健 60g 大曲酒 2L

【制法】将前 13 味切碎，置容器中，加入大曲酒，密封，浸泡 2 周后，过滤去渣，即成。

【功能主治】温经散寒，祛除风湿，通络止痛。用于风湿性关节炎、四肢麻木、风寒湿痛。

【用法用量】口服：每次服 10 ~ 15ml，每日早、晚各服 1 次。

【处方来源】《王渭川临床经验选》

药酒外搽方

【处方】

白花蛇 10g 制川乌 10g 制草乌 10g 羌活 10g 独活 10g 川芎 10g 防风 10g 细辛 10g 麻黄 10g 香附 10g 元胡 10g 制乳香 10g 制没药 10g 秦艽 12g 梧桐花 12g 鲜生姜 10 片 白酒 1.5L

【制法】将前 16 味捣碎或切成薄片，置容器中，加入白酒，密封，浸泡 15 日后即可取用。

【功能主治】散寒祛湿，通络止痛。用于凡因风寒湿三气侵袭引起的肩、背、腰、腿、膝等部关节和肌肉疼痛而无局部器质性病变者。

【用法用量】外用：每日拍打两次，每次 15 分钟，拍打轻重以舒适为度。拍打完后，再擦药酒 1 遍。每用 1 周，将瓶中烧酒加满，并使药酒保持一定浓度。

【处方来源】《百病中医熏洗熨擦疗法》

【附记】此药酒对于皮肤有过敏，局部皮肤破损或有皮肤病者，不宜使用。同时宜随病位加味：如病在肩关节加片姜黄 10g，伸筋草 20g，海桐皮 12g；在腰背部加川断 10g，狗脊 12g，杜仲 12g，在膝关节加牛膝、木瓜各 10g。如方中制二乌改用生川、草乌，效果尤佳。

骨痛药酒

【处方】

制首乌 50g　接骨木 50g　牛膝 50g　香加皮 50g　川续断 50g　桑寄生 50g　七叶莲 50g　威灵仙 25g　制何首乌 25g　丹参 25g　木瓜 25g　络石藤 25g　菝葜 25g　虎杖 38g　油松节 38g　红藤 38g　苍术（麸炒）12g　伸筋草 12g　川芎 12g　麻黄 12g　红花 12g　干姜 6g　白酒 5L　赤砂糖 430g

【制法】将前 22 味研为粗末或切成薄片，用赤砂糖和白酒制成酒糖液作溶剂，浸渍 48 小时后以每分钟 1 ~ 3ml 的速度缓慢渗滤，收集渗滤液和榨出液，合并混匀，添加白酒至 4300ml，静置，滤过，即成。

【功能主治】祛风除湿，舒筋活络。用于慢性风湿性关节炎（关节不利、筋骨酸痛、四肢酸麻等症）。

【用法用量】口服：每次服 15 ~ 30ml，日服 2 次。

【处方来源】《药酒汇编》

复方三蛇酒

【处方】

白花蛇 1 条　蕲蛇 30g　乌梢蛇 30g

蜈蚣 5 条　防己 30g　防风 30g　全蝎 10g　蜣螂虫 10g　露蜂房 15g　生地 30g　羌活 30g　忍冬藤 30g　海风藤 30g　金银花根 30g　桑枝 30g　甘草 30g　高粱酒 4L

【制法】将前 16 味捣碎或切成薄片，置容器中，加入高粱酒，密封，浸泡 2 周后即可开封取用。

【功能主治】祛风除湿，透骨搜络，消痹止痛。用于类风湿关节炎、剧痛；或久痹痛发顽固者。

【用法用量】口服：每次服 10 ~ 15ml，水酒调服，日服 2 次。

【处方来源】《当代名医临证精华，痹证专辑》

【附记】本证为风寒湿热痰瘀之邪留伏骨关节所致。故清代叶天士云："络瘀则痛"。主张搜剔经隧之瘀。搜剔经络之瘀莫如虫类。对久病或慢性病患者关节长久肿痛、功能障碍。寒湿瘀凝结于经隧，用一般祛风散寒化湿药，效果不显。佐以透骨搜络之虫类药，取效最捷，药如：乌梢蛇、蕲蛇、全蝎、蜈蚣、地龙等，特别是蕲蛇、乌梢蛇，《本草纲目》认为能透骨剔风、内走脏腑、外彻皮肤，无处不到。全蝎善于走窜，逐湿除风、蠲痹通经，用治风湿痛痹。地龙主治关节痛，蜈蚣治顽痹。经长期体验，确有良效。本方亦可制成丸（片）剂，用之均有良效。

复方忍冬酒

【处方】

忍冬藤 200g　鸡血藤 70g　路路通 70g　川牛膝 90g　延胡索 50g　木瓜 50g　当归 50g　红花 50g　丹参 50g　桃仁 35g　黄芪 80g　白术 90g　枳壳 25g　白酒 10L

【制法】将上述中药制粗末，加白酒，密闭浸泡 30 日，滤去上清液，药渣压榨后，合并滤液，加甜菊苷调味，静置 7 日，滤过即得。

【功能主治】解毒化瘀，祛风除湿，

舒筋通络，用于治疗风湿性关节炎、类风湿关节炎、肩周炎、骨质增生、软组织损伤。

【用法用量】口服：每次服 10～15ml，日服 2 次。

【处方来源】《中成药》1997，19（8）：47

追风酒

【处方】

当归 15g　川芎 15g　白芍 15g　熟地 15g　制杜仲 15g　川牛膝 15g　香附 15g　羌活 15g　独活 15g　寻骨风 15g　木瓜 15g　桂枝 15g　萆薢 15g　地龙 15g　云茯苓 15g　红枣 15g　水蛭 9g　土鳖虫 9g　三七 9g　红花 9g　制川乌 9g　制草乌 9g　全蝎 9g　蝉蜕 9g　枸杞 5g　马钱子 45g（制）　乌梢蛇 30g　蜈蚣 16g　白酒 5L

【制法】将前 28 味共为粗末或切成薄片，入布袋，置容器中，加入白酒，密封，浸泡 20 日后，过滤去渣，即成。

【功能主治】追风活络，和血止痛。用于类风湿关节炎（顽痹日久、关节变形、肿大、屈伸不利、疼痛不止等症）。

【用法用量】口服：每次服 15～30ml，日服 3 次。

【注意事项】痹证初起或热痹忌服。

【处方来源】《药酒汇编》

类风湿中药浸酒

【处方】

Ⅰ号：黄芪 20g　当归 10g　制附子 10g　威灵仙 10g　羌活 10g　独活 10g　豨莶草 10g　姜黄 10g　木瓜 15g　制川乌 10g　制草乌 10g　白芷 20g　白花蛇 5 条　全蝎 30g　蜈蚣 10 条　土鳖虫 30g　桃仁 20g　红花 15g　狗脊 10g　制乳香 10g　干姜 10g　防风 10g，防己 10g　秦艽 10g　雷公藤 20g　白酒 3L

Ⅱ号：黄芪 20g　当归 10g　威灵仙 10g　豨莶草 10g　姜黄 10g　木瓜 15g　白花蛇 5 条　全蝎 30g　蜈蚣 10 条　土鳖虫 30g　桃仁 20g　红花 15g　狗脊 10g　制乳香 10g　干姜 10g　防风 10g，防己 10g　秦艽 10g　雷公藤 20g　桑枝 30g　土茯苓 30g　黄柏 20g　丹皮 20g　钩藤 20g　白酒 3L

【制法】上药浸入白酒 3L，浸泡 1 周。

【功能主治】逐痹通络兼以扶正。用于类风湿关节炎。

【用法用量】每次服 20ml，每日服 2 次，15 日为 1 疗程。一般服 2～4 个疗程。服药期间如有口舌麻木，则停服 1 周后续用，风寒湿痹型用Ⅰ号，风湿热痹型用Ⅱ号。

【处方来源】《江苏中医》2000,（11）:28

类风湿药酒

【处方】

羌活 10g　独活 10g　续断 10g　制草乌 10g　细辛 10g　川芎 6g　红花 6g　乳香 6g　没药 6g　鹿角胶 3g　白酒 1L

【制法】以上药材净选除杂，加适量甜叶菊，粉碎成粗粉，加白酒，密闭浸泡 15 日，过滤，分装即得。

【功能主治】祛风除湿，养血通络，补养肝肾，通络止痛。用于治疗类风湿关节炎。

【用法用量】口服：每次 10ml，每日服 3 次，1 个月为 1 疗程。

【处方来源】《中国中西医结合外科杂志》1998，（10）：287

祛风酒Ⅰ

【处方】

独活 60g　羌活 60g　桑寄生 60g　白芍 60g　秦艽 60g　木瓜 90g　牛膝 90g

川续断 90g　五加皮 90g　破故纸 90g　党参 150g　冰糖 500g　高粱酒 5L

【制法】将前 11 味切碎或切成薄片，置容器中，加入白酒，密封，浸泡 2 周后，过滤去渣，加入冰糖，待溶解后，滤过即成。

【功能主治】祛风胜湿，温经散寒，扶正固本，通络止痛。用于风湿性关节炎（骨节酸痛，痛无定处，四肢酸沉、拘挛、屈伸不利、遇寒冷则痛剧）。

【用法用量】口服：每次服 30ml，每日中、晚各服 1 次。

【处方来源】《百病中医膏散疗法》

【附记】验之临床，坚持服用，每收良效。用治风湿性关节炎，日久不愈者，效果亦佳。

桃红酒

【处方】

红花 20g　桃仁 20g　赤芍 20g　地龙 20g　桂枝 20g　制川乌 15g　制草乌 15g　白酒 1.5L

【制法】用纱布把诸药饮片包好，放入瓷瓶中，用白酒浸泡，密封 7～10 日后使用。

【功能主治】活血通经，温通血脉，搜风胜湿。用于痹证。

【用法用量】口服；服前先搅拌酒液，可用 15ml 酒盅做标志，每日早晚各一盅。

【处方来源】《吉林中医药》1995，（2）：20

蛇虫酒

【处方】

金钱白花蛇 1 条　蕲蛇 30g　羌活 30g　生地 30g　熟地 30g　忍冬藤 30g　乌梢蛇 30g　蜈蚣 3 条　当归 15g　牛膝 15g　全蝎 15g　蛴螬虫 15g　僵蚕 12g

木防己 15g　枸杞 12g　陈皮 6g　甘草 3g　大枣 4 枚　白酒 2.5L

【制法】将前 18 味切碎或切成薄片，置容器中，加入白酒，密封，浸泡 15 日后，过滤去渣，即成。

【功能主治】祛风除湿，搜风通络，散寒止痛。用于类风湿关节炎（寒湿型）。

【用法用量】口服：每次服 15～30ml，日服 2～3 次。

【处方来源】《中国食疗学》

舒通络酒

【处方】

黄芪 25g　秦艽 25g　木瓜 25g　牛膝 25g　白芍 25g　丹参 25g　当归 25g　枸杞 25g　鸡血藤 25g　制川乌 25g　制草乌 25g　乌梢蛇 25g　海桐皮 25g　伸筋草 25g　海风藤 25g　白酒 5L

【制法】将前 15 味切片，置容器中，加入白酒，密封，浸泡 30 日后，过滤去渣，即成。

【功能主治】祛风湿，补肝肾，强筋骨，养血舒筋，活血通络。用于风寒湿之邪入络、气血阻滞引起的肩、腰、膝等部关节疼痛。用于急、慢性风寒湿性关节炎，类风湿关节炎，坐骨神经痛，腰肌劳损。

【用法用量】口服：每次服 15～30ml，日服 2～3 次。

【处方来源】《药酒汇编》

雷公藤酒

【处方】

雷公藤 250g　制川乌 60g　制草乌 60g　当归 20g　红花 20g　桂枝 20g　川牛膝 20g　木瓜 20g　羌活 20g　杜仲 20g　地骨皮 20g　车前子 20g　薏苡仁 20g　50°白酒 1L　冰糖（或白糖）250g

【制法】将前 13 味加水 3L，用文火煎至 1L，过滤去渣后，加入冰糖，溶化，冷却后与诸余药同置容器中，加入 50° 白酒，拌和，密封，浸泡 5～7 日，过滤去渣，即成。

【功能主治】 祛风湿，通经络，舒筋和血，消肿止痛。用于类风湿关节炎。

【用法用量】 口服：每次饭后服 15～20ml，日服 3 次，年老体弱者酌减。

【处方来源】《陕西中医学院学报》

【附记】 每次用量直从 5ml 开始服用，渐加至 20ml，以策安全。亦可用一味雷公藤 125g，浸泡于 50°～60° 白酒 1L 中，密封。2 个月后即可取用。余同上。效果亦佳。

痹必蠲酒

【处方】

制川乌 30g　制草乌 30g　马钱子 15g　龙血竭 2g　白花蛇 1 条　乌梅 18g　紫草 18g　白酒 1L

【制法】 上药切片，浸泡在 50° 以上白酒中，7 日后使用。

【功能主治】 搜风胜湿，疏通经络，活血散瘀。用于痹证。

【用法用量】 用棉签蘸药酒搽患部（关节处多搽几遍），每日早晚各搽 1 次，7 日为 1 疗程，进行下疗程前可间隙 2 日。

【处方来源】《湖北中医杂志》1995，（5）：12

痹药酒

【处方】

秦艽 50g　伸筋草 20g　寻骨风 20g　桂枝 30g　制附子 20g　制川乌 15g　制草乌 15g　丹参 90g　蜈蚣 5 条　干地龙 15g　延胡索 30g　白酒 2L　赤砂糖 500g　症重或病程日久者加白花蛇 1 条

【制法】 将前 11 味切碎（其中蜈蚣、地龙研细末），置容器中，加入白酒，密

封，浸泡 14～21 日后，过滤去渣，即成。或加入赤砂糖矫味，静置 24 小时，过滤备用。

【功能主治】 祛风除湿，活血舒筋，搜风通络，温经止痛。用于风寒湿邪所致的风湿性、类风湿关节炎、肩周炎、坐骨神经痛、筋骨、肌肉疼痛等一切风寒湿痹。

【用法用量】 口服：每次服 15～30ml，日服 3 次。

【注意事项】 热痹忌服。

【处方来源】 临床经验方

【附记】 坐骨神经痛加杜仲、川续断各 30g；肩周炎加片姜黄 30g。

蕲蛇药酒

【处方】

蕲蛇 13g　羌活 6g　天麻 6g　五加皮 6g　当归 6g　秦艽 6g　红花 9g　防风 3g　白酒 1.2L　白糖 90g

【制法】 将前 8 味粗碎或切成薄片，按渗滤法制成药酒 1L，再加入白糖，待完全溶解后，过滤即得。

【功能主治】 祛风湿，活血通络，止痛。用于风湿性关节炎、类风湿关节炎及关节疼痛等症。

【用法用量】 口服：每次服 30～60ml，日服 2 次。

【处方来源】《中药制剂汇编》

【附记】 验之临床，坚持服用，每收良效。疗程与病程有关。

蠲痹宝酒

【处方】

秦艽 20g　川芎 15g　桃仁 10g　炙甘草 10g　当归 15g　炒灵脂 10g　怀牛膝 15g　炙黄芪 20g　白酒 1L

【制法】 将前以上各味药切片，入布袋，置容器中，加入白酒，密封，浸泡

127

14～30日后，即可服用。

【功能主治】祛风散寒除湿，行气活血通络。用于类风湿关节炎。

【用法用量】口服。每次20ml，每日3次，30日为1疗程。

【处方来源】《中医研究》1993，6（2）：19

二、坐骨神经痛用药酒

二乌酒

【处方】

制川乌30g　制草乌30g　金银花30g　牛膝30g　紫草30g　乌梅30g　白糖250g　白酒2L

【制法】将上药与白酒、白糖一起置入容器中，密封浸泡10日后，过滤后即可取用。

【功能主治】祛风除湿，清热凉血，通络止痛。用于原发性坐骨神经痛，以腰部、下肢持续性钝痛，抽搐为主。

【用法用量】口服：每次服15～30ml，日服3次。

【处方来源】《民间秘方治百病》。

【附记】验之临床多效。

二乌麻蜜酒

【处方】

制川乌30g　制草乌30g　金银花30g　牛膝30g　紫草30g　乌梅30g　白糖250g　白酒2L

【制法】将上药切片与白酒、白糖一起置入容器中，密封浸泡10日后，过滤后即可取用。

【功能主治】祛风除痰，清热凉血，通络止痛。用于原发性坐骨神经痛，以腰部、下肢持续性钝痛，抽搐为主。

【用法用量】口服：每次空腹服15～30ml，日服3次。

【处方来源】《民间秘方治百病》

三虫酒

【处方】

赤芍6g　蜈蚣6g　全蝎4.5g　僵蚕4.5g　穿山甲9g　当归9g　麻黄3g　川军3g　芒硝3g　黄酒500ml

【制法】用黄酒煎服。

【功能主治】散风导滞，搜风通络。用于坐骨神经痛。

【用法用量】口服：每日1剂，分2次服。

【处方来源】《医学文选·祖传秘方验方集》

马钱乳香酒

【处方】

制马钱子20g　制乳香30g　当归50g　制没药30g　杜仲炭30g　骨碎补40g　川牛膝40g　狗脊50g　枸杞40g　金樱子40g　川芎30g　川断40g　独活40g　红花30g　元胡30g　广防己30g　木瓜50g　丹参40g　制川乌20g　威灵仙30g　鸡血藤50g　红糖300g　白酒8L

【制法】将上药粉碎或切成薄片，加红糖，40°以上白酒，置于玻璃或瓷器容器内浸泡10日。

【功能主治】活血化瘀，祛风除湿，散寒通络，软坚散结。用于治疗坐骨神经痛。

【用法用量】口服：每次服50～100ml，每日早晚各1次，饭后半小时服用，或每晚临睡前服用1次，可连服3～4个月。并配合醋酸曲安奈德注射。

【处方来源】《内蒙古中医药》1998，（4）：25

乌头地龙酒

【处方】

制川乌15g　制草乌15g　红花15g

地龙 30g　寻骨风 30g　伸筋草 30g　生黄芪 60g　全当归 60g　白米酒 3L

【制法】将上药装瓶，加入白米酒，密闭，1 周后即成。

【功能主治】温经散寒，通络止痛。治疗坐骨神经炎。

【用法用量】每次服 10～20ml，每日早晚各 1 次，15 日为 1 疗程，服完为 1 疗程，一般可连服 1～2 疗程。

【注意事项】治疗期间注意避风防寒。

【处方来源】《四川中医》1990,（3）:32

乌头黄芪酒

【处方】

制川乌 20g　制草乌 20g　广地龙 50g　生黄芪 60g　红花 15g　寻骨风 20g　伸筋草 20g　全当归 60g　五加皮 60g　白米酒 3L

【制法】将 9 味药物切片与白米酒同时浸泡 5 日即成。

【功能主治】温经通络、搜风利湿和扶正固表，用于治疗急慢性坐骨神经痛。

【用法用量】每次服药酒 10～15ml，每日早晚各 1 次。

【处方来源】《中医药研究》1996，（2）：17

乌蛇灵仙酒

【处方】

乌梢蛇 10g　威灵仙 15g　独活 15g　千年健 15g　红花 15g　土鳖虫 5g　川芎 10g　当归 15g　鸡血藤 15g　黄芪 15g　细辛 5g　黄酒 1L

【制法】将上药切片放入瓶内，然后加黄酒至瓶满，封闭瓶口，3 日后开始服用（随服用随加酒）。

【功能主治】祛风除湿，通经活络，活血止痛。用于坐骨神经痛。

【用法用量】口服：每次服 10ml，日服 2 次，饮 1L 酒为 1 疗程。

【处方来源】《辽宁中医杂志》1989，（6）：33

四八酒

【处方】

制马钱子 100g　没药 12g　川木瓜 12g　黄芩 12g　泽泻 12g　川椒 12g　丹参 12g　五加皮 12g　当归尾 12g　大黄 12g　白芷 12g　石菖蒲 12g　赤芍 12g　苏木 12g　桂枝 12g　地榆 12g　沉香 12g　细辛 12g　生苍术 12g　生半夏 12g　生川乌 12g　宽筋藤 12g　生姜 12g　自然铜 12g　川芎 12g　郁金 12g　防风 12g　羌活 12g　田三七 12g　丹皮 12g　麻黄 15g　吴茱萸 15g　乳香 24g　生南星 18g　乌药 18g　秦艽 18g　大枫子 18g　山障子 30g　细榕树叶 30g　千斤拔 30g　白酒 6L

【制法】先将生马钱子砂烫，生姜切片，余 38 味干燥后共研为粗粉，一起置缸中，加入白酒，每日搅拌或振摇 1 次，7 日后每周 1 次，密封，浸泡 21～30 日后，即可取用。

【功能主治】清热镇痛，活血化瘀，祛风通络。用于风湿性关节炎，坐骨神经痛，骨质增生，陈旧外伤性关节炎，腰椎间盘突出症。

【用法用量】外用：每取药酒少许揉擦患处，擦至患处有热感为止，日擦 2～3 次。

【处方来源】《精选八百外用验方》

四虫雪莲酒

【处方】

白花蛇 1 条　全虫 15g　雪莲花 15g　地龙 20g　黑蚂蚁 20g　威灵仙 20g　制乳香 12g　制没药 12g　当归 12g　制川乌 10g　制草乌 10g　川牛膝 10g　红参 10g

白酒 2L

【制法】诸药切片装入盛白酒的陶瓷罐或玻璃瓶内浸泡，罐口密封，浸泡 7 日后启用。

【功能主治】祛风通络，散寒止痛，补肝益肾。用于坐骨神经痛。

【用法用量】口服，每日服药 3 次，每次 15～10ml，2 周为 1 疗程。

【处方来源】《四川中医》1995，(3)：31

归健追风酒

【处方】

当归 15g　川牛膝 15g　千年健 10g　追地风 10g　木瓜 10g　60°白酒 1L

【制法】将上药与白酒一起置容器中浸泡 1 昼夜后，再隔水煎至沸 3 次。或浸泡 10 日后即可。备用。

【功能主治】活血祛风，温经散寒，通络止痛。用于坐骨神经痛。

【用法用量】口服：每次服 20～30ml，依酒量可多可少，每日服 3 次。

【处方来源】《民间秘方治百病》

【附记】一般此药酒服至 3～4 日时疼痛可能加剧，但以后会慢慢减轻，可使疼痛消失。

坐骨神经痛酒

【处方】

小茴香 6g　木香 6g　陈皮 10g　玄胡 12g　穿山甲 5g　川牛膝 5g　独活 5g　甘草 3g　白酒 500ml

【制法】上药共为细末或切成薄片，加入 500ml 白酒中，浸泡 1 周后开始服用。

【功能主治】活血化瘀，通络柔筋，祛痹止痛。用于坐骨神经痛日久痛缓，或巩固疗效之用。

【用法用量】口服：每次服 10～20ml，每日服 3 次，以饭前服为宜。

【处方来源】《国医论坛》1997，12(5)：37

狗骨药酒

【处方】

狗胫骨 500g　当归 120g　千年健 120g　威灵仙 120g　百步舒 120g　制杜仲 120g　元胡 120g　大枣 120g（去核）茜草 120g　制川乌 15g　制草乌 15g　细辛 15g　三棱 30g　莪术 30g　红花 10g　怀牛膝 100g　白酒 24L

【制法】将狗胫骨洗净、捣碎，余药切碎，置容器中加入白酒，密封，浸泡 20～30 日后，过滤去渣，即成。

【功能主治】祛风除湿，活血化瘀，舒筋壮骨，通络止痛。用于坐骨神经痛。

【用法用量】口服：每次空腹服 15～30ml，日服 3 次。

【用法用量】凡孕妇及阴虚发热、消化性溃疡患者忌用。

【处方来源】临床经验方

【附记】方中狗胫骨，另用水煎，取浓汁入酒中。

复方闹羊花酒

【处方】

闹羊花 9g　羌活 9g　独活 9g　川牛膝 9g　制杜仲 9g　灯心草 9g　小茴香 9g　桂心末 9g　白酒 1L

【制法】上药切片加水 800ml，文火煎至 500ml，加上桂心末，再加白酒，混合即成。

【功能主治】祛风除湿，散寒止痛，通行血脉。治疗风寒湿型坐骨神经痛。

【用法用量】口服：每次 10ml，每日 3 次，饭后服，1 剂为 1 疗程。

【处方来源】《河南中医》1992，12(1)：38

活络酒

【处方】

当归9g 天麻9g 何首乌9g 防风9g 独活9g 牛膝9g 牡蛎9g 石斛9g 金银花9g 川芎15g 秦艽15g 千年健15g 川续断12g 杜仲12g 泽泻12g 桑寄生12g 油松节12g 狗脊6g 川厚朴6g 桂枝6g 钻地风6g 甘草6g 白酒2L

【制法】 将上药切片与白酒一起置入容器中，密封，浸泡15日后即可取用。

【功能主治】 祛风除湿，通络止痛，补益肝肾。用于风湿性关节炎、坐骨神经痛、陈旧性损伤疼痛。

【用法用量】 口服：每次服20~30ml，日服1~2次。

【处方来源】《实用伤科中药与方剂》

舒心镇痛酒

【处方】

秦艽15g 羌活15g 当归15g 伸筋草15g 制南星15g 苡仁15g 桂枝10g 全蝎10g 木瓜20g 川牛膝20g 海马2支 蜈蚣4条 白酒2L

【制法】 将上药入盆中冷水浸湿，滤干水分后置入瓦罐，加进谷酒，酒量离罐面3.5cm许（约1500ml），罐面口上用白纸覆盖，然后用细沙包压在纸上面，将药罐移至文火上煎熬，见纸边冒汗（蒸气露珠），随即端去药罐，冷却后滤去药渣，取液服用。

【功能主治】 祛风通络，活血止痛，治坐骨神经痛。

【用法用量】 每日早晚各1次，每次服20~30ml，服15日为1疗程。

【处方来源】《新中医》1996,(1):29

三、肩肘关节炎用药酒

五虫药酒

【处方】

蜈蚣3条 全蝎6g 蜣螂虫6g 穿山甲6g 䗪虫6g 红花15g 海风藤15g 络石藤15g 桂枝15g 威灵仙15g 制川乌10g 制草乌10g 川芎10g 片姜黄9g 乳香9g 没药9g 白酒2L

【制法】 将前16味捣碎，置容器中，加入白酒。密封，浸泡7~10日后，过滤去渣，即成。

【功能主治】 祛风除湿，温经散寒，活血化瘀，搜风通络。用于肩周炎（后期人坐骨神经痛及风湿性关节炎）。

【用法用量】 口服：每次温服20~30ml，日服3次。

【处方来源】 临床经验方。

【附记】 坐骨神经痛加杜仲、续断。

乌辛酒浸液

【处方】

制川乌头300g 细辛150g 高度白酒5L

【制法】 上药混合粉碎成粗粉，加入白酒浸泡2周后即可使用。

【功能主治】 温经散寒祛湿，活血通络止痛。用于风湿疼痛。

【用法用量】 外用：以本品配合直流药物导入治疗仪导入治疗。每日治疗1次，每次30分钟，2周为一疗程，一般治疗1~3个疗程，患者自行作肩周关节活动。

【处方来源】《河北中医》2000，22（2）：123

玉真散酒

【处方】

制南星30g 天麻30g 防风30g 羌

活30g 白附子60g 桑枝30g 细辛60g 60°白酒2L

【制法】上药切片，用酒浸1周后服用。

【功能主治】祛风散寒，通络镇痛。用于肩关节周围炎。

【用法用量】外用：每日行手法，同时擦涂本酒。每日行爬墙练习，同时涂擦本酒于患肩，边擦边揉。6日为1疗程。

【处方来源】《中医正骨》2000，12（5）：41

两乌愈风酒

【处方】

制川乌9g 制草乌9g 秦艽30g 木瓜30g 熟地30g 鸡血藤30g 当归30g 威灵仙30g 菝葜30g 骨碎补20g 蜈蚣20g 延胡20g 全蝎20g 五加皮20g 桑枝20g 羌活20g 独活20g 防己25g 细辛6g 丹参40g 木香10g 白芷10g 桂枝10g 丝瓜络10g 红枣60g 黄酒5L

【制法】将上述药物先用冷水拌湿，然后把药物及黄酒装入瓷瓶内，箬壳封口，在锅中蒸至600ml为度，备用。

【功能主治】温经养血，祛风除湿，蠲痹止痛。用于治疗肩周炎。

【用法用量】口服：每次10m，每日服3次。

【处方来源】《浙江中医杂志》1991，（1）：17

鸡蛇酒

【处方】

鸡血藤30g 桂枝30g 杜仲30g 乌梢蛇20g 红花10g 白酒2.5L

【制法】将中药切片浸入酒中，5月初封坛埋入50cm庭院深土中，9月中旬起坛开封。

【功能主治】祛风散寒，行气活血。用于肩关节周围炎。

【用法用量】口服：依患者酒量，20~50ml，午、晚餐饮用，并可用药酒外敷按摩治疗，7日为1疗程，一般2~3个疗程。

【处方来源】《四川中医》1998，(12)：42

肩周Ⅰ号酒

【处方】

川牛膝12g 宣木瓜12g 炮姜12g 地骨皮12g 羌活9g 五加皮9g 广陈皮9g 茜草9g 没药9g 肉桂9g 川厚朴15g 当归15g 白酒2.5L

【制法】上药泡酒2.5L，浸7日方可饮用。

【功能主治】祛风散寒化湿。用于肩周炎。

【用法用量】口服：每次15ml，每日2~3次。

【处方来源】《新中医》1996，(3)：14

秦艽木瓜酒

【处方】

秦艽6g 制川乌6g 制草乌6g 广郁金10g 羌活10g 川芎10g 木瓜20g 全蝎2g 红花8g 透骨草30g 鸡血藤30g 60°白酒1L

【制法】将前11味捣碎或切片，置容器中，加入白酒，密封，浸泡15日后，过滤去渣，即成。

【功能主治】祛风散寒，舒筋通络。用于肩关节周围炎（偏寒、偏瘀型）。

【用法用量】口服：每晚临卧前服15~30ml。

【注意事项】凡糖尿病、冠心病、慢性心功能不全者忌服。服用不可过量。

下篇 各类药酒

消炎止痛液

【处方】

丁香 10g 儿茶 10g 红花 10g 生地 10g 赤芍 10g 丹皮 10g 白芷 10g 川芎 10g 樟脑 10g 木香 9g 防风 9g 乳香 9g 没药 9g 大黄 12g 当归 12g 薄荷 6g 90%乙醇适量

【制法】将前 15 味（樟脑除外）捣碎，加入 90%乙醇（适量）浸泡 24 小时（酒精与药材之比为 1:2），然后置水浴锅中，用蒸馏法收集蒸馏液 200ml，药渣中残留液抽滤尽，再把樟脑粉加入蒸馏液中搅匀，与抽滤液合并，添加酒精至 350ml，贮瓶备用。

【功能主治】温经散寒，通络止痛。用于肩周炎（肩凝症）。证见肩关节疼痛难忍、难以入眠，手不能抬举转后，吃饭、抬头困难，苔白、脉浮。

【用法用量】外用：用时先在病灶部位用特定电磁波谱治疗仪照射 10 分钟后，再取本液涂擦患处，每隔 1 分钟涂擦 1 次，每次照射 30 分钟，日 2 次。

【处方来源】《临床奇效新方》

调中解凝酒

【处方】

黄芪 10g 炒白术 10g 川木瓜 9g 陈皮 9g 青皮 6g 广木香 6g 龙眼肉 15g 丁香 6g 白蔻仁 6g 茯苓 6g 当归 10g 川芎 9g 白芍 6g 秦艽 8g 羌活 5g 川牛膝 9g 白冰糖 180g 白酒 1L

【制法】上药为粗末或切成薄片，浸渍于白酒中，夏季 5 日，冬季 10 日，滤去渣，取上清液。

【功能主治】调补脾胃，活血养血，散寒祛湿化痰。用于肩关节周围炎。

【用法用量】口服：每次饭后温服

10ml，每日 2 次，15 日为 1 疗程，一般服 2~3 个疗程。

【处方来源】《河南中医》1998,(3):143

麻桂酒

【处方】

麻黄 15g 桂枝 15g 当归 20g 鸡血藤 20g 川乌 15g 白酒 1.5L

【制法】上药均切成薄片，用 50°以上白酒浸泡 7 日。

【功能主治】祛风通络。用于肩周炎。

【用法用量】口服：每次 25ml，每日 3 次。

【处方来源】《山东中医杂志》1996,(6):283

舒筋止痛液

【处方】

制马钱子 50g 制川乌 50g 制草乌 50g 威灵仙 50g 血竭 50g 苏木 50g 五加皮 50g 白花蛇 50g 桂枝 50g 冰片 50g 樟脑 50g 50%乙醇（酒精）2.5L

【制法】上药除冰片、樟脑外，余药碾为粗末，用酒精浸泡，每日搅拌 2 次，7 日后过滤取汁，药渣以同法复制 2 次，3 液混合澄清，再加冰片、樟脑溶解后装瓶备用。

【功能主治】祛风散寒，活血化瘀，通络止痛。用于肩周炎。

【用法用量】倒药液适量，擦揉患处，致局部发热后再以热敷，每日 3~4 次，7 日为 1 疗程。一般用 2 个疗程。

【处方来源】《陕西中医》1997,(2):64

漏肩风药酒

【处方】

当归 15g 枸杞 15g 制首乌 15g 杜

仲 15g　山萸肉 15g　制草乌 9g　土鳖虫 9g　全蝎 6g　自然铜 6g　姜黄 6g　蜈蚣 2 条　红花 5g　白酒 2L

【制法】将前 12 味用清水喷湿，放锅内隔水蒸 10 分钟，待药冷后装入大口瓶内，注入白酒，用棉絮纸封口，每 2 日摇动 1 次，浸泡 10 日后，过滤去渣，即成。

【功能主治】温经散寒，活血通络。用于肩关节周围炎。

【用法用量】口服：每次服 10 ~ 30ml，不以菜佐，日服 1~2 次。

【处方来源】《药酒汇编》

臂痛药酒

【处方】

生黄芪 30g　枸杞 15g　海桐皮 12g 怀牛膝 12g　秦艽 9g　当归 9g　片姜黄 9g 威灵仙 9g　赤芍 9g　桑寄生 9g　茯神 9g 杜仲 9g　桂枝 9g　北沙参 9g　炙甘草 6g 独活 6g　川芎 6g　防风 6g　白酒 2L

【制法】将上药共捣为粗末或切成薄片，用绢袋盛装，与白酒同置入容器中，密封浸泡 10 日后即可服用。

【功能主治】祛风湿，通经络，补肝肾，壮筋骨。用于臂痛、中老年人肩痛（肩周炎）。

【用法用量】口服：每次服 10 ~ 20ml，每日 2 次。15 ~ 30 日为 1 个疗程。

【处方来源】《秦笛桥医案精华》

四、肢体麻木用药酒

三蛇药酒

【处方】

乌梢蛇 1500g　银环蛇 500g　眼镜蛇 500g　大血藤 75g　杜仲 100g　南沙参 100g　寻骨风 100g　独活 100g　香陈皮 100g　当归 100g　石楠藤 100g　桂枝

100g　石菖蒲 100g　山木通 50g　制草乌 50g　制川乌 50g　陈皮 50g　川木香 50g 牛膝 50g　乌药 50g　白芷 50g　川芎 50g 桑寄生 50g　威灵仙 200g（制）　黄精 200g（制）　南蛇藤 200g　红枣 200g 伸筋草 140g　锁阳 150g　甘草 80g　蔗糖 500g　蜂蜜 500g　红糖 2000g　白酒 50L

【制法】三蛇均为鲜蛇，为去头、内脏及皮后剂量。一并置容器中，加入白酒 10L，密封浸泡 30 日以上。上述两浸液分别滤过，合并滤液；加取蔗糖、蜂蜜和红糖制成糖浆，待温，加入滤液中，搅匀，静置，滤过，再加白酒制成 50L 即成，分装备用。

【功能主治】祛风除湿，通经活络。用于风寒湿痹，手足麻木，筋骨疼痛，腰膝无力等症。

【用法用量】口服：每晚睡前服 25 ~ 100ml。

【处方来源】《药酒汇编》

五加皮酒 V

【处方】

五加皮 50g　青风藤 13g　川芎 13g 海风藤 13g　木瓜 13g　威灵仙 13g　当归 23g　菊花 23g　白芷 19g　白术 19g（炒） 红花 25g　牛膝 25g　党参 75g　姜黄 75g 独活 6g　制川乌 6g　制草乌 6g　丁香 6g 砂仁 6g　木香 6g　陈皮 6g　肉桂 6g　玉竹 200g　豆蔻 9g（去壳）　肉豆蔻 9g （煨）　檀香 13g　蔗糖 2000g　55° 白酒 6L

【制法】将前 26 味研为粗粉，加入白酒，浸渍，按渗漉法进行渗漉，收集渗漉液和压榨液，合并，再将蔗糖制成糖浆，兑入漉液中，混匀，静置，滤过，即成。

【功能主治】舒筋活络，祛风除湿。用于风湿痹痛、手足痉挛、四肢麻木、腰膝酸痛等症。

【用法用量】口服：每次服 15 ~

30ml，日服 3 次。

【注意事项】孕妇忌服。

【处方来源】《药酒汇编》

加味养生酒 Ⅱ

【处方】

牛膝 60g　枸杞 60g　生地 60g　杜仲 60g　菊花 60g　白芍 60g　山萸肉 60g　五加皮 120g　桑寄生 120g　木瓜 30g　当归身 30g　桂枝 9g　龙眼肉 240g　白酒 15L

【制法】将前 13 味切碎成片，置容器中，加入烧酒。密封，浸泡 7 日后，过滤去渣，即成。

【功能主治】补肝肾，祛风湿，舒筋活络。用于肝肾精血不足，兼感风湿引起的头晕、腰膝疼痛无力、四肢麻木作痛等症。

【用法用量】口服：每次服 15 ~ 30ml，日服 2 次。

【处方来源】清·《惠直堂经验方》

风湿酒 Ⅵ

【处方】

桑皮 80g　熟地 80g　淫羊藿 80g　鲜马尾松树根 80g　皮子药 48g　鲜侧柏叶 48g　活血藤 32g　石楠藤 32g　麻黄 32g　川续断 32g　桂枝 32g　茄根 32g　白术（炒）32g　苍术（炒）24g　制附子 24g　独活 8g　川牛膝 8g　秦艽 8g　干姜 8g　杜仲（盐水炒）8g　甘草 8g　防风 8g　地枫皮 8g　细辛 8g　木瓜 8g　枳壳（炒）16g　狗脊（去毛）16g　蔗糖 600g　白酒 8L

【制法】将前 27 味，其中马尾松树根，侧柏叶切碎待用。余为粗粉，混匀，用白酒浸渍 15 日后，按渗漉法，收集漉液 2 次，再将蔗糖制成糖浆，待温，加入漉液中，又将马尾松树根、侧柏叶置容器

中，加入白酒，密封，浸泡 30 日后，过滤去渣，与漉液合并，搅匀，静置，滤过，即成。

【功能主治】祛风燥湿，通经活络。用于四肢麻木、腰膝酸软、风湿性关节痛等。

【用法用量】口服：每次服 15 ~ 20ml，日服 2 次。

【处方来源】《临床验方集》

血竭酊

【处方】

当归 30g　红花 30g　血竭 25g　白酒 1L

【制法】将前 3 味捣碎，置容器中，加入酒精，密封，浸泡 1 周后，过滤去渣，用 20ml 玻璃瓶分装，备用。

【功能主治】活血舒筋止痛。用于手足麻木、肢节酸痛、局部经络劳损等。

【用法用量】外用：以棉球蘸药酒徐擦患处。

【处方来源】南京中医学院方。

防风白术酒

【处方】

防风 12g　肉桂 12g　麻黄 12g　白术 9g　山萸肉 9g　制附子 9g　细辛（炒）9g　独活 9g　秦艽 9g　茵陈 9g　山药 9g　杏仁（炒）9g　磁石 50g　紫巴戟（去心）12g　炮姜 30g　薏苡仁 18g　生地黄 15g　白酒 1L

【制法】将前 17 味捣为粗末或切成薄片，入布袋，置容器中，加入白酒，密封，浸泡 7 日后，过滤去渣，即成。

【功能主治】调和气血，搜风祛邪，温经通络。用于关节疼痛，肌肉麻木等症。

【用法用量】口服：每次空腹随量温服之，日服 2 次。

【处方来源】《药酒汇编》

定风酒 I

【处方】

当归30g 天门冬30g 五加皮15g 麦门冬15g 怀牛膝15g 川芎15g 熟地黄15g 生地黄15g 秦艽15g 桂枝10g 蜂蜜250g 红糖250g 米醋250g 白酒4L

【制法】将前10味捣为粗末或切成薄片,入布袋,置容器中,加入白酒、蜂蜜、红糖和米醋,密封,隔水蒸煮2小时,取出待温,埋入地下7日后,取出开封,去药袋滤过,即成。

【功能主治】养血祛风,通经活络。用于腰腿无力、肢体麻木、筋骨疼痛等症。

【用法用量】口服:每次服10~30ml,日服2次,忌过量。

【处方来源】《药酒汇编》

国公酒 II

【处方】

玉竹90g 陈皮80g 红曲80g 肉桂5g 丁香5g 砂仁5g 豆蔻5g 木香5g 檀香5g 国公酒清膏110g 蜂蜜960g 红糖960g 白酒16L

【制法】先将前9味药物捣为粗末或切成薄片,置容器中,加入白酒,浸泡1月,然后与国公酒清膏、蜂蜜、红糖相混匀后备用。

【功能主治】祛风除湿,养血活络。用于四肢麻木,骨节疼痛,风寒湿痹。

【用法用量】口服:每次10~15ml,每日2次。

【注意事项】孕妇忌服。

【处方来源】《新编中成药》

【附记】"国公酒清膏"可祛风止痛,养血通络,疗风湿痹痛,如配以散寒除湿,活血行气之药,对于四肢麻木,手足不遂,

关节不利,痹痛诸症有很好的疗效。

参茸狗骨药酒

【处方】

当归75g 熟地黄100g 龙眼肉75g 麻黄75g 千年健50g 甘草50g 炒苍术50g 红花50g 草乌(制)50g 牛膝50g 栀子50g 茜草50g 续断50g 独活50g 陈皮50g 穿山龙50g 防己50g 杜仲(炭)50g 川乌(制)50g 木瓜50g 地枫皮50g 紫草50g 人参(去芦)50g 黄芩50g 枳壳50g 没药(醋制)50g 乳香(醋制)50g 防风30g 羌活30g 川芎30g 乌梢蛇30g 砂仁30g 秦艽30g 钩藤30g 马钱子(制)15g 桂枝25g 五加皮25g 鹿茸(去毛)10g 狗骨胶4g 白糖800g 白酒18L

【制法】将前药制成粗末或切成薄片,以布袋盛之,置容器中,加入白酒,密封,经常振摇,浸泡1个月,过滤去渣,加入白糖,溶解后贮瓶备用。

【功能主治】祛风散寒,舒筋活血。用于肢体麻木,腰腿疼痛,胃脘寒痛,气血虚弱。

【用法用量】口服:每次温服10~15ml,每日2~3次。

【注意事项】孕妇忌服。

【处方来源】《新编中成药》

参茸追风酒

【处方】

制川乌100g 制草乌100g 红花100g 当归100g 陈皮100g 淡竹叶100g 炮姜100g 甘草100g 生晒参20g 薄荷100g 鹿茸5g 蔗糖2000g 食醋1.2L 白酒10L

【制法】将前11味研为粗粉或切成薄片;再将食醋和白酒,加水4L,混合成

溶液。先用少量的混合液湿润药物，6小时后加入剩余混合液，放置48小时以后，按渗漉法以每分钟3ml的速度渗液，收集流液，残渣压榨，合并，加入蔗糖，搅拌，静置，滤过，即得。

【功能主治】 祛风散寒，舒筋活络，止痛。用于四肢麻木、屈伸困难、筋骨疼痛、风寒湿痹。

【用法用量】 口服：每次服15ml，日服1～2次。

【注意事项】 孕妇忌服。

【处方来源】《药酒汇编》

养血愈风酒Ⅰ

【处方】

防风60g　秦艽60g　川牛膝60g　蚕砂60g　萆薢60g　白术60g（炒）　苍耳子60g　当归60g　杜仲90g（炒）　白茄根120g　红花30g　制鳖甲30g　羌活30g　陈皮30g　枸杞120g　白糖240g　白酒10L

【制法】 ①配料：按处方将上药炮制合格，称量配齐，白糖单放；②粉碎：将防风至枸杞15味，轧成3号粗粉，白糖轧成细粉；③渗漉：取防风等药粗末，用10L白酒，按渗漉法提取渗滤液，滤液回收乙醇并浓缩成稠膏约240g；④制粒：取上项浓缩膏与白糖粉搅拌均匀，过14～16目筛，制成颗粒，晾干或低温干燥，整粒时喷洒食用香精，密闭于桶内，2日后分装。每袋装约50g。用时每袋用白酒500ml溶解之。

【功能主治】 祛风，活血。用于风寒引起的四肢酸麻、筋骨疼痛、腰膝软弱等症。

【用法用量】 口服：不拘时，适量饮服，但每次不超过120ml。

【注意事项】 孕妇及高血压患者忌服。

【处方来源】《中药制剂手册》

追风药酒Ⅰ

【处方】

制川乌100g　防风100g　炮姜100g　陈皮100g　甘草100g　当归100g　制草乌100g　白酒7L　蔗糖2000g

【制法】 将前7味研成粗粉或切成薄片，入布袋，置容器中。加入白酒，密封，浸泡30～40日。每日搅拌1次。取出布袋压榨，榨出液澄清后与浸液合并，加入蔗糖，搅拌使完全溶解，密封，静置15日以上，滤过，即成。

【功能主治】 活血祛风，散寒和脾。用于风寒湿痹引起的筋骨疼痛、四肢麻木、腰膝疼痛、风湿性关节炎。

【用法用量】 口服：每次服10～15ml，日服2次。

【注意事项】 孕妇忌用。

追风活络酒Ⅰ

【处方】

当归30g　防风30g　麻黄30g　秦艽20g　补骨脂（盐制）20g　独活20g　续断20g　红花20g　羌活20g　天麻20g　川芎20g　血竭20g　乳香20g　没药20g　红曲20g　牛膝10g　木瓜10g　刘寄奴10g　杜仲（盐制）10g　土鳖虫10g　草乌（制）10g　白芷10g　紫草8g　白酒8L　白糖800g

【制法】 将前药研成粗粉或切成薄片，入布袋，置容器中。加入白酒，密封，浸泡30～40日。每日搅拌1次。取出布袋压榨，榨出液澄清后与浸液合并，加入蔗糖，搅拌使完全溶解，密封，静置15日以上，滤过，即成。

【功能主治】 追风散寒，舒筋活络。用于受风受寒，四肢麻木，关节疼痛，风湿麻痹，伤筋动骨。

【用法用量】口服：每次 10 ~ 15ml，每日 2 次。

【注意事项】孕妇忌服。

【处方来源】《新编中成药》

🍶 祛风越痹酒

【处方】

白术 150g 当归 150g 杜仲 90g 牛膝 90g 防风 90g 苍术 60g 川芎 60g 羌活 60g 红花 60g 威灵仙 30g 白酒 10L

【制法】将上述药物切片，以绢袋盛好，置于酒坛中封固，用白酒 10L 浸 5 ~ 7 日，再隔水加热煮透。

【功能主治】补肾，健脾，祛风，用于风湿关节疼痛，活动不便，肢体麻木，腰膝酸软无力者。

【用法用量】口服：每次 30 ~ 50ml，每日早晚各 1 次。

【处方来源】清·《林氏活人录汇编》;《治疗与保健药酒》

【附记】本方所用祛风湿、通经络之药，皆避免大毒刚猛之品。配方安全和缓，又助以养血活血，补益肝肾的药物，扶正祛邪兼顾，看似平淡，深合医旨。

🍶 络石藤酒

【处方】

仙茅 15g 川草薢 15g 白术 15g 黄芪 15g 玉竹 15g 枸杞 15g 山萸肉 15g 白芍 15g 木瓜 15g 红花 15g 牛膝 15g 川续断 15g 杜仲 15g 骨碎补 60g 络石藤 60g 狗脊 30g 生地 30g 当归身 30g 薏苡仁 30g 黄酒 2.5L

【制法】将前 19 味切薄片，入布袋，置容器中，加入黄酒，密封，隔水加热半小时，浸泡数日，过滤去渣，即成。

【功能主治】补肝肾，益气血，祛风湿，舒经络。用于肝肾不足、脾虚血弱、风湿性肢体麻木、疼痛、腰膝酸软、体倦身重等症。

【用法用量】口服：每次服 10 ~ 15ml，不可过服。日服 1 ~ 2 次。

【注意事项】该方中的仙茅有小毒，应注意用量。

【处方来源】《临床验方料》

【附记】络石藤味苦微寒，具有祛风通络的作用，善治风湿痹痛，筋骨拘挛等症，配以其他诸药活血通络，健脾祛湿，补肝肾强筋骨，合成扶正祛邪兼顾之方。《据湖南药物志》记载，治疗风湿筋骨疼，也可单用络石藤浸酒服，还有的验方以络石藤、当归、枸杞三味药配制药酒治疗精血不足，兼有风湿之邪的筋骨疼痛，腰膝无力等症。

🍶 鹿筋壮骨酒

【处方】

鹿筋 30g 鹿骨 200g 玉竹 200g 当归 50g 肉桂 50g 秦艽 50g 木瓜 40g 制川乌 40g 制草乌 40g 党参 75g 黄芪 75g 桂枝 75g 枸杞 75g 重楼 100g 红花 100g 川续断 100g 蔗糖 600g 虎杖 96g 白酒 15L

【制法】将前 16 味和虎杖酌碎断，入布袋，置容器中，加入白酒，密封，每日搅拌 5 次，浸泡 30 ~ 40 日后取出布袋，榨出液澄清后与浸液合并，加蔗糖，搅拌使之溶解，密封，静置 15 日以上，滤过，即成。

【功能主治】祛风除湿，舒筋活血。用于四肢麻木，风湿性关节炎等。

【用法用量】口服：每次服 10ml，每日 2 次。忌多服。

【注意事项】孕妇及高血压患者忌服。

【处方来源】《药酒汇编》

筋骨疼痛酒

【处方】

当归 50g　肉桂 50g　秦艽 50g　木香 40g　制川乌 40g　制草乌 40g　玉竹 200g　黄芪 13g　党参 13g　桂枝 13g　枸杞 13g　重楼 100g　川续断 100g　红花 100g　虎杖 96g　砂糖 260g　白酒 10L

【制法】 将前 15 味研为粗末，加入白酒，浸渍 48 小时后，按渗漉法进行渗滤，收集滤液和压榨液，合并加入砂糖，搅拌溶化，静置 14 日，滤过，即成。

【功能主治】 祛风除湿，舒筋活血。用于筋骨酸痛、四肢麻木、风湿性关节炎等。

【用法用量】 口服：每次服 10 ~ 15ml，日服 2 次。忌多服。

【注意事项】 孕妇及高血压患者忌服。

【处方来源】《临床验方集》

舒筋活络酒 I

【处方】

木瓜 45g　当归 45g　红花 45g　桑寄生 75g　川续断 30g　独活 30g　羌活 30g　川牛膝 90g　白术 90g　川芎 60g　防风 60g　蚕沙 60g　玉竹 240g　甘草 30g　红曲 180g　白酒 12L　红糖 550g

【制法】 将前 14 味（除红曲外）研成粗粉。另将红糖溶解于白酒中，用红糖酒浸渍药末 48 小时后，按渗漉法以每分钟 1 ~ 3ml 的速度缓缓渗流，收集原液，榨出液，混匀，静置，滤过，即成。

【功能主治】 祛风除湿，舒筋活络。用于风寒湿痹、筋骨疼痛、四肢麻木等症。

【用法用量】 口服：每次服 20 ~ 30ml，日服 2 次。

【处方来源】《药酒汇编》

五、筋骨疼痛用药酒

人参防风酒

【处方】

人参 45g　防风 45g　茯苓 45g　细辛 45g　秦艽 45g　黄芪 45g　当归 45g　牛膝 45g　桔梗 45g　干地黄 90g　丹参 90g　山药 90g　钟乳石 90g　砚石 90g　山茱萸 60g　川芎 60g　白术 75g　麻黄 75g　大枣 30 枚　五加皮 100g　生姜（炒）200g　乌麻（碎）200g　白酒 16L

【制法】 将前 22 味细碎（钟乳另以小袋盛），置容器中，加入白酒，密封，浸泡 5 ~ 7 日后，过滤去渣备用。

【功能主治】 补肝肾，益精血，舒筋脉，通经络。用于筋虚极、不能转、十指爪皆痛，或交替过度，或病水平复、交接、伤气内筋绝、舌卷唇青、引卵缩行脉疼急。腹中绞痛，或便欲绝，不能饮食等症悉皆主之。

【用法用量】 口服：每次温服 30ml，日服 2 次。

【处方来源】 唐·《备急千金要方》

【附记】 一本无乌麻用杜仲 75g。《医部全录》方中干地黄、丹参、山药、钟乳、矾石各用 60g，余味同上。

木瓜酒

【处方】

木瓜 40g　玉竹 40g　五加皮 30g　羌活 30g　当归 30g　橘皮 30g　独活 30g　桑寄生 20g　秦艽 20g　千年健 20g　川牛膝 20g　红花 20g　川芎 20g　山栀子 75g　砂糖 800g　50° 白酒 10L

【制法】 将上药切片和白酒 9500ml 置入容器中，密封，浸渍 21 日以上，滤取上清液，再压榨药渣，取榨出液与浸液合并。另将砂糖溶解在余下的 500ml 白酒中，加入合并液里，搅匀，静置 14 日以上，再过滤即得，备用。

【功能主治】祛风活血，利湿清热。用于风湿痹痛，筋脉拘挛，四肢麻木，关节不利等。

【用法用量】口服：每次服 20ml，每日 2 次。

【注意事项】孕妇忌服。

【处方来源】《上海市药品标准》

五加皮酒 V

【处方】

五加皮 8g　红花 8g　当归 6g　玫瑰 6g　栀子 6g　白蔻仁 6g　佛手 3g　黄柏 3g　甘草 3g　白芷 3g　菊花 3g　知母 3g　木瓜 3g　官桂 3g　陈皮 3g　丁香 3g　玉竹 15g　木香 3g　酒酿 1L　蜂蜜 30g　白糖 50g　白酒 1L

【制法】将前 18 味捣碎或切成薄片，置酒坛中，加入烧酒、酒酿、蜂蜜和白糖，密封，浸泡 10 日后去渣即得。

【功能主治】养阴清热，活血通络，散寒止痛，调和肝肾。用于慢性风湿、筋骨无力、肝胃不和、食少脘痞、两胁胀痛及小便不利等症。

【用法用量】口服：每次服 15 ~ 30ml 或随量饮用，日服 3 次。

【处方来源】《清大医院方》

还童酒 III

【处方】

熟地黄 90g　生地黄 120g　全当归 120g　五加皮 120g　川草薢 60g　怀牛膝 60g　苍术 60g　广陈皮 60g　川续断 60g　枸杞 60g　丹皮 60g　宣木瓜 60g　羌活 30g　独活 30g　小茴香 30g　乌药 30g　秦艽 90g　麦冬 90g　川桂枝 15g　陈酒（或黄酒）12L

【制法】将前 19 味切碎，入布袋，置容器中，加入白陈酒，密封，隔水加热 1.5 小时，取出待温，埋入地下，7 日后取出过滤去渣，即可服用。

【功能主治】凉血滋阴，祛风除湿，舒筋活血，温经通络。用于风湿筋骨不利，兼面色不华等阴血不足现象者均可用之。

【用法用量】口服：每次服 20 ~ 30ml，每日 2 次。

【处方来源】《回生集》

狗潜酒 I

【处方】

狗胫骨 1 对　龟板 90g　破故纸 45g　牛膝 45g　生地 45g　骨碎补 45g　枸杞 45g　当归 90g　羌活 30g　川续断 30g　桑寄生 30g　海风藤 30g　红花 30g　白茯苓 30g　杜仲 30g　川芎 21g　丹参 21g　乳香 18g　没药 18g　制何首乌 18g　小茴香 18g　狗脊 18g　独活 30g　白酒 10L

【制法】将上药切成饮片，入绢袋，悬于酒坛中，注以陈年好酒封固，隔水煮 1.5 小时，然后取出埋土中 2 日后，即可服用。饮后的药渣可再注酒 6L，按上法制。

【功能主治】补肝肾，强筋骨，行血脉，祛风湿。用于筋骨无力，肌肉痿软，步履艰难。

【用法用量】适量饮服。

【注意事项】阴虚火旺者不宜饮服。

【处方来源】清·《喻选古方试验》

【附记】虎潜酒的配方是在元代医家朱震亨创制治痿证的名方虎潜丸的基础上加减而成。但与虎潜丸在使用上有所区别，虎潜丸有黄柏、知母滋阴降火，适用于肝肾不足，阴虚火旺，下肢痿软无力的痿症，而虎潜酒去掉了知母和黄柏，增加了祛风湿和补肝肾的药物，适用于风湿痹痛日久不愈，筋骨痿软者。

追风药酒Ⅱ

【处方】

川乌（制）50g 草乌（制）50g 薄荷50g 干姜（炮）50g 当归50g 陈皮50g 甘草50g 白糖50g 55°白酒4L

【制法】上药粉碎成粗末或切成薄片，置于容器内，加入白酒，密闭浸泡15日，然后取渣榨净弃之，取澄清酒液，加入冰糖溶化，过滤后即可。

【功能主治】活血疏风，散寒健脾。用于风寒湿痹引起的筋骨疼痛、四肢麻木、腰膝疼痛、风湿性关节炎。

【用法用量】口服：每次10～15ml，每日2次。

【注意事项】孕妇忌服。

【处方来源】《新编中成药》

养血愈风酒Ⅱ

【处方】

独活30g 杜仲（炒）30g 怀牛膝30g 玄参30g 天麻30g 川草薢30g 羌活30g 生地黄45g 熟地黄45g 当归25g 肉桂15g 玉竹75g 冰糖1000g 白酒5L

【制法】将上药捣碎，装入纱布袋，扎口，与白酒共置入容器中，密封浸泡1周，过滤取液；再压榨药渣，过滤取液。将2次药液混合，加入冰糖溶解和匀即成，备用。

【功能主治】养血祛风，舒筋活络。用于腰膝酸软，筋络牵强，骨节疼痛，手足麻木。

【用法用量】口服：每次服50ml，每日2次。

【注意事项】孕妇忌服。

【处方来源】《临床验方集》

【附记】本药酒尤以阴液亏损较重才饮用最宜。

祛风活血酒

【处方】

红花250g 枸杞300g 当归250g 桑寄生65g 独活125g 油松节125g 川芎65g 鸡血藤65g 官桂30g 乳香（醋制）32g 川牛膝250g 没药（醋制）30g 木瓜250g 红曲375g 玉竹1000g 续断65g 桑枝250g 白酒25L 黄酒2.5L

【制法】将前药捣为粗末，入布袋，置容器中，加入白酒、黄酒，密封，浸泡21日后，过滤去渣，即成。

【功能主治】祛风活血，强筋健骨。用于气血不和，风寒湿痹，筋骨疼痛，手足拘挛。

【用法用量】口服：每次15～60ml，每日2次。

【注意事项】孕妇慎用。

【处方来源】《新编中成药》

祛风调荣酒

【处方】

人参90g 细辛90g 莴草90g 川椒60g 茵陈叶60g 金牙石60g 干地黄60g 防风60g 制附子60g 地肤子60g 蒴翟60g 升麻60g 羌活250g 牛膝25g 白酒10L

【制法】将前14味捣为粗末或切成薄片，入布袋，置容器中，加入白酒，密封，浸泡14日后，过滤去渣，即成。

【功能主治】调血养荣，散寒祛湿，舒筋活络。用于风寒湿痹，筋骨、关节酸痛，四肢挛急，口不能言等症。

【用法用量】口服：每次温服30ml，日服3次。

【处方来源】《药酒汇编》

豹骨酒

【处方】

豹骨 80g　薏仁（麸炒）80g　粉草薢 80g　淫羊藿（羊油炙）80g　熟地黄 80g　陈皮 80g　玉竹 80g　牛膝 80g　香加皮 5g　当归 5g　青皮（醋炒）5g　川芎 5g　白芍 5g　制草乌 5g　木瓜 5g　枸杞 5g　红花 5g　紫草 5g　羌活 5g　川续断 5g　制川乌 5g　苍术（米泔水炒）5g　独活 5g　白芷 5g　补骨脂（盐炒）5g　白花蛇（酒制）5g　杜仲炭 5g　乌药 5g　防风 5g　牡丹皮 5g　佛手 5g　人参 5g　砂仁 5g　鹿茸 5g　檀香 5g　肉桂 5g　豆蔻 5g　木香 5g　丁香 5g　油松节 40g　乳香（醋炒）20g　没药（醋炒）20g　麝香 0.2g　红枣 200g　红糖 960g　蜂蜜 1600g　白酒 12L

【制法】 将豹骨分次加水，煎煮至胶尽，合并煎煮液，浓缩到黏稠状态。将乳香、没药研成细粉，麝香单研成细粉。再把薏苡仁等 40 味药加工成粗粉，与豹骨煎液、乳香、没药、红糖、蜂蜜、白酒同置入容器中，密封，隔水煮至水沸，候冷后加入麝香粉混匀，密封静置 3 个月以上，过滤；药渣压榨，过滤。合并 2 次过滤液，静置 2 日，再过滤即成，备用。

【功能主治】 祛风除湿，舒筋活络。用于风寒湿痹，手足麻木，筋骨疼痛，腰膝无力症状者。

【用法用量】 口服：每次服 15ml，每日 2 次，温服。

【注意事项】 凡高血压患者、孕妇及阴虚火旺者忌服。

【处方来源】 《山东省药品标准》。

雪莲药酒

【处方】

雪莲花 500g　木瓜 50g　独活 35g　秦艽 25g　桑寄生 50g　杜仲 40g　当归 40g　党参 50g　黄芪 40g　鹿茸 15g　巴戟天 25g　补骨脂 25g　香附 20g　黄柏 20g　芡实 50g　五味子 15g　白酒 10L　冰糖 1.5L

【制法】 上药粉碎成粗末或切成薄片，置于容器内，加入白酒，密闭浸泡 25～30 日，然后取渣榨净弃之，取澄清酒液，加入冰糖溶化，过滤后即可。

【功能主治】 祛风湿，养精血，补肾强身。用于肾虚，气血不足，风湿侵袭的关节筋骨疼痛，以及腰部酸痛，倦怠无力，目暗耳鸣，月经不调等证。

【用法用量】 口服。每次 15～20ml，每日 2 次。

【注意事项】 孕妇忌服。

【处方来源】 《中成药研究》1980，（4）：46

【附记】 该酒重用雪莲花，现代药理证明，雪莲乙醇提取物，具有抗炎镇痛作用。

六、腰腿痛用药酒

二乌乳没药酒

【处方】

制草乌 100g　制川乌 100g　乳香 100g　没药 100g　自然铜 100g　山栀 100g　川椒 50g　细辛 30g　冰片 10g　75% 乙醇 2.5L

【制法】 先将川乌、草乌、乳香、没药碎为小块，将山栀捣碎，混同其他药物放入乙醇的瓶内，封口备用。

【功能主治】 温经活血止痛，用于治疗腰痛。

【用法用量】 外用：频谱仪照射，10 分钟后，将药酒均匀涂抹患处，每日 1 次，每次 40 分钟，1 周为 1 疗程。

【处方来源】 《中国民间疗法》1998，（2）：33

十味附子酒 I

【处方】

制附子 30g　丹参 30g　川续断 30g
牛膝 30g　五加皮（炙）20g　白术 50g
生姜 50g　桑白皮 50g　细辛 25g　肉桂
25g　白酒 3L

【制法】将前 10 味细锉，入布袋，置
容器中，加入白酒，密封，浸泡 7 日后，
过滤去渣，即成。

【功能主治】温肾壮腰，舒筋活血，
祛风湿，止痹痛。用于腰膝酸痛、脚痛、
冷痹。

【用法用量】口服：每次空腹温服
10～15ml，日服 3 次。

【处方来源】宋·《圣济总录》

人参固本酒

【处方】

人参 60g　制首乌 60g　熟地黄 60g
生地黄 60g　枸杞 60g　天门冬 60g　麦门
冬 60g　当归 60g　白茯苓 30g　白酒 6L

【制法】将前 9 味捣碎或切成薄片，
入布袋，置容器中，加入白酒，密封，置
文火上煮约 1 小时后，离火待冷，置阴凉
处，浸泡 7 日后，过滤去渣，即成。

【功能主治】补肝肾，填精髓，益气
血。用于腰腿膝酸软、体倦乏力、精神萎
靡、失眠、食欲不振等症。

【用法用量】口服：每次服 10～
20ml，日服 2 次。

【处方来源】《药酒汇编》

山萸地膝酒

【处方】

山茱萸 60g　怀牛膝 60g　熟地黄 60g
五味子 40g　杜仲 30g　麦冬 30g　白
酒 2.5L

【制法】将前 6 味捣碎或切成薄片，入
布袋，置容器中，加入白酒，密封，隔日摇
动数下，浸泡 14 日后，过滤去渣，即成。

【功能主治】补肾填精，活血通络。
用于风湿腰膝酸软，四肢无力。

【用法用量】口服：每次服 10～
20ml，日服 2 次。

【用法用量】《药酒汇编》

五加壮腰酒

【处方】

五加皮 125g　枳壳 75g　独活 75g
制草乌 75g　干姜 75g　石楠 75g　丹参
100g　防风 100g　白术 100g　地骨皮
100g　川芎 100g　猪椒根 100g　干熟地黄
150g　牛膝 150g　枸杞 100g　秦艽 100g
清酒 20L

【制法】上药细锉，用生绢袋盛，清
酒渍之，密封 7 日开。

【功能主治】驱风散寒，滋补肝肾。
用于风湿腰痛，痛连胫中，及骨髓疼痛。

【用法用量】饭前温饮一中盏。

【处方来源】宋·《太平圣惠方》

牛膝白术酒

【处方】

牛膝 15g　制附子 15g　丹参 15g　山
萸肉 15g　陆英 15g　杜仲 15g　川石斛
15g　茵陈 15g　当归 20g　白术 20g　五
加皮 20g　薏苡仁 12g　川芎 12g　防风
12g　川椒 12g　细辛 12g　独活 12g　秦
艽 12g　肉桂 12g　炮姜 10g　白酒 2.5L

【制法】将前 20 味捣碎或切成薄片，
置容器中，加入白酒，密封，浸泡 7～14
日后，过滤去渣，贮瓶备用。

【功能主治】补肝肾，壮筋骨，祛风湿，
和血脉，利关节。用于腰膝酸痛、行步无力、
关节不利、头昏目眩、四肢不温等症。

【用法用量】口服：初服 15ml，渐加，

有感觉为度。日服 3 次，可长期服用。

【处方来源】宋·《圣济总录》

牛膝枣仁酒

【处方】

牛膝（去苗）150g　菖蒲 150g　酸枣仁（微炒）150g　川芎 150g　石斛（去根）150g　淫羊藿 150g　赤箭 150g（赤箭：即天麻）　狗胫骨（涂酥，炙微黄）150g　桂心 150g　制附子（炮裂，去皮脐）150g　萆薢 150g　白酒 20L

【制法】上药，细剉，以生绢袋盛，用白酒于瓷瓶中浸，密封。

【功能主治】补肝肾，壮筋骨，祛风湿。用于腰脚疼痛，皮肤不仁，筋脉挛急。

【用法用量】口服：每次温饮一盏，约 50ml，常令醺醺不得大醉，酒尽更添，当药味淡即换之。

【注意事项】忌生冷毒滑物。

【处方来源】宋·《太平圣惠方》

牛膝浸酒方

【处方】

牛膝 150g　萆薢 150g　桂心 100g　羌活 125g　制附子（炮裂，去皮脐）100g　当归 100g　防风 100g　狗胫骨（涂酥，炙微黄）150g　白酒 10L

【制法】上药细剉，用生绢袋盛，以酒浸于瓷瓶中。经 7 日开。

【功能主治】补肝肾，壮筋骨，祛风湿，和血脉，利关节。用于腰脚疼痛，行动不利。

【用法用量】口服：每于食前，温服一小盏（20～30ml）。

【处方来源】宋·《太平圣惠方》

风湿骨痛药酒

【处方】

威灵仙 50g　槲寄生 50g　穿山龙 50g

防己 50g　独活 50g　茜草 50g　羌活 50g　马钱子（制）10g　麻黄 10g　白糖 100g　50°白酒 3L

【制法】将上药捣碎，入布袋，置容器中，加入白酒，密封，浸泡 10～14 日后，过滤去渣，即成。

【功能主治】散风，祛湿。用于腰腿疼痛，肢体麻木，手足拘挛，关节疼痛。

【用法用量】口服：每次 10～15ml，每日 2～3 次，温服。

【注意事项】孕妇忌服。

【处方来源】《新编中成药》

风湿骨痛酒Ⅲ

【处方】

老贯金 100g　苍术 50g　透骨草 50g　威灵仙 50g　苍耳子叶 25g　黄柏 25g　防风 25g　草乌 25g　穿山甲 50g　白糖 300g　白酒 4L

【制法】先将黄柏加 8 倍量水煎煮 1 小时后，再入其他各药，加水超过药面 2 寸，煎至水剩 1/3，滤取药液；药渣再加水煎 1 次。合并两次药液，浓缩成 3000～3500ml，加入白酒和白糖，搅匀，静置 3 日后，滤过即成。

【功能主治】散风利湿，消炎止痛。用于风寒腰腿痛、筋骨麻木。

【用法用量】口服：每次服 15～20ml，日服 2～3 次。

【处方来源】《中药制剂汇编》

巴戟羌活酒

【处方】

巴戟天 100g　羌活 100g　牛膝 100g　当归 100g　石斛 100g　蜀椒 25g　生姜 150g　白酒 5L

【制法】制法一：上药分别切碎，加入白酒，瓷瓶内浸密封，以重汤煮 4 小时取出，候冷开封。制法二：上药粉碎成粗末或切成薄片，置于容器内，加入白酒，密闭浸泡 15 日，即可。

【功能主治】祛风除湿，解痉止痛。用于治风冷或寒湿伤着腰脚，冷痹或疼痛，强直不得屈伸。

【用法用量】口服：每次 10 ～ 15ml，每日 2 次。

【处方来源】宋·《太平圣惠方》

甘露酒

【处方】

熟地黄 60g　枸杞 60g　桂圆肉 60g　葡萄干 60g　红枣肉 60g　桃仁 60g　当归 60g　杜仲 60g　白酒 5L

【制法】将前 8 味洗净，切碎，入布袋，置容器中，密封，经常摇动，浸泡 14 日后，过滤去渣，即成。

【功能主治】补肝肾，养精血，安心神，活血脉。用于腰膝酸困、精神不振、体倦乏力、面容憔悴、失眠、心悸、健忘等症。

【用法用量】口服：每次服 10 ～ 15ml，日服 3 次。

【处方来源】《临床验方集》

石斛秦艽酒

【处方】

生石斛 500g　秦艽 250g　远志 250g　橘皮 150g　白术 150g　丹参 300g　茯神 300g　五加皮 300g　桂心 200g　牛膝 400g　白酒 20L

【制法】上药细切，用酒渍 7 日。

【功能主治】养血生精。用于大下之后，四体虚寒，脚中羸弱，腰挛痛，食饮减少。

【用法用量】口服：每次温服 10 ～ 15ml，日服 3 次。

【处方来源】唐·《千金翼方》

石斛酒 III

【处方】

石斛 120g　黄芪 45g　人参 45g　防风 45g　朱砂（水飞）60g　杜仲（炒）60g　牛膝 60g　五味子 60g　白茯苓 60g　山茱萸 60g　山药 60g　萆薢 60g　细辛 30g　天门冬 90g　生姜 90g　薏苡仁 500g　枸杞 500g　白酒 15L

【制法】将前 17 味细切，入布袋，置容器中，加入白酒，密封，浸泡 7 日后即可开封取用。

【功能主治】益气养阴，祛风利湿，温经通络。用于心脏中风、下注腰脚疼痛，除头面游风，补虚损。

【用法用量】口服：不拘时，随量温饮之，不可断绝。

【处方来源】明·《奇效良方》

白蛇草乌酒

【处方】

白花蛇 10g　制川乌 10g　制草乌 10g　羌活 10g　独活 10g　秦艽 12g　川芎 10g　防风 10g　细辛 10g　麻黄 10g　香附 10g　延胡 10g　制乳香 10g　制没药 10g　梧桐花 10g　鲜生姜 10g　薏苡仁 12g　白酒 1.5L

【制法】上药 1 剂，浸于 45°～ 70°烧酒中，半月后用此药酒。

【功能主治】祛风，解痉，止痛。用于慢性肩背腰腿疼痛。

【用法用量】以此酒蘸手掌上在局部拍打，第 1 周每日拍 1 次，每次 10 分钟，以后每日 2 次，每次 15 分钟，拍打轻重以舒适为度。每用 1 周，将瓶中烧酒加满，使酒保持一定浓度。

【注意事项】对于皮肤有过敏，局部皮肤破损或有皮肤病者，不宜使用。

【处方来源】《江苏中医杂志》1980，(6)：64

地黄二仁酒

【处方】

熟地黄 250g　胡麻仁 110g　薏苡仁 300g　白酒 5L

【制法】 先将胡麻仁蒸熟捣烂，与熟地、薏苡仁入布袋，置容器中，加入白酒，密封，隔日摇动数下，浸泡 15 日后，过滤去渣，即成。

【功能主治】 补肝肾，通血脉，祛风湿。用于精血亏损、肝肾不足的腰腿（膝）酸软、筋脉拘挛、屈伸不利等症。

【用法用量】 口服：每次服 10 ~ 20ml，日服 2 次。

【处方来源】《药酒汇编》

地黄酒 Ⅳ

【处方】

生干地黄（细切）500g　白杨树皮（判）250g　生姜（切碎炒熟）100g　大豆（炒令熟）250g　清酒 10L

【制法】 上药切片用绢袋盛，用清酒浸于瓷瓶中，密封 7 日。

【功能主治】 养血，祛风，通络。用于腰腿疼痛。

【用法用量】 口服：饭前温服 30ml。

【处方来源】 宋·《太平圣惠方》；明·《普济方》

花蛇狗骨酒

【处方】

白花蛇（去皮骨炙黄）250g　狗胫骨（酥涂炙微黄）250g　当归 75g　川芎 75g　附子（炮裂，去皮脐）100g　桂心 100g　熟干地黄 100g　防风（去芦头）100g　山茱萸 100g　草薢（去根）100g　牛膝（去苗）100g　细辛（去苗土）100g　天麻 100g　黄芪 100g　独活 150g　枳壳

（麸炒微黄色，去瓤）100g　肉苁蓉（酒浸一宿，刮去粗皮）125g　白酒 20L

【制法】 上药细判，用生绢袋盛，以好酒，于瓷瓮子内密封，浸 7 日。

【功能主治】 祛风，温阳，补肾。治风，骨髓及腰脚疼痛，行步稍难，兼风毒攻注，不知皮肤痒痛。

【用法用量】 口服：每次温服 30 ~ 50ml，日服 3 次，勿令大醉。

【注意事项】 忌生冷黏滑动风之物。

【处方来源】 宋·《太平圣惠方》

杜仲丹参酒

【处方】

制杜仲（去粗皮）400g　丹参 400g　川芎 250g　白酒 6L

【制法】 将前 3 味捣碎，入布袋，置容器中，加入白酒，密封，隔日摇动数下，浸泡 5 日后，过滤去渣，即成。

【功能主治】 补肾，活血。用于治腰痛。

【用法用量】 口服：每次服 10 ~ 20ml，日服 3 次。

【处方来源】 唐·《外台秘要》、宋·《圣济总录》

【附记】 本方杜仲补肾壮腰，丹参、川芎活血祛瘀，所以适宜于疼痛程度较轻，血瘀凝滞的陈伤性腰痛。

杜仲壮腰酒

【处方】

制杜仲 75g　羌活 15g　干姜（炮裂判）15g　天雄（炮裂，去皮脐）50g　草薢 75g　川椒（去目及闭口者微炒去汗）50g　桂心 50g　川芎 50g　五加皮 75g　续断 75g　甘草（炙微赤）25g　防风（去芦头）100g　栝楼根 15g　秦艽（去苗）50g　地骨皮 50g　石斛（去根）50g　川乌头（炮制）75g　桔梗（去芦头）

50g　细辛 50g　好酒 10L

【制法】上药细剉，用生绢袋盛，用好酒浸，密封 5 宿。

【功能主治】补肾，祛风，活血，填精。用于五种腰痛。

【用法用量】口服：每次服 15～25ml，日服 3 次，饭前温服。

【处方来源】宋·《太平圣惠方》

【附记】《备急千金要方》曰："凡腰痛有五，一曰少服，少阴肾也。十月万物阳气皆衰，是以腰痛。二曰风痹，风寒着腰，是以痛。三曰肾虚，役用伤肾，是以痛；四曰腰，坠堕伤腰，是以痛。五曰寝卧湿地，是以痛"。归纳起来有四种原因：①肾虚；②风寒湿外邪的侵袭；③劳累过度；④跌扑损伤。

杜仲羌活酒

【处方】

制杜仲（去粗皮切炒）50g　干姜（炮）50g　草薢 50g　羌活（去芦头）50g　天雄（炮裂去皮脐）50g　蜀椒（去目及闭口者，炒出汗）50g　桂心（去粗皮）50g　川芎 50g　防风（去叉）50g　秦艽（去苗头）50g　甘草（炙）50g　细辛（去苗叶）15g　五加皮 15g　石斛（去根）15g　续断 15g　地骨皮（洗）15g　桔梗 75g　白酒 10L

【制法】上药 17 味，各细剉，用酒在瓷瓶内浸密封，以重汤煮二时辰，取出候冷开封。

【功能主治】温补肾精，活血止痛。用于肾虚冷或感寒湿，腰脚冷痹或为疼痛。

【用法用量】口服：每次服 20～30ml，每日 3 次。

【处方来源】宋·《圣济总录》

杜威酒

【处方】

制杜仲 200g　巴戟天 100g　怀牛膝

100g　狗脊 100g　桑寄生 100g　熟地黄 200g　秦艽 100g　威灵仙 140g　米酒（乙醇含量 30%）20L

【制法】上药加米酒，置缸中冷浸 50 日，滤除药渣，加冰糖（可依患者需要而定），溶解而成。

【功能主治】补肝肾，益气血，除风湿。用于治疗肝肾亏损之腰膝酸痛，筋骨痿软，风湿痹痛，筋脉拘挛。

【用法用量】口服：每日饮 50～100ml，或酌依酒量定，睡前服。

【处方来源】《广西中医药》1998，（1）：42

补益黄芪酒

【处方】

黄芪（剉）50g　萆薢（剉）75g　防风 75g　牛膝 100g　桂心 50g　石斛 100g　杜仲 75g　肉苁蓉（酒浸一宿刮去皱皮，炙干）100g　制附子 50g　山茱萸 50g　石楠 50g　白茯苓 50g　白酒 10L

【制法】上药，剉细绢袋盛，加入白酒，放在瓷瓶中浸，密封瓶头，候 3 日后即可服用。

【功能主治】补益肝肾，益气养精。用于虚劳膝冷。

【用法用量】口服：每次饭前温服 10～20ml。

【处方来源】宋·《太平圣惠方》

补肾蕲蛇酒

【处方】

活蕲蛇 500g　熟地 100g　酒白芍 20g　当归 30g　肉苁蓉 30g　巴戟天 30g　制杜仲 30g　三七 30g　鸡血藤胶 30g　炒白术 30g　枸杞 300g　党参 100g　炙黄芪 50g　白酒 10L

【制法】先将活蛇浸酒中醉死，加药、蜂蜜或冰糖密封浸 2 个月后服用。

【功能主治】补肾活血，化瘀通络止

痛。用于治腰腿痛。

【用法用量】口服：每次服 50 ~ 100ml，每日服 1 ~ 2 次，连服 1 ~ 2 个月。

【处方来源】《实用中医药杂志》1999，(8)：24

青囊药酒 II

【处方】

苍术（米泔浸炒）100g　乌药 100g　牛膝 100g　杜仲（姜汁炒）100g　陈皮 50g　厚朴（姜汁炒）50g　当归 50g　枳壳（去瓤，麸炒）50g　独活 50g　槟榔 50g　木瓜 50g　川芎 50g　白芍 50g　桔梗 50g　白芷 50g　茯苓 50g　半夏（姜汁炒）50g　麻黄 50g　肉桂 50g　防己 50g　甘草 50g　白酒 12L

【制法】上药剉细，以麻布袋盛之，将药悬坛内，加入白酒，密封坛口，锅内煮一时久，然后取出，3 日后去药渣。

【功能主治】补肾健脾，祛风湿，止痛。用于男女风湿相搏，腰膝疼痛，或因坐卧湿地，雨露新袭，遍身骨节疼痛，感于寒湿气宜服。

【用法用量】随量饮之，药渣晒干为末，酒糊为丸。如梧桐子大，每次服 70 ~ 80 丸，空腹送酒下。

【处方来源】明·《万病回春》

狗骨浸酒方

【处方】

狗胫骨（酥涂炙微黄）250g　熟干地黄 100g　石斛（去根）50g　独活 50g　防风（去芦头）50g　牛膝（去苗）50g　丹参 50g　桂心 50g　当归 50g　草薢 50g　川芎 50g　酸枣仁（微炒）50g　山茱萸 50g　淫羊藿 50g　五加皮 50g　制附子（炮裂，去皮脐）50g　骨碎补（去毛）50g　川椒（去目及闭口者，微炒出汗）50g　白蒺藜（微炒去刺）50g　乌蛇（酒煮，浸去皮骨，酥涂，炙微黄色）250g

白酒 20L

【制法】上药细剉，以生绢袋盛，入好酒，浸于瓷瓮中，密封 7 日。

【功能主治】祛风，补肾，强壮骨髓。用于治风气攻注，腰脚骨髓疼痛。

【用法用量】口服：每次空腹温服 10 ~ 20ml，日服 2 次，以瘥为度。

【注意事项】忌生冷油腻，猪、鸡、黏滑物。

【处方来源】宋·《太平圣惠方》；明·《普济方》

参茸木瓜酒

【处方】

麻黄 50g　当归 50g　槲寄生 50g　川续断 50g　老鹳草 50g　人参 40g　木瓜 40g　狗脊（烫）40g　五加皮 40g　独活 40g　苍术（炒）40g　制川乌 40g　羌活 40g　威灵仙 40g　红花 40g　干地龙 40g　桂枝 40g　川牛膝 40g　桃仁（炒）30g　甘草 30g　乌梢蛇 30g　青风藤 30g　秦艽 30g　赤芍 30g　海风藤 30g　白芷 30g　川芎 30g　细辛 20g　鹿茸 10g　白糖 500g　白酒 12L

【制法】将前 29 味各研粗末或切成薄片，和匀，置容器中，加入白酒，密封，浸泡 30 ~ 40 日，每日搅拌 1 次。过滤去渣，浸出液与榨出液合并，滤过，加入白糖，搅拌溶解后，密封，静置 15 日以上，滤过即成。

【功能主治】祛风散寒，舒筋活络。用于腰腿疼痛、肢体麻木、风湿性关节炎等。

【用法用量】口服：每次服 10 ~ 15ml，日服 2 ~ 3 次。

【注意事项】孕妇忌服。

骨痛酒

【处方】

老鹳草 25g　丁公藤 25g　桑枝 25g　豨莶草 25g　白酒 1L

【制法】将前4味切碎，置容器中；加入白酒，密封，浸泡14日后，过滤去渣，即成。

【功能主治】祛风除湿，通络止痛。用于风湿骨病、腰膝酸痛、四肢麻木、关节炎等。

【用法用量】口服：每次服10~15ml，日服3次。

【处方来源】《药酒汇编》

钟乳归芪酒

【处方】

钟乳60g　当归30g　黄芪30g　石斛30g　山茱萸20g　薏苡仁20g　天冬20g　丹参20g　牛膝20g　杜仲20g　防风20g　川芎15g　制附子15g　肉桂15g　秦艽10g　干姜10g　白酒5L

【制法】将前16味，其中钟乳用甘草汤浸3日，取出后浸入生乳中2小时，再蒸约2小时，待乳完全倾出后，取出用温水淘洗干净，研碎备用。余药加工使碎，与钟乳同入布袋，置容器中，加入白酒，密封，每日振摇数下，浸泡14日后，过滤去渣，贮瓶备用。

【功能主治】补肾阳，益气血，祛风湿，通经络。用于腰膝（腿）冷痛、四肢不温、行走无力等症。

【用法用量】口服：每次服10~25ml，日服2次。

【处方来源】《药酒汇编》

追风狗骨酒

【处方】

白花蛇50g　牛膝50g　红花40g　木瓜40g　狗脊（烫）30g　海风藤30g　地枫皮30g　苏木30g　松节30g　当归30g　千年健30g　桂枝20g　黄芩20g　续断20g　没药（醋制）20g　防风20g　狗骨胶10g　白糖800g　50°白酒6L

【制法】将上药加工使碎或切成薄片，与白酒同置于容器中，密封，每日振摇数次，浸泡10日后，过滤去渣，加入白糖，搅匀，贮瓶备用。

【功能主治】舒筋活血，追风散寒。用于风寒湿痹，腰膝酸痛，肢体麻木、拘挛。

【用法用量】口服，每次10~15ml，每日2~3次，温服。

【注意事项】孕妇忌服。

【处方来源】《新编中成药》

独活石斛酒

【处方】

独活40g　生地40g　薏苡仁40g　石斛30g　牛膝30g　丹参30g　萆薢30g　制附子30g　赤茯苓30g　山茱萸30g　秦艽30g　炮姜20g　防风20g　肉桂20g　川芎20g　当归20g　人参20g　甘菊花20g　白酒5L

【制法】将前18味捣碎或切成薄片；置容器中，加入白酒，密封，浸泡7日后，过滤去渣，贮存备用。

【功能主治】补肝益肾，祛风利湿，舒筋活络。用于肝肾不足，复感风湿引起的腰腿痛、腰膝酸困、行走艰难、头晕目眩等症。

【用法用量】口服：每次饭前随量温服之，常令有酒气。

【处方来源】宋·《太平圣惠方》

独活当归酒 I

【处方】

独活30g　制杜仲30g　当归30g　川芎30g　熟地黄30g　丹参30g　白酒2L

【制法】将前6味细剉成片，置容器中，加入白酒，密封，近火煨，1日后候冷，即可饮用。

【功能主治】祛风活血，壮腰通络。

用于风湿性腰腿痛。

【用法用量】口服：不拘时，随量温饮，常令有酒气。

【处方来源】宋·《圣济总录》

独活酒 I

【处方】

独活 90g　石斛 90g　生姜 90g　白茯苓 90g（或赤茯苓）　白术 90g　牛膝 60g　丹参 60g　侧子（炮裂去皮脐）60g　萆薢 60g　薏苡仁 45g　防风 45g　桂心 45g　当归 45g　山茱萸 45g　人参 45g　天雄（炮裂去皮脐）45g　秦艽 45g　甘菊花 45g　川芎 45g　生地黄 120g　白酒 22L

【制法】将前 20 味细剉，入布袋，置瓷瓮中，加入白酒，密封浸泡 5～7 日后，过滤去渣即成。

【功能主治】补肾健脾，祛风除湿；舒筋壮腰，活血和络。用于腰脚屡弱，兼头眩气满。

【用法用量】口服：每次服 15～20ml，日服 2～3 次。

【处方来源】明·《奇效良方》

【附记】如冷甚加蜀椒 30g；脚弱病甚者作散，每服 9g，以酒调下。

狗脊煮酒

【处方】

狗脊（去毛）50g　丹参 50g　黄芪 50g　萆薢 50g　牛膝（去苗）50g　川芎 50g　独活（去芦头）50g　附子（炮裂，去皮脐）10g　酒 3L

【制法】上药如麻豆大，用酒浸，放入瓶中密封，加汤煮 3 小时取出。

【功能主治】祛风除湿，活血通络。用于治腰痛强直，不能舒展。

【用法用量】口服：每次温服 10～15ml，不拘时。

【处方来源】宋·《太平圣惠方》、

《圣济总录》

祛风药酒

【处方】

生地 30g　当归 30g　枸杞 30g　丹参 30g　熟地 45g　茯神 15g　地骨皮 15g　丹皮 15g　白芍 15g　女贞子 15g　薏苡仁 23g　杜仲 23g　秦艽 23g　川续断 23g　牛膝 12g　桂枝 8g　桂圆肉 120g　黄酒 5L

【制法】将前 17 味切碎，入布袋，置容器中，加入黄酒，密封，隔水加热，浸泡 7 日后，过滤去渣，即成。

【功能主治】补肝肾壮筋骨，祛风除湿，凉血清热。用于腰膝酸软，筋骨、关节酸痛，或刺痛、兼见头晕、心悸、睡眠不安、面色不华等症。

【用法用量】口服：每次服 10～20ml，亦可视酒量酌增，每日早、晚各服 1 次。

【处方来源】清·《惠直堂经验方》

秦艽牛膝酒

【处方】

牛膝 100g　秦艽 100g　川芎 100g　防风 100g　桂心 100g　独活 100g　丹参 100g　白茯苓 100g　石斛 25g　杜仲 25g　附子 25g　麦门冬 25g　地骨皮 25g　干姜 25g　五加皮 250g　薏苡仁 50g　大麻仁（炒）25g　白酒 10L

【制法】上药切成薄片，用生绢袋盛，酒浸，春夏浸 3 日，秋冬浸 5 日。

【功能主治】补肝肾壮筋骨，祛风除湿，健脾除痹。用于治肾气虚冷，复感寒湿为痹，治胞痹（胞痹：腰腿酸冷，关节疼痛重着，小便艰涩，腹部疼痛的病证。）及忧恚内伤。

【用法用量】口服：每次空腹温服 10～20ml，每日 2 次。

【处方来源】宋·《圣济总录》；

明·《普济方》

萆薢酒

【处方】

萆薢 150g　杜仲（去粗皮，炙）150g　枸杞根皮（洗）250g　白酒 5L

【制法】上药切制成片，用白酒浸于净瓶内，密封，重汤煮两时许，取出候冷。

【功能主治】补益肝肾，祛风除湿。用于风湿腰痛，久湿痹不散。

【用法用量】温服，不拘时间，常至微醉。

【处方来源】宋·《圣济总录》

桂术苓甘酒

【处方】

桂心 150g　白术 200g　茯苓 200g　甘草 200g　白酒 10L

【制法】上药捣筛为细末，每次服3g，放入酒 30ml，煮五六沸，去渣。

【功能主治】温肾健脾，祛风除湿。用于肾着（肾着：为肾虚，腰部受寒湿引起的一种病症，主要表现为身重、腰冷似肿，如坐水中，不渴，小便正常，饮食如常等。）

【用法用量】口服：一次服完，每日3次。

【注意事项】忌生葱，桃李、雀肉、海藻、松菜、酢物。

【处方来源】唐·《外台秘要》

海桐羌活酒

【处方】

海桐皮 100g　牛膝 50g　川芎 50g　羌活 50g　地骨皮 50g　甘草 25g　薏苡仁 100g　生地黄 250g　白酒 7L

【制法】上药切成薄片，用酒密闭浸泡 7 日，即可。

【功能主治】祛风除湿，补肾，祛风通络。用于治腰膝痛。

【用法用量】口服：不拘时，每次温服 10 ～ 15ml，常令有酒气。

【处方来源】明·《普济方》

【附记】方中海桐皮，羌活，祛风胜湿，薏苡仁淡渗利湿滋阴；川芎活血通络，生地黄，地骨皮滋阴凉血，甘草和中。

海桐皮酒Ⅱ

【处方】

海桐皮 30g　五加皮 30g　独活 30g　防风 30g　全蝎（生用）30g　制杜仲 30g　酸枣仁（微炒）30g　桂心 30g　制附子（炮裂、去皮脐）30g　薏苡仁 30g　生地黄 90g　白酒 5L

【制法】将前 11 味细切，入布袋，置容器中，加入白酒，密封浸泡 7 ～ 14 日后，过滤去渣，即成。

【功能主治】祛风除湿，补肾壮腰，搜风通络。用于风毒流入腰脚膝疼痛，行立不得。

【用法用量】口服：不拘时，每次温服 10 ～ 15ml，常令有酒气。

【处方来源】宋·《太平圣惠方》

菊花杜仲酒

【处方】

甘菊花 200g　杜仲（去粗皮，炙微黄）200g　钟乳粉 200g　当归 100g　石斛（去根）100g　黄芪 100g　肉苁蓉（刮去皱皮）100g　桂心 100g　防风（去芦头）100g　附子（炮裂，去皮脐）100g　萆薢 100g　独活 100g　白茯苓 100g　山茱根 100g　白酒 17L

【制法】上细剉，用生绢袋盛，好酒于瓷瓶中浸，密封，春夏 7 日，秋冬 14 日后开取。

【功能主治】补肝肾，强筋骨，祛风湿，养精血。用于治风虚久冷，腰脚疼痛，食少羸瘦，面色萎疲，站立乏力。

【用法用量】口服：每次服 15 ～ 30ml，日服 3 ~ 4 次。

【处方来源】唐·《千金要方》、宋·《太平圣惠方》

【附记】《千金要方》原名"菊花酒"，无山萸根，增干姜，紫石英，余同。《千金翼方》原名"菊花酒"，无山萸根，增紫石英，余同。

舒筋活血酊

【处方】

透骨草 30g　追地风 12g　红花 12g　川椒 12g　急性子 12g　独活 12g　乳香 12g　骨碎补 12g　制川乌 6g　白酒 1L

【制法】将上药按处方配 100 料，研成粗末，置容器内，加入白酒约 100L，搅拌后放置浸泡 1 周，过滤去渣，残渣再加白酒 50L，混匀，浸泡 1 周，过滤。两次滤液合并并添加白酒至 100L，混匀，分装即得。

【功能主治】驱风散寒，活血止痛。用于风寒湿所致的腰腿疼痛。

【用法用量】口服：每次服 5 ～ 10ml，日服 2 ~ 3 次。外用：每取药酒少许涂擦患处，然后用热毛巾热敷 3 ~ 4 次。日搽 2 次。

【处方来源】《中药制剂汇编》

【附记】凡由风寒湿三气杂至所致的关节疼痛，筋骨、肌肉疼痛等痛证，用此药配按上法用之，效果亦佳。

痛灵酒

【处方】

制川乌 30g　制草乌 30g　田三七 15g　马钱子 15g　蜂蜜 250g　白酒 1L

【制法】将制川、草乌洗净，切片，晒干，以蜂蜜煎煮，马钱子去毛，用植物油炸。田三七捣细，与前 3 味混合，加清水煎 2 次，第 1 次加水 1L，浓缩到 300ml；第 2 次加水 1L，浓缩到 200ml。二汁混合共取药液 500ml，再加入白酒，拌匀即成。

【功能主治】散风活血，舒筋活络。用于慢性腰腿痛。

【用法用量】口服：每次服 10ml，日服 3 次。

【处方来源】《中药制剂汇编》

【附记】近期疗效实属满意，其近期疗效尚待进一步观察。无明显副作用。

强肾活血酒

【处方】

杜仲 400g　独活 200g　干地黄 200g　当归 200g　丹参 200g　川芎 200g　清酒 14L

【制法】上药切成薄片，以绢袋盛，加入清酒，渍 5 宿。

【功能主治】强肾活血。用于腰膝髀连腿脚疼酸。

【用法用量】口服：初服 15ml，渐加，有感觉为度。日服 3 次，可长期服用。

【注意事项】忌芜荑。

【处方来源】唐·《外台秘要》

腰痛酒 Ⅱ

【处方】

制附子 20g　制川乌 20g　制草乌 20g　桂枝 30g　牛膝 30g　钩藤 30g　枸杞 30g　吴茱萸 10g　破故纸 20g　杜仲 30g　木瓜 30g　石楠藤 30g　细辛 10g　元胡 30g　三七 30g　白酒 10L

【制法】元胡、三七研粉与诸药共同装入砂锅内，取 52° 白酒、食盐和黄酒适量加入砂锅内（以没住药为度），用米糠袋盖口，浸泡 20 ～ 30 分钟，然后置火上

下篇

各类药酒

煮沸 1 小时左右，端下密闭埋入 33cm 深的土中以去火毒，12 小时后取出过滤即可服用。

【功能主治】祛风除湿，温经通络，活血止痛，补益肝肾。用于治疗腰腿痛。

【用法用量】口服：每次服 30ml，每日服 3 次，15 日为 1 疗程。

【注意事项】孕妇及儿童忌服。

【处方来源】《中医正骨》1999,(6):14

薏苡仁酒 I

【处方】

薏苡仁 90g　牛膝 90g　防风 60g　独活 60g　生地黄 60g　桂心 60g　黑豆（炒热）150g　当归 30g　川芎 30g　丹参 30g　酸枣仁（微炒）10g　制附子 60g　白酒 6L

【制法】将前 12 味细剉，入布袋，置容器中，加入白酒，密封，浸泡 35 日后，过滤去渣，即成。

【功能主治】温肾祛湿，活血通络。用于肾脏风毒流注，腰膝拘急疼痛。

【用法用量】口服：每次食前温服 10～15ml，日服 3 次。

【处方来源】宋·《太平圣惠方》

七、风寒湿痹用药酒

二藤鹳草酒

【处方】

海风藤 15g　常春藤 15g　老鹳草 20g　桑枝 30g　五加皮 10g　白酒 1L

【制法】将前 5 味切碎，置容器中，加入白酒，密封，浸泡 3～7 日后，过滤去渣，即成。

【功能主治】祛风湿，通经络。用于风寒湿痹，关节疼痛，筋脉拘挛，手足麻木，沉重，活动不便。

【用法用量】口服：每晚服 10～20ml。

【处方来源】《药酒汇编》

丁公藤风湿药酒

【处方】

丁公藤 1000g　桂枝 30g　麻黄 7.5g　羌活 3g　当归 3g　川芎 3g　白芷 3g　补骨脂 3g　乳香 3g　独牙皂 3g　苍术 3g　厚朴 3g　香附 3g　木香 3g　白术 3g　山药 3g　菟丝子 3g　小茴香 3g　苦杏仁 3g　泽泻 3g　五灵脂 3g　陈皮 13g　枳壳 20g　黄精 8g　蚕沙 6g　白酒 4.25L

【制法】先将丁公藤蒸 2 小时，然后与桂枝等 24 味药、白酒共置入容器中，密封浸泡 40 日后过滤即成。浸泡期间加温 2～5 次，每次药酒温度达 35℃。

【功能主治】祛风除湿，消瘀止痛。用于风湿痹痛，表现有筋骨，肌肉，关节疼痛，疼痛游走不定，肢体重着，麻木，屈伸不利。一般腰腿痛及跌打损伤亦可应用。

【用法用量】口服：每次服 10～15ml，日服 2～3 次，也可外用擦患处。

【处方来源】《中国药典》

【注意事项】孕妇忌内服，外用时亦忌用于腹部。

【附记】方中丁公藤有一定的毒性，故要注意掌握服用量。若发现有中毒现象时（常有汗出不止，四肢麻痹等表现），一般可用甘草 10～15g 水煎服，或用蜜糖 30～60g，冲开水内服及用温水洗身，便可缓解症状。

三乌追健酒

【处方】

制川乌 6g　制首乌 15g　制草乌 6g　追地风 9g　千年健 9g　白酒 1L

【制法】将前 5 味切碎，置容器中，加入白酒，密封，浸泡 3～7 日后，过滤去渣，即成。

【功能主治】祛风散寒，活血止痛。用于风湿痹痛、风湿性关节炎、类风湿关节炎及腰腿痛。

【用法用量】口服：每次服 10ml，日服 2 ~ 3 次。

【注意事项】凡高血压、心脏病、风湿热及严重溃疡病患者忌服。

【处方来源】《全国中草药汇编》

🍶 三蛇胆汁酒

【处方】

眼镜王蛇胆 3 个　银环蛇胆 3 个　金环蛇胆 3 个　制杜仲 60g　当归 60g　牛膝 60g　蜂蜜 100g　白酒 2L

【制法】将杜仲、当归、牛膝切成小块，将蛇胆囊切开口，与白酒一起置入容器中，密封浸泡 1 个月即成。

【功能主治】祛风湿，强筋骨。用于风湿痹痛，骨节不利，腰膝疼痛，下肢痿弱。

【用法用量】口服：每次服 20ml，每日早、晚各 1 次。

【注意事项】孕妇忌服。

【处方来源】《药酒汇编》

🍶 天麻酒 Ⅲ

【处方】

天麻 60g　牛膝 60g　制附子 60g　制杜仲 60g　白酒 2.5L

【制法】将前 4 味切碎，入布袋，置容器中，加入白酒，密封浸泡 7 日后，过滤去渣，备用。

【功能主治】祛风通络，温肾壮腰。用于妇人风痹、半身不遂。

【用法用量】口服：每次温服 5 ~ 10ml，日服 2 ~ 3 次。

【处方来源】明·《普济方》

🍶 五加皮药酒 Ⅰ

【处方】

玉竹 10g　党参 10g　姜黄 10g　五加皮 10g　陈皮 10g　菊花 10g　红花 10g　怀牛膝 10g　白术 10g　白芷 10g　当归 10g　青风藤 10g　海风藤 10g　川芎 10g　威灵仙 10g　木瓜 10g　海风藤 10g　檀香 10g　肉豆蔻 10g　豆蔻仁 10g　独活 5g　制川乌 5g　制草乌 5g　砂仁 20g　木香 20g　丁香 20g　肉桂 10g　栀子 50g　白酒 3L　冰糖 150g

【制法】将上药共研为粗末或切成薄片，装入绢袋中，与白酒同置入容器中，密封后置锅中隔水加热 2 小时，取出静置 3 日后过滤，加冰糖入滤液中溶化即成，备用。

【功能主治】祛风除湿，益气活血，温经散寒，通络止痛。用于风湿痿痹，手足拘挛，四肢麻木，腰肢疼痛，阴囊湿冷若冰霜。

【用法用量】口服：每次服 5ml，日服 3 次。

【处方来源】《简明中医辞典》

🍶 五加皮药酒 Ⅲ

【处方】

当归 20g　香加皮 20g　青风藤 20g　海风藤 20g　川芎 20g　威灵仙 20g　木瓜 20g　白术（麸炒）30g　白芷 30g　牛膝 40g　红花 40g　菊花 40g　陈皮 80g　党参 120g　姜黄 120g　独活 10g　制川乌 10g　制草乌 10g　丁香 10g　砂仁 10g　木香 10g　肉桂 10g　檀香 20g　肉豆蔻（滑石粉煨）15g　豆蔻（去壳）15g　玉竹 32g　栀子 24g　白酒 12L

【制法】上药除栀子外，其余药物加工成粗末，与 6L 白酒同入容器中，密封后隔水加热至水沸，放冷，开封将酒与药渣倾入坛中再密封浸泡，每 10 日搅拌 1 次，30 日后取出上清液。将余下的白酒加入坛中，密封浸封 30 日，过滤。将滤液与前次上清液合并，将栀子捣碎，装入纱布袋中，置入坛里，密封静置 5 日后再过滤，即可服用。

【功能主治】舒筋活血，除湿散风。用于风湿痹，出现腰膝不利、关节肿胀、手足拘挛、四肢麻木，兼有遇寒疼痛增剧，得热减轻及阴囊湿冷。

【用法用量】口服：每次服 30ml，每日 3 次。

【注意事项】孕妇忌服。

【处方来源】《临床验方集》

五加皮酒Ⅶ

【处方】

五加皮 150g　当归 150g　肉桂 150g　牛膝 100g　防己 100g　白术（炒）100g　陈皮 100g　姜黄 100g　独活 75g　栀子 75g　白芷 50g　白糖 1.5kg　50°白酒 15L

【制法】将上药共研为粗末或切成薄片，装入绢袋中，与白酒同置入容器中，密封后置锅中隔水加热 2 小时，取出静置 3 日后过滤，加白糖入滤液中溶化即成，备用。

【功能主治】通经活络，祛风散寒。用于风寒湿痹、周身骨节疼痛。

【用法用量】口服：每次 10 ~ 15ml，每日 2 ~ 3 次。

【注意事项】孕妇忌服。

【处方来源】《新编中成药》

牛膝酒Ⅲ

【处方】

牛膝 60g　秦艽 60g　川芎 60g　白茯苓 60g　防己 60g　官桂 60g　独活 60g　五加皮 120g　丹参 30g　薏苡仁 30g　火麻仁（炒）30g　麦冬 30g　石斛 30g　杜仲（炒）30g　制附子 15g　地骨皮 15g

炮姜 15g　白酒 8L

【制法】将前 17 味捣碎或切成薄片，入布袋，置容器中，加入白酒，密封，浸泡 5 ~ 10 日后，过滤去渣，即成。

【功能主治】祛风除湿，温肾养阴，散寒止痛。用于肾痹虚冷、复感寒湿为痹。

【用法用量】口服：每次空腹服 1 ~ 10ml，日服 2 次。

【处方来源】清·《医门法律》

冯了性风湿跌打药酒

【处方】

丁公藤 20g　白术 10g　泽泻 10g　牡丹皮 10g　补骨脂 10g　赤芍 10g　小茴香 10g　五灵脂 10g　羌活 10g　杏仁 6g　没药 6g　麻黄 6g　蚕沙 6g　枳壳 8g　香附 8g　菟丝子 10g　乳香 6g　白芍 12g　当归 12g　川厚朴 6g　木香 6g　苍术 6g　皂角 6g　陈皮 12g　黄精 12g　桂枝 6g　白蜜 500g　白酒 5L

【制法】将药物捣碎或切成薄片，入布袋，置容器中，加入白烧酒和白蜜，密封，埋入地下，浸泡 12 日后，过滤去渣，即成。

【功能主治】补肾健脾，活血化瘀，祛风利湿，理气止痛。用于风湿骨痛、手足麻木、腰腿痛及跌打损伤。

【用法用量】口服：适量饮用。外用：日搽数次。

【处方来源】《简明中医辞典》

【附记】服该药酒应注意：①应从小剂量开始，一次量最多不能超过 15ml。如出现口舌麻木感，应减量或停药。②有消化道疾病者，宜饭后服。③年老体弱或小儿酌情减量。

石藤通络酒

【处方】

络石藤 90g　秦艽 20g　伸筋草 20g

路路通 20g　高粱酒 1.5L

【制法】将前 4 味洗净，切碎，置容器中，加入白酒，密封，浸泡 3～7 日后，过滤去渣，即成。

【功能主治】祛风，活血，通络。用于风痹（行痹）、关节肿胀疼痛、游走不定、恶风、舌质淡红、苔薄白、脉浮紧。适用于风湿性关节炎早期。

【用法用量】口服：每次服 10～20ml。每日早、晚各服 1 次。

【处方来源】《药酒汇编》

史国公药酒

【处方】

玉竹 48g　神曲 36g　牛膝 18g　白术 18g　桑寄生 15g　蚕沙 12g　防风 12g　川芎 12g　木瓜 9g　当归 9g　红花 9g　羌活 6g　独活 6g　川续断 6g　甘草 6g　鹿角胶 3g　鳖甲胶 3g　白酒 2L　冰糖 1000g

【制法】将前 15 味研为粗末或切成薄片，与二胶稀释液混匀，置容器中，加入白酒和冰糖，密封，浸泡 7 日后，搅匀，过滤去渣，贮瓶备用。

【功能主治】祛风除湿，活血通络。用于风寒湿痹、四肢麻木、骨节疼痛。

【用法用量】口服：每次服 9～15ml，日服 3 次。

【处方来源】《简明中医辞典》

百药长寿酒

【处方】

当归 30g　白芍 30g　白术 30g　白茯苓 30g　牛膝 30g　杜仲 30g　破故纸 30g　茴香 30g　五味子 30g　陈皮 30g　半夏 30g　苍术 30g　厚朴 30g　枳壳 30g　香附 30g　官桂 30g　羌活 30g　独活 30g　白芷 30g　防风 30g　乌药 30g　秦艽 30g　川草薢 30g　晚蚕沙 30g　干姜 30g　川芎 15g　怀地黄 120g　枸杞 120g　干茄根

120g　天门冬 60g　麦门冬 60g　何首乌 60g　砂仁 1.5g　红枣 500g　烧酒 13L

【制法】将前 34 味捣为粗末或切成薄片，入布袋，悬于酒坛中，加入白烧酒，密封，浸泡 15 日后，即可开封饮用。

【功能主治】补肝肾，和脾胃，祛风湿，活血通络。用于肝肾不足、脾胃不和、风湿痹阻经络等所引起的身体虚弱、腰膝无力、食少腹满、胸闷恶心、筋骨疼痛等症。

【用法用量】口服：每次服 15～30ml，日服 3 次。

【处方来源】明·《摄生秘剖》

防风酒 I

【处方】

防风 20g　当归 20g　秦艽 20g　肉桂 20g　葛根 20g　麻黄 15g　羌活 10g　川芎 10g　白酒 1.5L

【制法】将前 8 味切碎，入布袋，置容器中，加入白酒，密封，浸泡 7 日后，过滤去渣，即成。

【功能主治】祛风通络，散寒除湿。用于风痹、肢体关节酸痛、游走不定、关节屈伸不利，或见恶风、发热、苔薄白、脉浮。

【用法用量】口服：每次服 10～20ml，每日早、晚各服 1 次。

【注意事项】若见关节肿大、苔薄黄、邪有化热之象者慎用。

【处方来源】《药酒汇编》

鸡血藤酒 II

【处方】

鸡血藤胶 250g（或鸡血藤片 400g）白酒 2L

【制法】将上药置于净瓶中，注入白酒，密封，浸泡 7 日后，即可取用。

【功能主治】活血通络。用于风寒湿痹、筋骨疼痛不舒、腰膝冷痛、转筋虚损、手足麻木及跌打损伤、妇人经血不调。

【用法用量】口服：每次空腹温服 15 ~ 30ml，日服 2 次。

【处方来源】《百病中医药酒疗法》

【附记】凡慢性证属血虚者，坚持服用，常收到较好的疗效。

钟乳酒Ⅳ

【处方】

钟乳石 100g　丹参 60g　石斛 60g　制杜仲 60g　天冬 60g　牛膝 60g　防风 60g　制附子 30g　肉桂 30g　秦艽 30g　干姜 30g　黄芪 60g　川芎 60g　当归 60g　山萸肉 100g　薏苡仁 100g　白酒 10L

【制法】将前 16 味捣碎或切成薄片，入布袋，置容器中，加入白酒，密封，浸泡 5 ~ 10 日后，过滤去渣，即成。

【功能主治】补肝肾，祛风湿，益气活血，温经散寒。用于风寒湿痹，腰膝酸弱。

【用法用量】口服：不拘时，每次温服 10ml，渐加，以知唇麻为度。

【处方来源】《柳森可用方》

复方壮骨酒

【处方】

薏苡仁 8g　草薢 8g　淫羊藿 8g　熟地黄 8g　陈皮 8g　玉竹 8g　牛膝 80g　当归 5g　五加皮 5g　青皮 5g　川芎 5g　白芍 5g　草乌（制）5g　木瓜 5g　枸杞 5g　红花 5g　紫草 5g　川乌（制）5g　续断 5g　羌活 5g　苍术 5g　独活 5g　白芷 5g　补骨脂 5g　蕲蛇 5g　杜仲 5g　乌药 5g　防风 5g　牡丹皮 5g　佛手 5g　人参 5g　砂仁 5g　檀香 5g　肉桂 5g　豆蔻 5g　木香 5g　丁香 5g　鹿茸 5g　油松节 4g　没

药 2g　乳香 2g　麝香 5g　红曲 20g　白酒 1.5L　红糖 100g　蜂蜜 150g

【制法】将前药捣碎或切成薄片，入布袋，置容器中，加入白酒和白蜜，密封，置水锅内蒸 3 炷香取起，埋入地下，浸泡 10 日后，过滤去渣，即成。

【功能主治】祛风除湿。用于风寒湿痹，手足麻木，筋骨疼痛，腰膝无力。

【用法用量】口服：每次 15ml，每日 2 次。

【注意事项】孕妇及阴虚火旺者忌服。

【处方来源】《新编中成药》

祛痰通络酒

【处方】

川芎 100g　桂枝 80g　白芥子 50g　当归尾 100g　全蝎 50g　红花 50g　白僵蚕 60g　杜仲 60g　生姜 20g　白酒 5L

【制法】将上药浸泡白酒中，1 月后即可饮用。

【功能主治】除湿散寒，活血祛风，化瘀通络。用于治疗痹症。行痹者上方加川牛膝 50g。顽痹者上方加半夏 30g、千年健 50g、党参 60g。

【用法用量】口服：每日早晚服 2.5 ~ 3g，100 日为 1 疗程。

【处方来源】《中国医药学报》1991，6（1）：49

【附记】基本方主要适用于痛痹患者。

豹骨木瓜酒

【处方】

豹骨胶 12g　川牛膝 20g　独活 30g　桑寄生 20g　香加皮 30g　川芎 20g　当归 30g　陈皮 30g　千年健 20g　木瓜 40g　秦艽 20g　红花 20g　羌活 30g　玉竹 16g　栀子 30g　砂糖 300g　50° 白酒 4.5L

【制法】将前药捣为粗末或切成薄片，入布袋，置容器中，加入白酒，密封，浸泡20日，过滤去渣，加入白糖，溶解，备用。

【功能主治】祛风活血。用于风湿痹痛，筋脉拘挛，四肢麻木，关节不利。

【用法用量】口服，每次15～30ml，每日2次。

【处方来源】《新编中成药》

豹骨药酒

【处方】

豹骨80g　淫羊藿（羊油制）80g　熟地黄80g　玉竹80g　薏苡仁80g　草薢80g　陈皮80g　牛膝80g　当归5g　五加皮5g　白芍5g　制川乌5g　红花5g　紫草5g　羌活5g　白芷5g　青皮5g　川芎5g　制草乌5g　木瓜5g　枸杞5g　续断5g　独活5g　苍术（炒）5g　乌药5g　补骨脂（盐制）5g　杜仲（炭）5g　白花蛇（去头）5g　砂仁5g　肉桂（去粗皮）5g　豆蔻（去壳）5g　防风5g　佛手5g　牡丹皮5g　人参5g　檀香5g　木香5g　丁香5g　鹿茸（去毛）5g　油松节40g　麝香0.2g　乳香（去油）20g　没药（去油）20g　红曲20g　红糖100g　蜂蜜160g　白酒3.5L

【制法】豹骨加水煎煮至胶尽，过滤，浓缩成膏。乳香、没药、麝香分别制成细粉，余药除红曲、红糖、蜂蜜、白酒与上述豹骨膏碎粗粉，红曲、红糖、蜂蜜及各种药材的粗粉共置渗漉缸中，渗漉，药渣压榨至尽，过滤，与渗漉液合并，分装即得。

【功能主治】祛风除湿。用于风寒湿痹，手足麻木，筋骨疼痛，腰膝无力。

【用法用量】口服，一次5ml，一日2次。

【注意事项】孕妇及阴虚火旺者忌用。

【处方来源】《河南省药品标准》

海桐皮酒Ⅲ

【处方】

海桐皮60g　牛膝60g　枳壳60g　制杜仲60g　防风60g　独活60g　五加皮60g　生地黄75g　白术15g　薏苡仁30g　白酒5L

【制法】将前10味捣碎或切成薄片，和匀，入布袋，置容器中，加入白酒，密封，浸泡7日后，过滤去渣，即成。

【功能主治】祛风利湿，补肾健脾。用于湿痹、手足弱、筋脉挛、肢节疼痛无力、不能行履者宜服之。

【用法用量】口服：每次服10ml，日3夜2，常使酒力微醉，百日行履，如故。

【处方来源】明·《永乐大典》

通痹灵酒

【处方】

制川乌12g　制草乌12g　干姜12g　细辛8g　威灵仙6g　凤仙花8g　红花6g　川芎4g　桂枝7g　独活8g　寻骨风6g　樟脑15g　松枝6g　三七6g　五加皮6g　牛膝4g　乳香12g　没药12g　全虫6g　土鳖虫6g　山茱萸10g　麻黄9g　枸杞9g　狗脊9g　桑枝6g　当归6g　秦艽6g　55°酒2L

【制法】把药物粉碎为粗末或切成薄片，用55°白酒浸泡，夏季14日，春秋季21日，冬季30日，过滤沉淀5日而成，密封待用。

【功能主治】温经散寒，活血祛瘀，祛风除湿，通痹止痛。用于治疗寒性关节肌肉疼痛。

【用法用量】最好晚上用棉签涂药液适量（棉签蘸1～3次）于疼痛处，用聚乙烯超薄膜（薄软食品塑料袋）覆盖，外用衣被覆盖，10分钟左右有发热，温

下篇

各类药酒

度升高，灼热感属正常，6 小时后去掉覆盖物，每日 1 次，扭伤者可 1 日 3 次。

【注意事项】药物切勿接触黏膜部位；皮肤破损者，孕妇，酒精过敏者禁用。

【处方来源】《中医外治杂志》1995，4（4）：23

黄芪酒Ⅱ

【处方】

黄芪 30g　防风 30g　官桂 30g　天麻 30g　草薢 30g　白芍 30g　当归 30g　云母粉 30g　白术 30g　茵陈叶 30g　木香 30g　淫羊藿 30g　甘草 30g　川续断 30g　白酒 4L

【制法】将前 14 味捣碎或切成薄片，入布袋，置容器中，加入白酒，密封，浸泡 5 ~ 10 日后，过滤去渣，即成。

【功能主治】益气活血，补肾健身，祛风除湿。用于风湿痹、身体顽麻、皮肤瘙痒、筋脉挛急、言语謇涩、手足不遂、时觉不仁。

【用法用量】口服：不拘时，每次温服 10ml，常令酒气相续为佳。

【处方来源】《世医得效方》

蛮夷酒Ⅱ

【处方】

矾石 30g　桂心 30g　白术 30g　狼毒 30g　半夏 30g　石楠 30g　白石脂 30g　龙胆草 30g　川续断 30g　芜花 30g　白石英 30g　代赭石 30g　竹茹 30g　石韦 30g　玄参 30g　天雄（制）30g　防风 30g　山茱肉 30g　桔梗 30g　藜芦 30g　卷柏 30g　细辛 30g　寒水石 30g　乌头（制）30g　踯躅 30g　蜀椒 30g　白芷 30g　秦艽 30g　石菖蒲 30g　制附子 60g　远志 60g　石膏 75g　蜈蚣 2 条　白酒 12L

【制法】将前 33 味捣碎或切成薄片，置容器中，加入白酒，密封，浸泡 7 ~ 10 日后，过滤去渣，即成。

【功能主治】补虚祛邪，温经通络。用于风十二痹、偏枯不遂、宿食积滞、久寒虚冷、五劳七伤及妇人产后余疾、月经不调。

【用法用量】口服：每次服 10 ~ 15ml，日服 2 次。10 日后，将药渣晒干，捣细为散，每服 6g，以酒送服，日再，以知为度。

【处方来源】唐·《备急千金要方》

鲁公酒

【处方】

茵芋 15g　踯躅花 15g　制乌头 15g　茵陈 12g　生天雄 12g　防己 12g　石斛 12g　细辛 9g　柏子仁 9g　牛膝 9g　山茱萸 9g　甘草（炒）9g　通草 9g　秦艽 9g　黄芪 9g　生附子 9g　瞿麦 9g　杜仲（炒）9g　天门冬 9g　泽泻 9g　石楠叶 9g　防风 9g　远志 9g　熟地黄 9g　炮姜 9g　桂心 9g　白酒 4L

【制法】将前 26 味捣碎或切成薄片，置容器中，加入白酒，密封，浸泡 10 ~ 14 日后，过滤去渣，即成。

【功能主治】补肝肾，祛风湿，温经通络。用于诸痹、诸风、风眩心乱、耳聋目暗、泪出、鼻不闻香臭、口烂生疮、风肿痛病、喉下生疮、烦热、厥道口逆、胸胁肩膊痛、手酸不能务农、腰脊不能俯仰、脚酸不仁难以久立。八风十二痹、五缓六急、半身不遂、四肢偏枯、拘挛不可屈伸、贼风咽喉闭塞、哽哽不利，或如锥刀所刺、行皮肤中无有常处、久久不治、入人五脏中或在心下，或在膏肓、游走四肢、偏有冷处如风所吹，或觉肌肤不仁、尿以代重、晋以代头、名曰痹病，及一应久寒积聚、风湿、五劳七伤、虚损百疾、并皆治之。

【用法用量】口服：每次服 10 ～ 14ml，日服 3 次。

【处方来源】明·《永乐大典》

【附记】本方亦可为散、为丸酒下之。

八、白虎历节风用药酒

壮骨牛膝酒

【处方】

牛膝（去苗）30g 羚羊角屑 30g 松节 30g 白酒 2.5L

【制法】上药细剉，以生绢袋盛，用好酒于瓷瓶中浸，密封，春夏浸 7 日，秋冬浸 27 日后开。

【功能主治】补肝肾，祛风湿，活血通络。用于风毒攻注，脚膝疼痛，不能屈伸，历节风。

【用法用量】口服：每日 3 ～4 次，每次温饮一中盏。其酒旋添，药味稍薄即换去。

【处方来源】明·《太平圣惠方》

松节祛风酒

【处方】

当归 100g 熟地黄 50g 松节 50g 列节 50g 牛膝 50g 白酒 3L

【制法】上药研成粗末或切成薄片，用绢袋盛，用白酒密闭浸泡 7 日。

【功能主治】凉血活血，历节风。

【用法用量】适量饮用。

【处方来源】明·《普济方》

松枝酒

【处方】

松节 30g 桑枝 30g 桑寄生 30g 钩藤 30g 川续断 30g 天麻 30g 金毛狗脊 30g 乌梢蛇 30g 秦艽 30g 青木香 30g

海风藤 30g 五加皮 30g 菊花 30g 蜈蚣 5 条 狗胫骨 100g 白酒 5L

【制法】将前 14 味捣碎，置容器中，加入白酒，密封，浸泡 7 日后，过滤去渣，取浸液；另将狗胫骨加水 1500ml，用文火煎至 500ml，入浸液中，混匀，密封，静置 3 日后，即可取用。

【功能主治】祛风散寒，搜风通络。用于白虎历节风走注疼痛，或如虫行、诸般风气。

【用法用量】口服：每次服 15 ～ 30ml，日服 3 次。

【处方来源】清·《医学心悟》

【附记】本方系笔者根据《医学心悟》松枝酒去虎骨加狗胫骨、乌梢蛇、蜈蚣而成。

摄风酒

【处方】

寻风藤 30g 三角尖（石上生者佳）30g 青风藤根 30g 威灵仙 30g 石薜荔 30g 五加皮 45g 生姜 45g 乌药 15g 石楠叶 15g 苍术 15g 川续断 15g 羌活 15g 防风 15g 苏木 15g 甘草节 15g 骨碎补 10g 当归 10g 乳香 10g 青木香 7.5g 北细辛 7.5g 南木香 7.5g 川牛膝 12g 威灵仙 30g 乌梢蛇 50g 狗胫骨 100g 白酒 6L

【制法】将前 24 味捣碎或切成薄片，入布袋，置容器中，加入白酒，密封，仍以锅盛水，将容器置于锅内，用慢火自辰时煮至午时，取出候冷；另将狗胫骨加水 1500ml，用文火煎至 500ml，兑入容器中，密封、静置 3 日后，过滤去渣，即成。

【功能主治】祛风祛湿，理气活血，散寒止痛。用于百历节风及诸般风湿，流注四肢、大腿、鹤膝一切风疾，四肢拘挛、不能坐立、凡是骨节去处，皆尽浮肿、夜痛号哭。

【用法用量】口服：不拘时，随意温

服，常令酒气相续。

【处方来源】元·《世医得效方》

【附记】本方系笔者根据《世医得效方》摄风酒舍虎骨加狗胫骨、乌梢蛇而成。夏日随制随用。

九、痛风用药酒

九藤酒

【处方】

青风藤120g　钩藤120g　红藤（即理省藤）120g　丁公藤（即风藤）120g　桑络藤120g　菟丝藤（即无根藤）120g　天仙藤（即青木香）120g　阴地蕨（名地菜、取根）120g　五味子藤（俗名红内消）60g　忍冬藤60g　白酒10L

【制法】将前10味切碎，入布袋，置容器中，加入白酒，密封，不可泄气，浸泡5~7日后即可取用。酒至半添酒，味薄即止。

【功能主治】疏风通络。用于远年痛风及中风左瘫右痪、筋脉拘急、日夜作痛、叫呼不已等症，其功甚速。

【用法用量】口服：每次服10~20ml，日服3次。病在上食后及卧后服，病在下空心食前服之。

【处方来源】明·《医学正传》

附子酒Ⅱ

【处方】

制附子30g　皂角刺5g　白酒1L

【制法】将前2味切碎，分作2处，用白酒2瓶，各入上药1份，慢火煨，候干至半瓶，合并1处，密封，浸泡2宿，过滤去渣，即成。

【功能主治】温肾散寒，祛风通络。用于痛风及妇人血风瘙痒。

【用法用量】口服：每次温服3~5ml，不拘时，未效再服。

【处方来源】明·《普济方》

痛风酒

【处方】

苍术30g　黄柏30g　丹参30g　延胡索30g　路路通30g　云茯苓30g　蚕沙24g　白芍24g　桑枝24g　木瓜20g　槟榔20g　川牛膝12g　五灵脂6g　升麻6g　甘草6g　松节50g　白酒4L

【制法】将前16味捣为粗粉或切成薄片，入布袋，置容器中，加入白酒，密封，浸泡7~10日后，过滤去渣，即成。

【功能主治】清利湿热，行气活血。用于痛风。

【用法用量】口服：每次服15~30ml，日服3次。

【处方来源】《临床验方集》

【附记】临床应用，可随证加味：热甚者加忍冬藤、蒲公英、丹皮；肿甚者加泽泻、防己、薏苡仁；后期补肝肾，加熟地黄、枸杞、淫羊藿、锁阳；体虚加党参、黄芪；豁痰散结，如南星、半夏、浙贝等可随证加入。

第七章
骨科用药酒

一、跌打损伤用药酒

三七全蝎酒

【处方】

三七30g 莪术40g 全蝎10g 土鳖虫30g 补骨脂50g 淫羊藿50g 四块瓦60g 叶下花80g 当归60g 牛膝50g 五加皮60g 川乌（制）20g 苏木40g 大血藤60g 川芎30g 血竭10g 红花20g 乳香30g 没药30g 元胡40g 香附40g 白酒8L

【制法】将前21味研成粗末或切成薄片，置容器中，加入白酒，密封，浸泡10~15日后，过滤去渣，即成。

【功能主治】舒筋活络，散瘀镇痛，祛风除湿，强筋壮骨。用于跌打损伤，风湿骨痛，四肢麻木。

【用法用量】口服：每次10~15ml，每日2次。

【注意事项】孕妇忌用。

【处方来源】《新编中成药》

三七酒

【处方】

三七15g 海桐皮15g 薏苡仁15g 生地15g 牛膝15g 川芎15g 羌活15g 地骨皮15g 五加皮15g 白酒2.5L

【制法】将前9味研成粗末或切成薄片，置容器中，加入白酒，密封，浸泡10~15日后，过滤去渣，即成。

【功能主治】活血止痛，祛瘀通络。用于跌打损伤，瘀血肿痛。

【用法用量】口服：每次服15ml，日服2次。

【处方来源】《药酒汇编》

三七跌打酒

【处方】

大田七120g 血竭120g 琥珀120g 大黄150g 桃仁150g 泽兰150g 红花150g 当归尾150g 乳香150g 没药150g 秦艽150g 川续断150g 杜仲150g 骨碎补150g 土鳖虫150g 苏木150g 无名异150g 制自然铜150g 马钱子（炸黄去毛）150g 七叶一枝花90g 三花酒（白酒）28L

【制法】将前20味切片，置容器中，加入三花酒，密封，浸泡2个月以上，过滤去渣，即成。

【功能主治】活血止痛，祛瘀通络。用于跌打损伤，瘀血肿痛。

【用法用量】口服：每次服15~

30ml，日服 1 ~ 2 次。外用：若肿疼者，擦患处，每日擦 2 ~ 3 次。创伤破口者，用消毒纱布或棉垫浸透敷之，绷带包扎，每日换药 1 次。

【注意事项】孕妇忌口服。

【处方来源】《正骨经验汇萃》

五华跌打药酒

【处方】

生南星25g　生半夏25g　制草乌25g　制川乌25g　五加皮12g　川芎12g　杨梅树皮50g　三桠苦50g　毛冬青50g　薯葱根50g　土大黄50g　白酒5L

【制法】将诸药捣碎或切成薄片，放入干净容器中，加入白酒，密封浸泡 7 日以上即成。

【功能主治】活血化瘀，消肿止痛。用于跌打肿痛，无名肿毒。也可用于治疗流行性腮腺炎等病证。

【用法用量】外用：用药酒湿敷或外擦患处，每日涂擦 3 ~ 5 次。

【注意事项】切忌内服。只供外用。

【处方来源】《民间百病良方》

止痛灵

【处方】

制川乌15g　制草乌15g　生南星15g　洋金花10g　红花油10ml　白酒500ml

【制法】将前 4 味切成薄片，置容器中，加入白酒（或75%乙醇），密封，浸泡 10 ~ 15 后，过滤去渣，加入红花油10ml。备用。

【功能主治】活血消肿，止痛解毒。用于跌打损伤，痈疽初起及表浅肿物切除，拔牙等。

【用法用量】外用：涂搽局部或纱布湿敷。日 1 ~ 2 次。

【注意事项】切勿内服。

【处方来源】长春中医学院王家忠方

止痛液

【处方】

细辛60g　荜茇30g　黑胡椒30g　制草乌30g　制川乌30g　生半夏30g　生南星30g　蟾酥30g　樟脑10g　薄荷脑10g　95%乙醇（酒精）1L

【制法】先将前 7 味药分别切碎或粉碎成粗末，备用。蟾酥以适量水煮沸 5 分钟（主要为减轻毒性，不影响疗效），与上述药材置于同一容器内，加入95%乙醇密封，浸泡 1 个月后，滤取上层清液，加入樟脑、薄荷脑搅拌溶解，必要时过滤，贮瓶备用。

【功能主治】消肿止痛。用于跌打损伤，疼痛不已。

【用法用量】外用：用脱脂棉球蘸药液涂擦患部，每日涂擦 1 ~ 3 次。

【处方来源】《百病中医熏洗熨疗法》

【附记】一般用药 3 ~ 5 次即效。

止痛精

【处方】

细辛14g　豆豉姜150g　广藿香150g　香附150g　两面针25g　黄芩25g　栀子25g　降香25g　花椒100g　石菖蒲100g　香加皮100g　鸡骨香100g　九里香100g　小叶双眼龙14g　荆三棱50g　高良姜50g　莪术50g　黑老虎250g　樟脑23g　薄荷脑1.8g　30°白酒和乙醇各适量

【制法】将上细辛至黑老虎等 18 味捣碎以30°白酒，密封，浸泡 7 日，全部取出置蒸馏器中进行蒸馏，收集含醇量20%以上的蒸馏液。黄芩、栀子各以 3 倍量的70%乙醇浸渍 1 日，取出过滤取用。再将蒸馏液与浸渍液合并，混匀，以乙醇调节含醇量为63% ~ 65%，加入樟脑、薄荷脑搅拌溶解，过滤即得。每瓶 5ml，分装 1000 瓶。

【功能主治】行气止痛。用于跌打肿痛，吐泻腹痛，风湿骨痛及风火牙痛。

【用法用量】口服：每次服 5ml，日服 1~2 次。亦可外用，涂擦患部。

【处方来源】《中药制剂汇编》

少林八仙酒

【处方】

丁香 30g　当归 30g　川芎 90g　红花 90g　三七 15g　凤仙花 45g　苏木 45g　乌梢蛇 1 条　白酒 4L

【制法】将前 8 味洗净，切碎，置容器中，加入白酒，密封，浸泡 60 日以上，经常摇动。过滤去渣，即成。

【功能主治】活血祛瘀，通络止痛。用于跌打损伤，瘀血疼痛，红肿不消等症。

【用法用量】口服：每次服 15ml，日服 2 次。

【处方来源】《药酒汇编》

少林保将酒

【处方】

当归 60g　川芎 24g　苏木 24g　木瓜 24g　桑枝 24g　鹿角胶 24g　红花 30g　黄芪 30g　桑寄生 30g　熟地黄 30g　透骨草 30g　白术 30g　赤芍 30g　桃仁 30g　乳香 15g　没药 15g　白芷 15g　川续断 15g　补骨脂 15g　太子参 15g　桂枝 9g　川郁金 9g　木香 9g　白酒 5L

【制法】将上药研为粗末或切成薄片，与白酒共置入容器中密封浸泡 35 日即成。浸泡期间每日振摇 1 次。

【功能主治】活血祛瘀，理伤镇痛，壮筋健骨。用于拳械打伤，跌打损伤，骨折伤筋，腰腿疼痛以及半身不遂。

【用法用量】口服：每次服 20~30ml，日服 3 次。亦可用药酒涂擦患处。

【注意事项】孕妇忌服，皮破者忌外用。

【处方来源】《少林寺伤科秘方》

内伤药酒

【处方】

红花 30g　桃仁（炒）30g　秦艽 30g　川续断 30g　广木香 30g　砂仁（炒）30g　丹皮 30g　威灵仙 30g　当归 90g　五加皮 90g　怀牛膝 90g　骨碎补 60g　胡桃肉 60g　杜仲（炒）60g　丹参 60g　白酒 5L

【制法】将上药捣碎，与 5L 白酒，密封静置 3 日后即可服用。

【功能主治】活血行气，祛瘀壮筋。用于跌打及劳伤太过引起的机体四肢筋骨疼痛，步履无力。

【用法用量】口服：每次服 15~30ml，每日早、晚各服 1 次，不拘患病远年近日，男女老幼皆可服。

【注意事项】孕妇忌服。

【处方来源】《古方汇精》

化瘀止痛酒

【处方】

生地黄汁 250ml　丹皮 30g　肉桂（去粗皮）30g　桃仁（去皮尖炒）30g　白酒 1L

【制法】将桃仁、丹皮、肉桂捣为细粉或切成薄片，与生地黄汁用酒煎数十沸，取下候冷，去渣，收贮备用。

【功能主治】温经，活血，止痛。用于损伤瘀血在腹。

【用法用量】口服：每次温饮 30~50ml，每日 3 次，不拘时。

【注意事项】孕妇禁服。

【处方来源】宋·《圣济总录》

双牛跌打酒

【处方】

大草乌（钻山牛）150g　小草乌（小黑牛）50g　雪上一枝蒿 50g　红花

50g 制草乌 100g 金铁锁 100g 断肠草 100g 黑骨头 100g 雷公藤根 500g 75%乙醇 7L

【制法】除制草乌外其余 8 味均生用，以乙醇浸泡 30 日，用力搅拌后滤去药渣分装于小瓶内密封备用，亦可长期浸泡，随用随取。

【功能主治】活血化瘀，消肿止痛。用于跌打损伤。

【用法用量】外用：用止血钳夹消毒棉球浸透药酒后。在已清洗过的患处反复擦致药棉干燥为止，每日外擦 3～4 次，用量根据肿痛面积大小而定，7 日为一个疗程，可连续使用至肿消痛减为止。有破口患者，先无菌清洗包扎伤口，再在伤口四周肿痛处外擦药酒。

【注意事项】此药酒严禁内服和直接接触伤口，发药必须标签醒目，注明有毒外用，并嘱咐妥善保管，防止他人误服误用。若有皮肤药物过敏史者慎用，出现较重的过敏反应者停止使用。

【处方来源】《云南中医杂志》1992，13（3）：38

闪挫止痛酒 I

【处方】

当归 6g 川芎 3g 红花 2g 茜草 2g 威灵仙 2g 白酒 100ml

【制法】以上各药切片，用白酒煮 20 分钟，服用。

【功能主治】活血化瘀，和营通络止痛。用于跌扑损伤。

【用法用量】口服：以不醉为度，其渣外用敷伤处。

【注意事项】该酒多活血药，凡有明显出血者不宜使用。

【处方来源】清·《疑难急症简方》；《治疗与保健药酒》

【附记】本方针对损伤引起疼痛与血肿，配制了活血化瘀，和营止痛方药，减

少炎性反应刺激，及血管神经受压引起的疼痛，达到通则不痛的目的。

丢了棒药酒

【处方】

丢了棒皮 60g 鹅不食草 60g 山大颜 30g 麻骨风 30g 十八症 30g 宽筋藤 30g 水泽兰 30g 枫香寄生 30g 胡荽 30g 鸡血藤 30g 钩藤 30g 短瓣石竹 30g 毛老虎 30g 白酒（50°或 60°）5L。

【制法】将前 13 味切碎或切成薄片，置容器中，加入白酒（以酒浸过药面为准），密封，浸泡 7 日以上（热浸法为 2 日）即可取用。

【功能主治】舒筋活血，散风缓痛。用于各种跌打损伤，骨折，扭伤，关节僵硬，急慢性风湿性关节炎，风湿性心脏病，坐骨神经痛等。对类风湿，肌肉风湿，骨结核，骨质增生，鹤膝风，腰腿痛，小儿麻痹后遗症，瘫痪等症亦有一定疗效。

【用法用量】口服：每次服 15～30ml，日服 2～3 次。严重者可加至每次 50ml。亦可外用：局部外擦或湿敷，如加热湿敷，效果较快较好。

【注意事项】孕妇忌服。因丢了棒、水泽兰、鸡血藤三味药有堕胎作用。

【处方来源】《中药制剂汇编》

苏木红花酒

【处方】

苏木（捶碎）9g 红花 9g 当归 9g 白酒 300ml

【制法】上药切片，用酒煎取一半。

【功能主治】散瘀血。用于治跌打损伤疼痛及妇女血气心腹痛，血滞经闭，产后瘀阻腹痛等症。

【用法用量】口服：空腹一次饮尽。

【处方来源】清·《灵验良方汇编》

药酒方

【处方】 参三七15g 红花15g 生地15g 川芎15g 当归身15g 乌药15g 落得打15g 乳香15g 五加皮15g 防风15g 川牛膝15g 干姜15g 丹皮15g 肉桂15g 延胡索15g 姜黄15g 海桐皮15g 白酒2.5L

【制法】 将前17味捣碎切成薄片，入布袋，置容器中，加入白酒，密封，隔水加热1.5小时，取出放凉，再浸泡数日，过滤去渣，即成。

【功能主治】 凉血活血，散瘀消肿，理气止痛。用于跌打损伤，气滞血瘀，筋骨疼痛，活动受限等症。

【用法用量】 口服：每次15~30ml，每日2次。

【处方来源】 清·《伤科补要》；《治疗与保健药酒》

【附记】 方中参三七活血祛瘀，理伤定痛，并有良好的止血作用，为主要药物。佐以行气止痛，祛风除湿，滋阴养血，温阳散寒之品，对跌打损伤有一定疗效。

复方红花药酒

【处方】 红花100g 当归50g 赤芍50g 桂皮50g 40%乙醇（酒精）1.2L

【制法】 将上药干燥粉碎成粗末或切成薄片，用45%乙醇1000ml浸渍10~15日，过滤，补充一些溶剂继续浸渍药渣3~5日，过滤，添加至1000ml即得。

【功能主治】 活血祛瘀，温经通络。用于跌打损伤红肿未破，经闭腹痛。

【用法用量】 外用：每次10~20ml。每日3~4次，搽敷患处，反复搓揉。

【处方来源】 《中药制剂汇编》

复方红花酊

【处方】 乳香30g 没药30g 五加皮65g 川乌60g 草乌60g 川红花60g 木通60g 伸筋草60g 桃仁60g 威灵仙60g 当归60g 川续断60g 40%乙醇6L

【制法】 将前12味捣碎或切成薄片，置容器中，分2次加入40%乙醇，密封，浸泡，第1次用乙醇4L浸泡4日，过滤；第二次药渣用2L 40%乙醇浸泡2日，过滤即得。

【功能主治】 散瘀消肿。用于跌打损伤。

【用法用量】 外用：取此药酒揉搓患处，日搽1~2次。

【注意事项】 切勿内服。

【处方来源】 《中药制剂汇编》

追风活络酒 II

【处方】 红曲20g 紫草20g 独活20g 红花20g 天麻20g 补骨脂（盐制）20g 血竭20g 川芎20g 乳香20g 没药20g 秦艽20g 当归30g 麻黄30g 防风30g 木瓜10g 杜仲（盐制）10g 牛膝10g 北刘寄奴10g 制草乌10g 土鳖虫10g 白芷10g 白糖800g 白酒4L

【制法】 将前21味，除红曲、紫草外，血竭、乳香、没药共研成细末，过筛混匀，余16味酌予碎断。上药各药与白酒，白糖同置罐内，于水浴中加热煮沸后，再入缸中，密封，浸泡30日后，滤取酒液，残渣压榨后回收残液中的酒液，合并滤过，贮瓶备用。

【功能主治】 追风散寒，舒筋活络。用于受风受寒，四肢麻木，关节疼痛，风湿麻痹，伤筋动骨等症。

【用法用量】 口服：每次服10~

15ml，日服 2 次。

【注意事项】孕妇忌服。

【处方来源】《药酒汇编》

🌿 活血酒 I

【处方】

当归 15g　川芎 15g　白芷 9g　桃仁 9g　红花 9g　丹皮 9g　乳香 9g　没药 9 泽泻 12g　苏木 12g　白酒 1.5L

【制法】将前 10 味捣为粗末或切成薄片，置容器中，加入白酒，密封，浸泡 7 日后，过滤去渣，即成。

【功能主治】活血止痛，逐瘀消肿。用于跌打损伤。

【用法用量】口服：每次服 10 ~ 15ml，日服 3 次。

【处方来源】《中国当代中医名人志》

【附记】①本药酒适用于以疼痛为主，红肿不甚的跌打损伤症。②加减用药，头部加升麻、藁本、天麻；上肢加桑枝、桂枝；下肢加牛膝、木瓜；腹部加小茴香、大腹皮；背部加独活、麻黄根；左肋膜加桂枝、木香；右肋膜加青皮、香附；外敷加生姜、葱白各适量。亦可用药渣加生姜、葱白捣烂外敷。③服药期间忌食生冷（冷食、冷水）。孕妇忌服。④本方亦可水煎服，每日 1 剂。

🌿 活血酒 II

【处方】

乳香 9g　没药 9g　当归 9g　紫荆皮 9g　肉桂 9g　独活 9g　羌活 9g　豹骨（可用狗骨倍量代）9g　木瓜 9g　贝母 9g　自然铜 9g　川续断 9g　南木香 9g　川厚朴 9g　生香附 9g　炒小茴 9g　白芷 3g　制川乌 3g　制草乌 3g　炒甲珠 6g　血竭 6g　麝香 1.5g　白酒 5L

【制法】将上药捣碎，与白酒同置入容器中，密封浸泡 10 日以上即可服用。

【功能主治】活血行气，祛风活络。用于跌打损伤后外感风湿，筋骨关节出现隐隐作痛，或酸软痛，遇雨加重，得热则减轻。

【用法用量】口服：每次服 15 ~ 30ml。每日早、晚 1 次。

【注意事项】孕妇忌服。

【处方来源】《临床验方集》

🌿 祛风酒 II

【处方】

独活 60g　羌活 60g　白芍 60g　桑寄生 60g　秦艽 60g　木瓜 90g　牛膝 90g　川续断 90g　五加皮 90g　破故纸 90g　党参 150g　冰糖 500g　高粱酒 5L

【制法】将前 11 味捣碎或切成薄片，置容器中，加入高粱酒，密封，浸泡 2 周后，过滤去渣，加入冰糖，至完全溶解后，即可取用。

【功能主治】祛风胜湿，舒筋活络，益气血，强筋骨。用于损伤后期骨节酸痛，筋脉拘挛及外用力性关节炎。

【用法用量】口服：每次服 30ml，每日中、晚各服 1 次。

【处方来源】《林如高骨伤验方歌诀方解》

🌿 续筋接骨酒

【处方】

透骨草 10g　大黄 10g　当归 10g　赤芍 10g　红花 10g　丹皮 6g　生地 15g　土狗（槌碎）10 个　土虱 30 个　自然铜末 3g　白酒 1.2L

【制法】将前 10 味除自然铜末外全部粗碎或切成薄片，用白酒煎至减半，去渣，分作 3 份，备用。

【功能主治】接骨续筋，止痛。用于跌打损伤及骨折。

【用法用量】口服：每日服用 1 份，并送服自然铜末 1g。

【注意事项】孕妇忌服。

紫金酒 I

【处方】

官桂6g 明乳香6g 没药6g 广木香6g 羊蹄躅6g 川羌6g 川芎6g 玄胡30g 紫荆皮30g 五加皮30g 丹皮30g 郁金30g 乌药30g 白酒500ml

【制法】上药共为粗粉，入绢袋，加入白酒，药袋悬挂酒中，煮40分钟，即可。

【功能主治】活血定痛，善通经络。用于治一切风气，跌打损伤，寒湿疝气，血滞气凝，沉疴久病，无不获效。

【用法用量】口服：每次饮50～150ml，立见痛止，若预饮之，跌伤亦不痛。

【处方来源】清·《种福堂公选良方》

跌打万应药酒

【处方】

三七4.5g 羌活4.5g 独活4.5g 续断4.5g 三棱4.5g 莪术4.5g 红花4.5g 当归尾4.5g 牛膝4.5g 香附4.5g 沉香4.5g 青皮4.5g 枳壳4.5g 补骨脂4.5g 首乌4.5g 骨碎补4.5g 五加皮4.5g 桂枝4.5g 生地黄4.5g 枸杞子4.5g 远志4.5g 黑枣6g 杜仲6g 苏木4.5g 木香4.5g 乳香4.5g 没药4.5g 木瓜4.5g 白术4.5g 川芎4.5g 茯苓9g 熟地黄9g 炙黄芪9g 白芍9g 豹骨（可用狗骨倍量代）15g 鹿筋15g 桂圆肉12g 黑豆50g 黄酒适量 白酒2L

【制法】将诸药共研为粗末或切成薄片，加适量黄酒拌和，闷渍，待酒吸尽后，放入锅内蒸透，然后放进酒坛内，加入白酒密封浸泡30日后，取澄清液装瓶备用。

【功能主治】活血化瘀，理气止痛，补益肝肾，祛风除湿。用于跌打损伤，肿胀疼痛等症。

【用法用量】口服：每次服20～30ml，日服1～2次。

【注意事项】阴虚火旺者忌服。

【处方来源】《治疗与保健药酒》

【附记】本方除了有止血行瘀，消肿止痛的药物外，还有黄芪、白术、龙眼肉等扶正药，所以适应于跌打损伤性虚证患者。

跌打风湿药酒 I

【处方】

五加皮50g 红花40g 生地黄40g 当归40g 怀牛膝40g 栀子40g 泽兰40g 骨碎补80g 宽筋藤80g 千斤拔80g 枫荷桂80g 羊耳菊80g 海风藤80g 细辛30g 桂枝30g 陈皮30g 苍术30g 木香30g 莪术50g 甘草50g 九里香160g 过江龙160g 麻黄20g 白酒16L

【制法】将前23味捣为粗末或切成薄片，置容器中，加入白酒，密封，浸泡30日后，过滤去渣，即得。

【功能主治】祛风除湿，活血散瘀。用于跌打损伤，风湿骨痛，风寒湿痹，积瘀肿痛等。

【用法用量】口服：每次服15ml，日服2次。亦可外用，涂擦患处。

【处方来源】《药酒汇编》

跌打活血酒

【处方】

参三七6g 炙乳香10g 骨碎补10g 刘寄奴10g 炙没药10g 土鳖虫10g 红花10g 川芎15g 当归尾15g 川续断15g 白酒1L

【制法】将诸药研成粗末或切成薄片，纱布袋装，置干净容器中，加入白酒浸泡。密封浸泡 7 日后取出药袋，压榨取液。将榨取液与药酒混合，静置，过滤装瓶备用。

【功能主治】活血化瘀，止痛消肿。用于跌打损伤，筋骨关节肿痛，或骨折、骨裂疼痛。

【用法用量】口服：每次服 10～15ml，日服 3 次，空腹服。

【注意事项】孕妇忌服。

【处方来源】《临床验方集》

跌打药酒 I

【处方】

当归 10g　土鳖虫 4g　生地黄 8g　莪术 8g　川芎 8g　桃仁 8g　刘寄奴 8g　三棱 8g　泽兰 8g　泽泻 8g　苏木 6g　红花 6g　赤芍 13g　三七 5g　白酒 1L

【制法】将上药捣碎或切成薄片，与白酒同置入容器中，密封浸泡 45 日以上。过滤后即可服用。

【功能主治】消积，散瘀，止痛。用于跌打撞伤，积瘀肿痛，闪挫腰痛，扭伤，关节痛。

【用法用量】口服：每次服 10～15ml，每日早、晚各服 1 次。亦可外用涂擦患处。

【注意事项】孕妇忌服。体虚者宜选择其他药酒。

【处方来源】《药酒汇编》

【附记】本药酒活血祛瘀作用强，适用于跌打损伤瘀血严重之实证。

跌打药酒 II

【处方】

破天菜 15g　丢了棒 15g　两面针 13g　了哥王 13g　山香 13g　吹风散 10g　桂枝 5g　制草乌 2.5g　九龙川 2.5g　薄荷油

5g　冰片 3g　樟脑 2.5g　白酒 1L

【制法】将上药捣碎或切成薄片，与白酒同置入容器中，密封浸泡 30 日以上。过滤后即可使用。

【功能主治】祛风止痛，消炎。用于跌打扭伤，瘀血肿痛，风湿性关节炎，腰腿酸痛。

【用法用量】外用：搽患处，每日 4～5 次。

【注意事项】伤口忌用，孕妇慎用。

【处方来源】《新编中成药》

跌打损伤酒 I

【处方】

柴胡 12g　当归 12g　川芎 12g　川续断 6g　马钱子（制）6g　骨碎补（去毛）6g　黄芩 6g　桃仁 6g　五灵脂 6g　赤芍 6g　苏木 6g　红花 4g　三棱 4g　乳香（醋制）3g　65°白酒 1L

【制法】将前 14 味研为粗末或切成薄片，混匀，入布袋，置罐内，加入白酒，密封。浸泡 30 日，压榨过滤去渣，静置沉淀，取上清液分装瓶，备用。

【功能主治】舒筋活血，消肿止痛。用于跌打损伤，瘀血凝滞，肿痛不已，筋络不舒。

【用法用量】口服：每次服 30～60ml，日服两次。亦可外用，涂擦患处。

【处方来源】《中药制剂汇编》

跌打损伤酒 II

【处方】

当归 30g　生地 30g　薏苡仁 15g　骨碎补 15g　紫荆皮 15g　补骨脂 15g　十大功劳 15g　羌活 9g　桃仁 9g　莪术 9g　广木香 9g　杜仲 24g　川芎 24g　五加皮 90g　豹胫骨（可用狗骨倍量代）36g　高粱酒 4L

【制法】将药物与高粱酒同置入容器

中，封固，隔水煮 3 小时取出。7 日后压榨过滤，使成 9500ml，装瓶备用。

【功能主治】活血化瘀，祛风胜湿。用于跌打损伤后筋骨疼痛，日久不愈，不时发作。

【用法用量】口服：每晚睡前服 15～30ml。

【注意事项】孕妇忌服；体质虚弱者亦应慎用。

【处方来源】《临床验方集》

跌打损伤药酒

【处方】

当归 30g　生地 30g　五加皮 30g　破故纸 24g　紫荆皮 24g　十大功劳 24g　猴姜 24g　薏苡仁 24g　广木香 24g　羌活 24g　莪术 24g　桃仁 24g　川芎 24g　杜仲 24g　豹骨（狗骨倍量代，酥炙）36g　白酒 4L

【制法】以好酒浸泡上述药物，容器封固，隔水加热约 1.5 小时，取出后静置数日，压榨过滤后，即可。

【功能主治】活血理气，强筋壮骨，祛风除湿，治跌打损伤所致的局部肿胀疼痛等症，此外，也适用于风湿性筋骨疼痛等症。

【用法用量】口服：每次 25～50ml，每日 2～3 次。

【处方来源】清·《伤科汇纂》；《治疗与保健药酒》

【附记】该药酒行气活血，促进组织修复，用于软组织损伤有效，若遇出血，脱臼，骨折，则须先止血，整复固定，该酒仅作辅助治疗。

蕲蛇风湿酒

【处方】

蕲蛇（去头）100g　桑枝 80g　熟地黄 80g　淫羊藿 80g　鲜侧柏叶 80g　称钩风 80g　鲜马尾松根（去粗皮）80g　白芍 50g　当归 50g　麻口皮子药 50g　大血藤 32g　石楠藤 32g　桂枝 32g　杜仲（盐水炒）16g　木瓜 16g　川牛膝 16g　甘草 16g　狗脊（去毛）16g　川续断 32g　白酒 8L　蔗糖 400g

【制法】先将蕲蛇加白酒 1L 浸泡 6 个月以上，滤过，桂枝提取挥发油，余桑枝等 17 味捣碎或切成薄片，置容器中，分 2 次加白酒浸泡，第 1 次密封，浸泡 30 日，第 2 次浸泡 15 日，合并浸液，滤过，加入上述滤液及挥发油，混匀，加取蔗糖制成糖浆，待温，加入混合液中搅匀，静置，滤过，贮瓶备用。

【功能主治】祛风除湿，通经活络。用于风湿痹痛，骨节疼痛，四肢麻木，屈伸不利，腰膝酸软，风湿性关节炎，腰肌劳损，跌打损伤后期等症。

【用法用量】口服：每次服 15～30ml，日服 2 次。

【注意事项】孕妇忌服。

【处方来源】《药酒汇编》

【附记】本药酒适用范围广，疗效显著。坚持服用，中病即止。

二、扭闪挫伤用药酒

三七红花酒

【处方】

三七 10g　红花 10g　乳香 20g　没药 20g　梅片 5g　制川乌 15g　制草乌 15g　60°红高粱酒 1L

【制法】上药切片，用红高粱酒浸泡 10 日以上。

【功能主治】温经活血。用于治急性踝关节扭伤。

【用法用量】外用：用棉球将药酒涂于患处，再用红外线灯直接照射 20 分钟，其间每隔 5 分钟涂药液一次。再以手法理筋整复。外敷自制新伤膏药。

以大黄，黄柏、黄芩各20g，血竭、延胡索、白芷各10g。上药共为细末，再加麝香0.5g，用医用凡士林调成膏。将膏药摊于纱布上外敷，再用绷带包扎固定，隔日换药1次。并嘱患者行走时宜足平地行走，不能用足尖或足跟着力，夜间睡时适当抬高患足。

【处方来源】《四川中医》1998，（3）：41

【附记】有医院以本法治疗急性踝关节扭伤75例，治疗1次痊愈21例，2次痊愈39例，3次痊愈15例。

无敌药酒

【处方】

黄芪50g　人参30g　菟丝子50g　熟地50g　制杜仲50g　续断50g　血竭40g　炙乳香30g　炙没药30g　桂枝30g　白酒5L

【制法】上药切片，用白酒浸泡7日而得。

【功能主治】补气养血，强筋健骨，祛风除湿，消肿止痛。用于治急性扭挫伤，风湿性关节炎，骨质增生。

【用法用量】口服：每次20～30ml，每日2～3次。

【处方来源】《中国民族民间医药杂志》1998，（31）：34

【附记】本药系王子荣老中医临床应用多年的经验方。

外用扭伤药酒Ⅱ

【处方】

肉桂24g　红花24g　川乌36g　草乌36g　防风36g　木香36g　乳香36g　没药36g　台乌36g　木通36g　荆芥36g　苏梗60g　麻黄60g　白附子60g　伸筋草60g　舒筋草60g　海风藤60g　威灵仙60g　蔓荆子60g　土牛膝60g　当归48g

川芎48g　五加皮96g　白酒7L

【制法】将前23味切片或捣为粗末，置容器中，用白酒，分2次浸泡，第1次以淹过药面少许为度，7日后过滤；所剩白酒全部加入药渣内浸泡3日以上过滤，合并2次滤液混匀即成。在浸泡过程中，应密封，并随时振动，以加速药性释出。

【功能主治】活血散瘀，行气止痛。用于扭挫闪伤及跌打损伤。

【用法用量】外用：每取药酒适量擦患处，日擦3次。

【注意事项】忌内服。

【处方来源】《中药制剂汇编》

闪挫止痛酒Ⅱ

【处方】

当归60g　川芎30g　红花30g　茜草20g　威灵仙2g　白酒1.5L

【制法】将前5味捣碎或切成薄片，置容器中，加入白酒，密封，浸泡7日后，过滤去渣，即成。

【功能主治】祛瘀消肿。用于闪挫伤，包括皮下组织，肌肉，肌腱，筋膜，关节囊，韧带（腱鞘、滑液囊、椎间盘纤维环、关节软骨盘），血管，周围神经等组织，受伤后发生肿胀疼痛，功能活动障碍等现象。

【用法用量】口服：随时随量饮之，不醉为度。取药渣外敷伤处。

【注意事项】有明显出血现象者不宜服用本药酒。

【处方来源】清·《疑难急症简方》

地鳖红花酒

【处方】

地鳖虫100g　红花100g　白酒2L

【制法】上药入白酒，以文火煎约30分钟，过滤去渣，备用。

【功能主治】活血通络，祛瘀止痛，

续筋骨。用于急性腰扭伤。

【用法用量】口服：上剂分 3 份。每日 1 次，每次服 1 份。

【处方来源】《陕西中医》

🌿 跌打风湿药酒 Ⅱ

【处方】

勒党根 45g　小棵蔷薇根 45g　山花椒根 24g　三花酒（50°白酒）1L

【制法】将前 3 味切碎，置容器中，加入三花酒、密封，浸泡 15 日后，过滤去渣，即成。

【功能主治】散风祛湿，活血止痛。用于急性扭挫伤及风湿性关节炎，腰肌劳损。

【用法用量】口服：急性扭挫伤，首次服 100ml，以后为每次服 50ml，日服 2 次。同时适量药酒外擦患处，日擦 3 次。余为每晚临睡时服 100ml，或每服 50ml，日服 2 次。20 日为 1 个疗程。

【处方来源】《中药制剂汇编》

【附记】病重者可连续服用 1～2 个疗程。若服药酒过程中，出现咽喉炽热，停药酒几日后，可继续服用。

🌿 跌打酒 Ⅱ

【处方】

血竭 30g　乳香 30g　没药 30g　川续断 30g　骨碎补 30g　苏木 30g　自然铜（醋煅）30g　猴骨（酒炙）30g　琥珀 24g　牛膝 24g　赤芍 24g　三棱 24g　莪术 24g　桃仁 24g　参三七 24g　桂枝 18g　川芎 15g　独活 15g　羌活 15g　细辛 15g　制半夏 15g　儿茶 15g　防风 45g　白芷 45g　当归尾 45g　片姜黄 60g　泽兰 60g　刘寄奴 60g　降香 21g　红花 75g　川军 90g　山栀 90g　土鳖虫 90g　川破石 90g　了丢竹 60g　两面针（去内衣）60g　鸡骨香 60g　一包针 30g　金耳环 30g（川破石以下 6 味为地方药）　三花酒 15L

【制法】将前 39 味捣碎或切成薄片，

置于酒坛（或大玻璃瓶内）内，入三花酒 5L，浸润 3 日后，再加入三花酒 10L，密封，浸泡 3 个月后，过滤去渣，即成。

【功能主治】行郁活血，消肿定痛。用于跌扑扭闪伤筋肿痛。

【用法用量】口服：每次服 15～25ml，日服 2～3 次，全日量不超过 60ml。外敷：取药酒加温后，涂擦伤部，每日擦 3～4 次。

【注意事项】孕妇、老人、小儿及气血衰弱患者忌服。

【处方来源】《正骨经验汇萃》

🌿 舒筋药酒

【处方】

草乌 40g　半夏 40g　南星 40g　川乌 40g　大黄 40g　独活 40g　川椒 40g　栀子 40g　木瓜 40g　羌活 40g　路路通 40g　樟脑 40g　蒲黄 30g　苏木 30g　樟木 30g　红花 20g　赤芍 20g　60%乙醇 6L（留少量溶解樟脑）

【制法】将前 17 味，除樟脑外，粉碎成粗粉，混匀，用 60%乙醇，密封，浸渍 48 小时后，按渗漉法进行渗滤（每分钟 3ml），收集滤液；再将樟脑用少量 60%乙醇溶解，与渗滤液混匀，滤过即得。以 20ml 瓶分装。

【功能主治】舒筋活络，祛风息痛。用于扭伤，劳累损伤，筋骨酸痛等症。

【用法用量】外用：取此药酒涂擦伤处，或先热敷后再擦，每日 3 次。

【注意事项】外用药切勿入口。避光保存。

【处方来源】《山东省药品标准》（中成药部分）

三、骨折、脱臼用药酒

🌿 二乌透骨酒

【处方】

川乌 20g　草乌 20g　透骨草 20g　伸

筋草 20g 祁艾叶 20g 山柰 20g 西红花 10g 桃仁 10g 冰片（或樟脑）10g 细辛 10g 桂枝 10g 乳香 40g 95% 乙醇 2.5L

【制法】将前 12 味各研为粗末，混匀，置容器中，加入 95% 乙醇，密封，经常摇动，浸泡 15～30 日后，过滤去渣，贮瓶备用。

【功能主治】祛风除湿，活血散瘀，消肿止痛。用于骨折延期愈合，踝、跟骨骨质增生，关节损伤后遗症，腱膜炎及关节肿痛等症。

【用法用量】外用：每取药酊 20ml，加开水冲成 200ml 药液，趁热熏洗患处，或用毛巾浸透热敷患处，每日早、晚各 1 次。或涂擦患处，每日涂擦数次。

【处方来源】《百病中医熏洗熨擦疗法》

少林五香酒

【处方】

丁香 6g 木香 6g 乳香 6g 檀香 6g 小茴香 6g 当归 30g 川芎 24g 苏木 24g 牛膝 24g 红花 15g 白酒 500ml

【制法】将上药切碎，与白酒同置入容器中，密封浸泡 10 日后再深埋入地下 1 个月即成。

【功能主治】活血祛瘀，通络止痛。用于外伤后红肿，骨折脱位，闪腰岔气。

【用法用量】外用：用药酒少许外搽患处。

【注意事项】孕妇忌服。

【处方来源】《少林寺伤科秘方》

风伤药酒

【处方】

蚤休 45g 姜黄 45g 山栀 45g 土黄柏 45g 驳骨丹 45g 苘叶 18g 射干 18g 云实根 18g 百两金 18g 阿利藤 9g 商

陆 9g 蛇芍 30g 四块瓦 30g 星宿叶 30g 毛茛 30g 紫菀 90g 冰片 4.5g 75% 乙醇 2L

【制法】将前 17 味共研细末，置容器中，加入 75% 乙醇 1L，密封浸泡 2 次，第 1 次浸泡 10 日后，过滤取液；第 2 次（药渣）再加 75% 乙醇 1L 浸泡 2 日后，过滤，弃渣。2 次浸液合并，混匀，装瓶备用。

【功能主治】祛风湿，健骨。用于促进骨折的愈合及功能的恢复。

【用法用量】外用：外搽患处，日 3 次，连用 1 周。

【处方来源】《中药制剂汇编》

壮筋补血酒

【处方】

当归 90g 枸杞子 90g 制杜仲 60g 三七 60g 熟地黄 60g 豹骨（可用狗骨倍量代）60g 五加皮 60g 黄芪 45g 何首乌 30g 羌活 30g 白人参 30g 独活 30g 西红花 9g 冰糖 500g 高粱酒 5L

【制法】将上药捣碎或切成薄片，与高粱酒同置入容器中，密封浸泡 15 日以上，加入冰糖溶化后即可服用。

【功能主治】养血舒筋，补肾壮骨，祛风除湿。用于骨折，脱位整复后，筋骨虚弱无力。

【用法用量】口服：每次服 30ml，每日中午、晚上各服 1 次。

【注意事项】孕妇忌服。

【处方来源】《林如高正骨经验》

骨伤药酒

【处方】

丹参 30g 当归 20g 乳香 10g 没药 10g 刘寄奴 30g 延胡索 20g 血竭 10g 路路通 30g 透骨草 30g 牡丹皮 10g 桃仁 10g 红花 10g 泽兰 20g 川乌 20g 草乌 20g 地龙 10g 姜黄 20g 木瓜 30g

赤芍 20g　青皮 10g　陈皮 10g　马钱子 10g　王不留行 30g　白酒 2L

【制法】上药洗净炒干，加酒 50ml 搅匀加盖再煮 30 分钟，取出按药量与酒量 1：2 的比例浸酒，酒吸干后适当加入，泡 2~3 周。

【功能主治】活血祛瘀，行气通络，消肿止痛。用于骨伤科瘀血肿痛实证。

【用法用量】外搽：将药酒加热后直接外搽患处，每日 3 次，每次 15 分钟，7 日为 1 疗程，一般用药 1~2 个疗程。湿热外敷，将药酒 100~150ml 煮热敷于患处，每日 2 次，每次 15 分钟，7 日为 1 疗程，一般用药 1~2 个疗程。

【处方来源】《广西中医药》1995，（1）：28

接骨至神酒

【处方】

羊踯躅（炒黄）9g　红花 9g　大黄 9g　当归 9g　赤芍 9g　牡丹皮 6g　生地 15g　土鳖虫（捣碎连汁）10 个　土虱（捣碎）30 个　自然铜末（后下）3g　黄酒 500ml

【制法】将前 9 味捣烂或切成薄片，入黄酒同煎，然后入自然铜末调服之。

【功能主治】续筋接骨。用于跌打损伤，手足断折。

【用法用量】口服：手术接合后，1 次顿服之。

【处方来源】《串雅内编》

四、软组织损伤用药酒

闪挫止痛药酒

【处方】

元胡 15g　当归 6g　制乳香 5g　制没药 5g　三七 3g　川芎 3g　红花 1.8g　茜草 1.5g　威灵仙 1.5g　白酒 500ml

【制法】将诸药研为粗末或切成薄片，放入瓷器中，加入白酒 200ml 煎至 100ml，去渣备用。

【功能主治】活血化瘀，通络止痛。用于因动作过猛，或受外力直接作用而致软组织损伤，局部肿胀，瘀血疼痛，功能活动受限等症均可用之。

【用法用量】口服：每次服 30~50ml，或随量而饮；药酒渣外用敷患处。

【注意事项】有明显出血者忌服。

【处方来源】《临床验方集》

伤痛灵擦剂Ⅰ

【处方】

参三七 70g　当归尾 70g　三棱 70g　红花 120g　樟脑 120g　制川乌 50g　制草乌 50g　五加皮 50g　木瓜 50g　牛膝 50g　六轴子 20g　70% 乙醇 6L

【制法】将前 11 味捣为粗末或切成薄片，置容器中，加入 70% 乙醇，密封，浸泡 7 日后即可取用。

【功能主治】祛风除湿，活血化瘀，理气止痛。用于急性软组织损伤，慢性损伤急性发作。

【用法用量】外用：用消毒药棉球蘸此药酒涂擦伤处，每日涂搽 2~3 次。

【处方来源】《百病中医熏洗熨擦疗法》

伤痛灵搽剂Ⅱ

【处方】

三棱 15g　莪术 15g　三七 15g　红花 15g　制草乌 15g　透骨草 15g　血竭 6g　生大黄 6g（急性用 9g）　栀子（急性用 9g）6g　白芷 12g　冰片 3g　白酒 1L

【制法】将前 11 味烘干，共研细末，备用。

【功能主治】活血化瘀，消肿止痛。用于急、慢性软组织损伤，网球肘，纤维组织炎及陈旧性踝、腕关节扭挫伤。

【用法用量】外用：每取药末适量，用白酒调成稀糊膏状，外涂擦患部，每日涂擦3次。药层干后洒白酒，保持湿润，促使药力透入。

【处方来源】《百病中医熏洗熨擦疗法》

【附记】验之临床，用于上述各症，皆有良效，尤以软组织损伤，扭挫伤效果更佳。通常用药急性3~7日，慢性7~10日均痊愈或显效。

🌿 肿痛灵药酒

【处方】

透骨草30g 乳香15g 没药15g 泽兰15g 艾叶15g 60°白酒500ml

【制法】上药切片或捣乱，浸于白酒中，浸泡2、3日，贮药液备用。

【功能主治】行血消肿，温经通络。用于治软组织损伤。

【用法用量】外用：用时取大小适宜的敷料浸透药液，贴敷于患处，外用绷带包扎，并用热水袋热敷受伤局部，每日更换1次，7日为一疗程。皮肤破损者伤口愈合后再行此法。

【处方来源】《新中医》1996，(7)：47

🌿 栀皇酒

【处方】

栀子60g 大黄30g 乳香30g 没药30g 雪上一枝蒿30g 樟脑饼1个（约7g） 白酒400ml

【制法】将上药切片，装入瓶内，加白酒适量（以淹没药物为度）浸泡2周，密闭。

【功能主治】活血化瘀，消肿止痛。用于治疗各种闭合性软组织损伤，挫伤，撞伤，无名肿毒，肋间神经痛。

【用法用量】外用：以软组织损伤的

范围、疼痛面积的大小，剪相应大小的敷料块浸入药液，拧成半干，敷于患处，再盖以敷料，用胶布固定，24小时换药一次，轻者1~2帖愈。重者2~4次即愈，用4次以上无效者则停用。

【注意事项】禁内服，孕妇慎服。

【处方来源】《四川中医》1986，(6)：21

🌿 骨科渗透液

【处方】

南红花150g 川椒150g 制草乌150g 制川乌150g 当归尾150g 五加皮150g 鲜生姜150g 嫩桂枝150g 自然铜200g 苍术200g 马钱子100g 北细辛100g 生麻黄100g 炙乌蛇50g 淡全蝎50g 75%乙醇12L

【制法】将前15味共为粗末，置容器中，加入75%乙醇，密封，浸泡2周，过滤取汁（药：酒=1：5），备用。

【功能主治】活血软坚，祛寒止痛。用于陈旧性软组织损伤，髌骨软化骨质增生。

【用法用量】外用：先将患处作湿热敷20分钟后，再将纱布用渗透液浸湿敷患处，上盖塑料布，用棉垫包好保温，待凉后取下。日敷1~2次。

【注意事项】孕妇及患有皮肤过敏性病者慎用。

【处方来源】《北京中医学院东直门医院协定处方》

🌿 骨科搽剂

【处方】

闹羊花500g 五加皮500g 制川乌500g 生南星500g 南红花500g 北细辛500g 樟脑500g 辣椒酊1000ml 50%乙醇27L

【制法】将前7味捣为粗粉或切成薄片，置容器中，加入50%乙醇和辣椒酊，密封，浸泡 15 日后，过滤去渣，即成。

【功能主治】祛风散寒，活血止痛。用于软组织损伤。

【用法用量】外用：用脱脂棉或布蘸药酒揉擦伤处，擦至皮肤发热。每日涂擦 1~2 次。

【注意事项】忌内服。凡有皮肤破损者禁用。

【处方来源】《北京中医药大学东直门医院协定处方》

寄奴酒

【处方】

刘寄奴 60g　骨碎补 60g　延胡索 60g　白酒 1L

【制法】将上药切成小块，与白酒同置入容器中，密封浸泡 10 日以上即成。

【功能主治】消肿定痛，止血续筋。用于跌打挫痛，瘀血肿痛。

【用法用量】口服：每日早、晚各服 1 次，每次服 10~15ml。

【注意事项】孕妇忌服。

【处方来源】《民间秘方治百病》

舒筋活络酒 II

【处方】

生大黄 60g　生半夏 50g　当归 60g　川芎 60g　白芷 60g　红花 50g　姜黄 50g　山栀 40g　三七 30g　陈皮 40g　樟脑 20g　50°三花米酒 6L

【制法】上药碾成粗粉或切成薄片，置 50°三花米酒内浸泡 1 个月。

【功能主治】消肿止痛。用于急性软组织损伤。

【用法用量】外用：用时以药棉蘸取药液涂擦患处，每日 3 次，8 日为 1 疗程。

【处方来源】《广西中医药》1998，（4）：32

【附记】该药酒源于民间验方，有医

院以本酒治疗急性软组织损伤 151 例，治疗结果痊愈 91 例，有效 55 例，总有效率 96.7%。

樟脑麝香酒

【处方】

樟脑 10g　红花 10g　生地 10g　血竭 10g　三七 3g　薄荷 3g　冰片 0.2g　麝香 0.2g　60°白酒 500ml

【制法】先将红花、生地、三七、薄荷共研为粗末或切成薄片，纱布袋装，白酒浸泡。7 日后取出药袋，压榨取液，半榨取液与药酒混合，再过滤。滤液中再加入樟脑、冰片、血竭、麝香，搅拌均匀，密封容器，每日振荡 1 次，3 日后启封使用。

【功能主治】活血化瘀，消肿止痛。用于骨关节扭伤，软组织损伤。

【用法用量】外用：反复以手指蘸少许药酒涂擦患处及其周围，并选用抚摩、推搓、揉擦、按压、弹拨、拍打、扳牵等手法。每日 1 次，每次 15~20 分钟，10 次为 1 个疗程。

【处方来源】《药酒汇编》

五、骨赘（骨质增生）用药酒

二乌骨刺酒

【处方】

制川乌 50g　制草乌 50g　制附子 50g　桂枝 50g　川芎 50g　炒白芍 50g　木瓜 50g　当归 75g　川红花 75g　透骨草 60g　炮山甲 30g　元胡 70g　蜈蚣 10 条　土鳖虫 20g　甘草 10g　55°白酒 7L

【制法】将前 15 味共为粗末或切成薄片，入布袋，置容器中，加入白酒，密封，隔日振摇 1 次，浸泡 15 日后即可取用。服 10 日添酒满数，7 日后过滤去渣。

【功能主治】温经化湿，理气活血，搜风通络，缓急止痛。用于各部位骨质增生。

【用法用量】口服：每次服 5 ~ 15ml。先从小剂量开始服，渐加至 15ml，不可过剂。日服 2 次。病在下部于食前服，上部食后服。同时加外用：先取本药酒 50ml，食醋 50ml，冲入开水 2000 ~ 2500ml，趁热先熏后洗再浸泡患处，每次 30 分钟，每日 1 ~ 2 次，洗后再用此药酒揉擦患部 15 分钟。10 日为 1 个疗程。

【注意事项】孕妇忌服。

【处方来源】《中国药酒配方大全》

苁蓉骨刺酒

【处方】

肉苁蓉 20g　秦艽 15g　淫羊藿 15g　狗脊 15g　骨碎补 15g　熟地黄 15g　桑寄生 10g　三七 10g　威灵仙 10g　制附片 10g　白酒 1L

【制法】将上药共研为粗粉或切成薄片，纱布袋装，扎口，白酒浸泡。14 日后取出药袋，压榨取液。将榨取液与药酒混合，静置，过滤后即可服用。

【功能主治】补肝肾，强筋骨，祛风湿。用于骨质增生症，局部关节疼痛，转侧不利。

【用法用量】口服：每次服 20ml，日服 2 次。

【注意事项】胃溃疡患者忌服。

【处方来源】《民间百病良方》

抗骨质增生酒

【处方】

骨碎补 30g　淫羊藿 30g　鸡血藤 30g　肉苁蓉 20g　狗脊 20g　女贞子 20g　熟地黄 20g　牛膝 20g　莱菔子 10g　白酒 2L

【制法】将上药共研为粗末或切成薄片，纱布袋装，扎口，置容器中，白酒浸泡。14 日后取出药袋，压榨取液，将榨取液与药酒混合，静置，过滤后即得。

【功能主治】补骨强筋，活血止痛。用于增生性脊椎炎、颈椎综合征、骨刺等骨质增生症。

【用法用量】口服：每次服 10 ~ 20ml，日服 2 次。

【处方来源】《中成药手册》

【附记】屡用有效，久服效佳。

抗骨刺酒

【处方】

伸筋草 15g　透骨草 15g　杜仲 15g　桑寄生 15g　赤芍 15g　海带 15g　落得打 15g　追地风 9g　千年健 9g　防己 9g　秦艽 9g　茯苓 9g　黄芪 9g　党参 9g　白术 9g　陈皮 9g　佛手 9g　牛膝 9g　红花 9g　川芎 9g　当归 9g　枸杞子 6g　细辛 3g　甘草 3g　白酒 2L

【制法】上药切片，加入白酒中浸泡 15 日，去渣留汁饮用。

【功能主治】益肾健脾，活血行气，祛风湿。用于治疗骨质增生症。

【用法用量】口服：每次服 10ml，每日服 3 次，1L 为 1 疗程。

【处方来源】《上海中医药杂志》1989，(9)：24

细辛蜈蚣酒

【处方】

细辛 12g　蜈蚣 10g　乳香 20g　没药 20g　红花 12g　桂枝 20g　樟脑 100g　50°白酒 2L　米醋 1L

【制法】将细辛、蜈蚣等 7 味中药放入容器中，加上 50°白酒浸 1 个月，过滤取汁即成。从其中取 200ml 加入米醋 100ml 调匀，置瓶内备用。

【功能主治】温经活血止痛。用于治疗骨质增生。

【用法用量】取中药威灵仙 30g、红花 10g、乳香 30g、没药 30g、血竭 30g、黑胡椒 30g。将上药共为细末，过筛备用。根据患病部位，取 5 ~ 7 药末，用加醋药酒搅拌成膏敷于患处，其上用塑料薄膜覆盖，再贴上胶布，最后用绷带包裹固定。每日1次，每次3小时，10日为1疗程。皮肤病患者，过敏体质者及孕妇禁用。敷药后局部红、痒、热为正常，甚者可用淡盐水搽洗或缩短敷药时间。

【处方来源】《中医外治杂志》1999，（5）：34

【附记】有医院以本法治疗骨质增生65例，治愈16例，基本治愈39例，好转8例，总有效率96.93%。

骨质增生酒

【处方】

岩马桑30g　钩藤根30g　四块瓦30g　见血飞30g　野荞麦40g　威灵仙根40g　五香血藤40g　鹿衔草40g　凤仙花根40g　地龙40g　土鳖虫40g　水冬瓜根皮60g　淫羊藿60g　川红花20g　青藤香20g　三七20g　55°白酒5L

【制法】将前16味洗净，切碎，置容器中，加入白酒，密封，浸泡7～10日后即可取用。

【功能主治】舒筋活络，散瘀止痛。用于增生性或肥大性关节炎。

【用法用量】口服：每次服15～20ml，日服3次。

【处方来源】《百病中医膏散疗法》

骨刺酒

【处方】

制川乌10g　制草乌10g　桂枝10g　菊花10g　甘草10g　冰糖90g　白酒500ml

【制法】将上药与白酒同置入容器中，密封浸泡（夏季7日后，冬季10日）7～10日后即可服用。

【功能主治】温经止痛。用于骨刺（骨质增生）及疼痛。

【用法用量】口服：每晚临睡前服15ml，最多不要超过25ml。腰椎骨刺加杜仲10g，足跟骨刺加牛膝10g。

【处方来源】《肘后积余集》

【附记】本药酒中二乌有毒性，服用时要严格用量。

消赘药酒

【处方】

当归10g　川椒10g　红花10g　续断15g　防风15g　乳香15g　没药15g　生草乌15g　海桐皮20g　荆芥20g　透骨草30g　樟树根50g　白酒2.5L

【制法】将上药共研为粗粉或切成薄片，纱布袋装，扎口，白酒浸泡。14日后取出药袋，压榨取液，将榨取液与药酒混合，静置，过滤，即得。

【功能主治】祛风除湿，消赘止痛。用于骨刺及局部关节疼痛，转侧不利等。

【用法用量】外用：每次用双层纱布浸渍药酒后湿敷患处，每日或隔日1次，并外加红外线照射，每次40分钟。10次为1个疗程。

【注意事项】不能内服，只能外用。

【处方来源】《药酒汇编》

益肾补骨酒

【处方】

骨碎补25g　熟地黄25g　制首乌25g　党参25g　当归20g　川续断20g　自然铜（煅）15g　白酒1.5L

【制法】将上药共研为粗末或切成薄片，纱布袋装，扎口，置容器中，白酒浸泡。7日后取出药袋，压榨取液。将榨取液与药酒混合，静置，过滤后即可服用。

【功能主治】补肝肾，益气血，壮筋骨。用于腰椎退行性变，腰肌劳损，骨折中后期。也可用于颈椎病、软组织损伤，慢性风湿性关节炎等。

【用法用量】口服：每次服 10 ~ 15ml，日服 3 次。

【处方来源】《临床验方集》

增生风湿药酒

【处方】

白花蛇 10g　肉桂 10g　川乌 10g　钩藤 10g　千年健 10g　甘草 10g　炮姜 10g　木香 10g　钻地风 10g　丁香 8g　葛根 8g　羌活 8g　独活 8g　红糖 100g　白酒 1.5L

【制法】上药切片，装入纱袋，放入坛子，加白酒、红糖，以小火炖至余液 500ml 即可。

【功能主治】祛风胜湿。用于治疗骨质增生及风湿性关节炎。

【用法用量】口服：每次 50ml，每日 3 次。轻者口服 2 周，重者服 1 个月。

【处方来源】《中国民间疗法》1999，（1）：44

六、颈椎病用药酒

风伤酊

【处方】

上骨片 5g　蛤蚧（去头足）10g　蕲蛇（去头）30g　白酒 600ml

【制法】上药入酒中浸 7 日。去渣过滤，贮瓶备用。

【功能主治】补肝肾，祛风止痛。用于神经根型颈椎病。

【用法用量】口服：每服 10 ~ 20ml，每日 3 次，15 日为 1 疗程，间隔 7 ~ 10 日后，继服第 2 疗程，一般 2 ~ 3 疗程痊愈。

【处方来源】《浙江中医杂志》1984，（7）：317

白花蛇酒Ⅱ

【处方】

小白花蛇 1 条（约 10g）　羌活 20g

独活 20g　威灵仙 20g　当归 10g　川芎 10g　白芍 10g　桂枝 10g　鸡血藤 20g　白酒 2.5L

【制法】取白酒浸泡上药饮片，7 日后服用。

【功能主治】祛风胜湿，活血化瘀。用于治疗颈椎病。

【用法用量】口服：每日服 2 ~ 3 次，每次 30 ~ 60ml。

【处方来源】《山东中医杂志》1996，（12）：568

羌活防风酒

【处方】

羌活 30g　防风 30g　当归 15g　赤芍 20g　姜黄 20g　黄芪 20g　炙甘草 10g　白酒 1.5L

【制法】将上药共研为粗末或切成薄片，纱布袋装，扎口，白酒浸泡。14 日后取出药袋，压榨取液，将榨取液与药酒混合，静置，过滤即得，装瓶备用。

【功能主治】祛风胜湿，益气活血。用于颈椎病，也用于颈项、肩臂疼痛，肢麻不适或头昏目眩等。

【用法用量】口服：每次服 20ml，日服 2 ~ 3 次。

【处方来源】《中国药酒配方大全》

颈椎病药酒

【处方】

续断 25g　骨碎补 20g　鸡血藤 20g　威灵仙 20g　川牛膝 15g　鹿角霜 15g　泽兰叶 15g　当归 10g　葛根 10g　白酒 1.5L

【制法】上药共研为粗末或切成薄片，纱布袋装，扎口，白酒浸泡。14 日后取出药袋，压榨取液与药酒混合，静置，过滤后即得，装瓶备用。

【功能主治】补肝肾，强筋骨，舒筋活血。用于颈椎病。

【用法用量】口服：每次服 20ml，日

服 2 次。

【处方来源】《药酒汇编》

【附记】屡用有效，久服效佳。有人用本方水煎服，治疗 78 例，有效率高达 95%。

七、半月板损伤用药酒

温经活血酒

【处方】

洋金花 30g　红花 50g　当归 50g　制川乌 40g　制草乌 40g　川芎 50g　三棱 50g　莪术 50g　小茴香 50g　续断 50g　羌活 50g　独活 50g　白芷 50g　姜黄 50g　桂枝 50g　儿茶 40g　血竭 50g　鹿茸 30g　白酒 10L

【制法】上药切成薄片，以白酒浸泡 7 日而成。

【功能主治】温经活血。用于治疗半月板损伤。

【用法用量】外用：将纱块浸本酒搭于患膝关节偏外前侧处，再将 TDP 治疗器与膝关节前侧处进行辐射，每次 45 分钟，其间每 15 分钟用本酒将纱块浸湿一次。治完后再对膝部及周围按摩一次，每次 10 ~ 20 分钟。每日治疗 1 次，每 15 次为 1 疗程。可治 4 疗程。

【处方来源】《实用中医药杂志》2000，（4）：31

八、大骨节病用药酒

五木皮酒

【处方】

杨树皮 150g　柳树皮 150g　槐树皮 150g　桑树皮 150g　松树皮 150g　白酒 5L

【制法】将前 5 味，先除粗皮后，切丝，置容器中，加入白酒密封，浸泡 5 日后，过滤去渣，即成。

【功能主治】散风止痛。用于大骨节病、关节炎。

【用法用量】口服：每次 30 ~ 50ml，每日 2 ~ 3 次。

【处方来源】《吉林医药资料》

双乌木瓜酒

【处方】

制川乌 15g　制草乌 15g　木瓜 25g　黄芪 25g　当归 15g　金银花 15g　乌梅 15g　川牛膝 15g　红花 10g　桂枝 10g　甘草 10g　60° 白酒 1.5L

【制法】上药（11 味）切片，加水 500ml，用文火煎 15 ~ 20 分钟，候凉，置容器中，再加入白酒，密封，浸泡 5 ~ 7 日后，过滤去渣，即成。或上药并研细末，备用。

【功能主治】祛风除湿，活血通络，消炎止痛。用于大骨节病。

【用法用量】口服：每次 5 ~ 10ml，每日 2 次。不能饮酒者服散剂，每次 3 ~ 4g，每日 2 次。40 日为 1 疗程，7 日复查 1 次。

【处方来源】《吉林中医药》

九、骨质疏松用药酒

补肾壮骨酒

【处方】

人参 40g　当归 60g　熟地 60g　枸杞 60g　制首乌 80g　鸡血藤 100g　桑葚 60g　女贞子 60g　黄精 60g　山茱萸 50g　龟胶 50g　鹿胶 50g　蛤蚧 10g　仙茅 50g　补骨脂 50g　杜仲 60g　乌梢蛇 10g　白花蛇 10g　续断 60g　金狗脊 50g　五加皮 50g　野猪骨 100g　桑寄生 80g　独活 50g　怀牛膝 50g　丹参 80g　海马 10g　红花 50g　冰糖 1.5kg　50° 白酒 15L

【制法】以上各药切成薄片，加入酒，密闭、浸泡15日，即成；也可采用渗漉法制备。

【功能主治】补肾壮阳，祛风除湿，活血行气。用于骨质疏松症。

【用法用量】口服：每次服30～50ml，每日2次，可在进膳时饮用，2个月为1疗程，久服更佳。

【处方来源】《湖南中医药导报》1997，(6)：82

十、外伤性截瘫用药酒

截瘫风湿酒

【处方】

鲜八棱麻200g　独活30g　熟地30g　防风30g　大红枣30g　黄芪20g　党参20g　透骨草20g　仙鹤草20g　当归20g　川贝20g　土鳖虫20g　川芎15g　茯苓15g　木瓜15g　红花15g　云木香15g　淫羊藿15g　川牛膝15g　五味子10g　枸杞子10g　栀子10g　草薢10g　黑故子10g　佛手10g　瓜蒌10g　一枝蒿10g　钩藤10g　锁阳10g　白芍10g　炙甘草10g　天麻10g　桂枝10g　千年健10g　肉桂10g　狗脊10g　田七10g　50°白酒8L

【制法】将前37味按古法及规范炮制配料，共研成粗末或切成薄片，置容器中，加入白酒，密封，浸泡15日后，过滤取汁，加红糖1kg溶化，澄清即成。

【功能主治】舒筋活血化瘀，止痛强筋壮骨，助阳扶正。用于外伤性痉挛弛缓截瘫，四肢麻木，腰膝乏力，抽搐瘫痪，腰椎肥大，天气变化作痛。

【用法用量】口服：每次服15～20ml，日服3次，或遵医嘱。

【处方来源】《中国当代中医名人志》

截瘫药酒

【处方】

人参30g　老鹳草30g　制川乌45g　制草乌45g　红花15g　牛膝15g　炮山甲15g　川续断15g　麻黄15g　白酒500ml　黄酒500ml

【制法】将前9味研成粗末或切成薄片，置容器中，加入白酒和黄酒，密封，浸泡7日后，过滤去渣，即成。

【功能主治】益气活血，温经通络。用于外伤性截瘫。

【用法用量】口服：每次服15ml，日服3次。

【处方来源】《中国当代中医名人志》

十一、外伤疼痛用药酒

舒筋乐

【处方】

细辛50g　羌活100g　姜黄100g　商陆100g　桂枝60g　制川乌60g　制草乌60g　香薷150g　寻骨风150g　丹皮90g　冰片30g　四大天王20g　蟾酥10g　辣椒10g　白酒5L

【制法】将以上各药切成薄片，置容器中，加入白酒，密封，浸泡15日后即可取用。

【功能主治】祛风，温阳，止痛。用于外伤疼痛。

【用法用量】外用：先轻柔按摩患部至皮肤发热，用药棉浸沾药液涂擦，若患部有皮下出血，涂擦忌用力过猛，以免出血增多，还可用本药热敷患部，每次10～15分钟，每日3～4次。不宜用于皮肤破溃、孕妇腹部。

【处方来源】《江西中医药》1996，(3)：63

十二、网球肘用药酒

药棒药水

【处方】

制川乌30g 制草乌30g 田三七30g 细辛30g 乳香20g 没药20g 白酒800ml

【制法】上药切片或捣碎,用市售白酒浸泡7日。

【功能主治】疏通气血,通经活络。用于治疗网球肘,类风湿关节炎,肩周炎。

【用法用量】外用:治疗时,用棒蘸药水叩击患处,即曲池穴,外加合谷穴,90～120次/分钟,由轻到重,根据患者身体状况采取轻者为补,重者为泻,15次为1疗程,采用点叩。

【处方来源】《新中医》1996,(8):39

十三、腰椎间盘突出用药酒

紫荆活血酒

【处方】

紫荆皮100g 四块瓦100g 九节风100g 血三七100g 制川乌100g 制草乌100g 樟脑100g 冰片100g 50°以上白酒10L

【制法】上药切片浸泡于50°以上的白酒内,月余后取酒备用。

【功能主治】祛风散寒,温经通络,活血止痛。用于治疗腰椎间盘突出。

【用法用量】外用:用药酒作推拿。患者俯卧,胸上部垫枕,两上肢放于枕侧,全身肌肉放松。术者立于患者床边,手握拳蘸上药酒,沿腰到受累一侧肢体的坐骨神经,由轻渐重自上而下用药酒反复推拿15～20分钟,疼痛明显处稍加按压,重点推拿。每日1次,1月为1疗程。

【处方来源】《湖南中医药导报》1997,(2～3):90

痹灵药酒

【处方】

杜仲30g 乳香30g 没药30g 三七30g 土鳖虫30g 丹参30g 血竭20g 红花10g 蜈蚣2条 全蝎12g 白花蛇2条 白酒2.5L

【制法】上药切片或切段,用白酒密闭浸泡15日。

【功能主治】通络活血,壮腰消肿,疏筋止痛。用于治疗腰椎间盘突出。

【用法用量】口服:每日服50ml,分2次服用,服1个月。

【处方来源】《湖南中医学院学报》1999,(2):37

第八章
外科用药酒

一、肠梗阻用药酒

麸荚葱姜酒

【处方】

麦麸 500g　皂荚 250g　葱白 10～15 根　生姜 30g　白酒 150ml

【制法】上 3 味药加入麦麸中于热锅中炒热约 10 分钟，将白酒徐徐兑入拌匀，使麦麸湿润，装入布袋中。

【功能主治】辛散温通，蠕动肠道。用于解除肠道梗阻。

【用法用量】以上药液与麦麸装布袋热敷腹部，冷后再制一袋轮流热敷，直至肛门排气，腹胀消失。

【处方来源】《四川中医》1998，（3）：32

二、疔疮用药酒

五圣酒

【处方】

大黄 100g　生姜 200g　皂角刺 200g　金银花 200g　瓜蒌 20g　甘草 100g　白酒 5L

【制法】将以上各药切成薄片，用好

酒煎取 2500ml，装瓶备用。

【功能主治】清热解毒活血。用于疔疮。

【用法用量】口服：每次 50～100ml，每日 3 次。

【处方来源】明·《赤水玄珠》

外用拔毒酊

【处方】

大黄 15g　黄连 15g　陈皮 12g　甘草 12g　白酒（饮用酒）1L

【制法】将前 4 味捣碎或切成薄片，置容器中，加入白酒，密封，浸泡 1 周后，即可取用。

【功能主治】清热解毒。用于急性淋巴管炎（疔疮）。

【用法用量】外用：用时取药棉少许，蘸"外用拔毒酊"少许，自红丝尖端顺离心方向擦至疔疮部，同时将蘸有"外用拔毒酊"的药棉敷于疔疮上，每日擦敷 4～6 次。

【处方来源】《千家妙方·下》

【附记】临床应用本药配治急性淋巴管炎时，若配合内服"内疏黄连汤"则更为理想。内疏黄连汤方为：栀子、薄荷、黄芩各 9g，连翘、赤芍、僵蚕各 12g，黄连、大黄（剂量）煎服，每日 1

剂。验之临床，内外并治，疗效尤佳。

复方藤黄酒

【处方】

藤黄100g　大黄40g　黄连30g　雄黄30g　赤芍30g　白酒500ml

【制法】将前5味共研细末或切成薄片，置容器中，加入白酒，密封，浸泡7日后即可取用。

【功能主治】泻火解毒，消肿散结。用于疔疮及一切痈疽阳证均可用之。

【用法用量】外用：用时取药棉或纱布浸于药酒中，取出敷于患部（或先搽后敷）。日搽敷数次。

【处方来源】《中国药酒配方大全》

【附记】若病情严重者，应配合内取对证汤剂为佳。内服方剂可详见《名老中医秘方验方精选》一书。

三、毒蛇咬伤用药酒

小红藤酒

【处方】

小红藤65g　红芽大戟25g　雄黄45g　白酒200ml

【制法】上药（前3味）一日2剂。1剂共捣碎，置容器中，加入白酒，搅拌15分钟左右，待药味浸出后，即可使用。另一剂加水适量，煎30分钟左右，取候待用。

【功能主治】清热解毒，消肿止痛，化腐生肌。用于毒蛇咬伤，适用于竹叶青蛇、蕲蛇、龟壳花蛇及蜈蚣、黄蜂、毒虫等咬蜇伤。

【用法用量】用时先于咬伤处作一切口（贯通二牙痕、深至皮下），用拔火罐法于切口处吸拔出恶血和毒液，然后取本方，每日2剂。用水煎剂，外洗和浸泡伤处；酒剂：口服，每次服50～60ml，日服

3次。洗后，再用此药酒，用药棉蘸药酒涂擦患肢伤口肿胀处，自上而下，由轻到重地涂擦，挤压。每次约20分钟，把毒液从创口挤压出来。并嘱患者家属用此药酒频频涂擦肿处，使其保持湿润。

【处方来源】《百病中医熏洗熨擦疗法》

【附记】本方对早期应用，能控制局部组织溃烂坏死；对晚期已溃烂的伤口能促进愈合之功。

复方山扁豆酒

【处方】

山扁豆全草25g　金牛远志全草25g　无患子25g　乌柏根25g　瓜子金全草25g　卵叶娃儿藤根250g　六棱菊9g　甘草15g　白酒1.5L

【制法】将前8味洗净，切碎，置容器中，加入白酒，密封。浸泡7～15日后，过滤去渣，即成。

【功能主治】清热解毒，消肿止痛。用于毒蛇咬伤。

【用法用量】口服：成人每次服15～20ml（约2汤匙），每隔1小时服1次。小儿酌减。

【处方来源】《全国中草药汇编》

蛇不见酒

【处方】

蛇不见15g　滴水珠15g　七叶一枝花6g　青木香10g　异叶茴芹10g

【制法】上药煎汤，或加白酒10ml。黄酒30ml。（发热者不加酒）

【功能主治】解毒消肿祛瘀。用于治疗蛇咬伤。

【用法用量】每次口服10～30ml，每日服2次，连服7～10日，局部用拔火罐吸出毒液，另将蛇不见25g，滴水珠25g加食醋20ml捣烂敷局部，每日换药一次，

直至肿消。

【处方来源】《中国中西医结合杂志》1996，（9）：543

蛇伤治酒

【处方】

山扁豆200g 香茶菜100g 瓜子金100g 一支箭100g 两面针果100g 60°白酒1.5L

【制法】将前5味按比例共研细末或切成薄片，置容器中，加入白酒，密封，浸泡15日后，过滤取酒，即成。

【功能主治】清热解毒，消肿止痛。用于各种毒蛇咬伤。

【用法用量】口服：首次以微醉为度，以后每次服10～15ml。至病情控制为止，改为日服3次。

【处方来源】《中国当代中医名人志》

蛇伤药酒 I

【处方】

黄连60g 吴茱萸220g 白芷220g 五灵脂220g 雄黄220g 黑皮蛇170g 白毛莲170g 细辛90g 大黄280g 金果榄40g 坑边藕560g 荆芥560g 黄柏120g 七星剑400g 山白菜400g 巴豆叶50g 海底眼针600g 九里香叶340g 米酒15L

【制法】将前18味捣碎或切成薄片，混匀，先取2/3量，置大容器中，加入米酒，密封；浸泡20日后，过滤，滤液再浸其余1/3药物，浸泡2日，过滤即得。

【功能主治】解毒消肿。用于各种毒蛇咬伤中毒。

【用法用量】口服：轻者每次服30ml，每日1次；重者每次服60ml，每2～3小时1次。外用：可用棉花、布、纸渗药酒温敷。敷药前暴露伤口，以大蒜头（或辣椒）轻擦，自上而下，擦至出血为度。

【处方来源】《中药制剂汇编》

蛇伤药酒 II

【处方】

山扁豆全草15g 瓜子金全草15g 大金不换全草15g 双飞蝴蝶棍15g 洗手果树皮15g 白乌柏树根皮15g 六棱菊全草15g 米酒500ml

【制法】将前7味洗净晒干切碎，置容器中，加入米酒，密封，浸泡3个月后，过滤去渣，即成。

【功能主治】清热解毒，利尿消肿。用于毒蛇咬伤。

【用法用量】口服：成人每次服30～50ml（重证加倍）。银环蛇、金环蛇咬伤者，每半小时服1次，连服3日，症状好转后每隔2～3小时服药1次。吹风蛇、青竹蛇咬伤者。每隔2～3小时服药1次（重症每半小时1次、症状好转后改为每2～3小时1次）。还可用药酒自上而下涂擦伤口周围肿痛处、每日擦4～5次。小孩与妇女可加温开水于药酒内同服。

【处方来源】《新医学》

蛇咬伤药酒 I

【处方】

入土金75g 三丫苦75g 鸡骨香75g 田基黄40g 半边旗40g 半边莲40g 米酒500ml

【制法】将前6味捣碎，置容器中，加入米酒，密封，浸泡1个月后即可取用。

【功能主治】清热解毒。用于毒蛇咬伤。

【用法用量】口服：成人每次服40～50ml，小儿服25ml，日服2～3次。外用：用药棉浸酒湿敷伤口及周围处，日敷数次。

【处方来源】《新医药通讯》

【附记】已治 200 多例眼镜蛇咬伤，均获痊愈。治疗时间 1～4 日。

🌿 蛇咬伤药酒 II

【处方】

了哥王根 30g　两面针根 120g　虾辣眼根 90g　酸藤根 60g　30°米酒 1.5L

【制法】将前 4 味洗净，切碎，置容器中，加入米酒，密封，浸泡 7～10 日后，过滤去渣，即成。

【功能主治】清热解毒。用于毒蛇咬伤。

【用法用量】口服：每次服 10ml，日服 2～3 次。外用：伤口局部进行消毒，切开排毒后，自外向伤口四周，涂擦药酒，日涂擦 4～5 次。

【处方来源】《新医药通讯》

🌿 蛇药酒 II

【处方】

小叶蛇总管 100g　寮刁竹 25g　米双酒（或米三花酒，白酒亦可）250ml

【制法】将药切碎，与酒混合浸 3 周即可。

【功能主治】清热解毒，散瘀消肿，用于各种蛇毒咬伤。

【用法用量】口服：首次量 50～100ml。以后每次 25～50ml，每日 3～4 次，连服 3～4 日。

【注意事项】个别病人服药后有呕吐。

【处方来源】《中药制剂汇编》

四、鹤膝风用药酒

🌿 芪斛酒

【处方】

生黄芪 240g　金钗石斛 60g　牛膝

15g　薏苡仁 6g　肉桂 16g　白酒 300ml

【制法】上药切成薄片，加水 500ml，煎至 200ml，再加入白酒，煎数沸后，待温，去渣；备用。

【功能主治】益气养阴，散寒通络。用于鹤膝风。

【用法用量】口服：每日 1 剂，分 3 次服。药后拥被而卧。

【注意事项】药后盖被，任其汗出，切不可坐起张风，候汗出到脚底涌泉穴，始可去被。

【处方来源】《药酒汇编》

🌿 消肥酒

【处方】

芒硝 30g　肥皂角（去子）1 个　五味子 30g　砂糖 30g　生姜汁 100ml　酒酿糟 120g 加入烧酒尤妙

【制法】将前 3 味研细末，与砂糖、姜汁、酒酿糟（或烧酒）研匀，备用。

【功能主治】温经，散结，通络。用于鹤膝风。

【用法用量】外用：取此酒日日涂之，日涂擦数次。

【处方来源】明·《本草纲目》

🌿 紫荆皮酒

【处方】

紫荆皮 9g　白酒 40ml

【制法】上药用白酒煎至减半，去渣，待用。

【功能主治】祛风通络。用于鹤膝风。

【用法用量】口服：每日 1 剂，分 2 次服。

【处方来源】明·《本草纲目》

五、疖肿用药酒

冰片大黄酊

【处方】

冰片 10g　生大黄 10g　75% 医用酒精 100ml

【制法】将前 2 味分别捣碎,置容器中,加入酒精,浸泡 2 小时后即可使用。

【功能主治】清热解毒,散结止痛。用于暑疖。

【用法用量】外用:先用肥皂液洗净患处,再用温水洗净肥皂液,然后用消毒棉签蘸药液外搽患处,每日搽 1 ~ 2 次。

【处方来源】《四川中医》

六、静脉炎用药酒

加味红花酊

【处方】

红花 100g　蚤休 50g　细辛 10g　75% 医用酒精 500ml

【制法】将前 3 味切碎,置容器中,加入 75% 医用酒精,密封,浸泡 7 日以上,即可取用。

【功能主治】清热解毒,活血化瘀,通络止痛。用于血栓性静脉炎。

【用法用量】外用:用时用药棉球蘸药酒涂擦患处,每日涂擦 3 ~6 次。

【处方来源】《中国药酒配方大全》

参归红花酒

【处方】

党参 30g　当归尾 30g　红花 30g　蚤休 9g　白酒 500ml

【制法】将前 4 味捣碎或切成薄片,置容器中,加入白酒,密封,浸泡 7 日后,即可取用。

【功能主治】益气活血,散瘀止痛。用于静脉炎(气虚瘀阻型)。

【用法用量】口服:每次 15 ~ 30ml,日服 3 次。同时取此药酒涂擦患处,日涂擦数次。

【处方来源】《中国药酒配方大全》

【附记】血热型去党参,重用蚤休至 50g,加赤芍 30g。

消痛酊

【处方】

雪上一枝蒿 10g　洋金花籽(曼陀罗)10g　细辛 10g　当归 20g　牛黄解毒片(中成药)40 片　乙醇或高度白酒 200ml

【制法】将前 5 味共研细末或切成薄片,置玻璃瓶内,加入酒精(以超出药面 10 ~20cm 为度),密封,浸泡 4 ~ 6 日后即可取用。

【功能主治】清热解毒,活血散瘀,消肿止痛。用于血栓性静脉炎。

【用法用量】外用:用时用药棉球蘸药酒涂擦患处,并稍加按摩。日擦 4 ~ 6 次。擦药次数越多,效果越佳。

【处方来源】《百病中医熏洗熨擦疗法》

【附记】本药酒有毒,不可内服。另外,本药酒用于治疗外伤性疼痛及蜂蜇伤引起的皮炎,如上法用之,效果亦佳。

七、瘰疬用药酒

内消酒

【处方】

鲜仙人掌 250g(洗净)　羌活 30g　杏仁(去皮尖)30g　白酒 1L

【制法】将前 3 味捣碎或切成薄片,置容器中,加入白酒,密封,浸泡 7 日后,过滤去渣,即成。

【功能主治】清热解毒，消肿散结。用于风热毒气，结成瘰疬。

【用法用量】口服：每日空腹温服10ml，临睡再服10ml，以消为度。

【处方来源】明·《普济方》

🌿 玄参酒

【处方】

玄参150g　磁石（烧令赤、醋淬七遍、研细水飞）150g　白酒1L

【制法】将玄参切碎，与磁石一同入布袋，置容器中，加入白酒，密封，浸泡7日后，过滤去渣，即成。

【功能主治】滋阴，泻火，潜阳。用于瘰疬寒热，先从颈腋诸处起者。

【用法用量】口服：临卧空腹温服10ml。

【处方来源】宋·《圣济总录》

🌿 消瘰酒

【处方】

昆布10g　海藻15g　沉香3g　雄黄3g　白酒100ml

【制法】将前4味切段，置容器中，加入白酒，密封，浸泡10日后，过滤去渣，即成。

【功能主治】行瘰散结。用于瘿瘤、瘰疬、大脖子病等。

【用法用量】口服：每次饭后温服10ml，日服2次。

【处方来源】明·《景岳全书》

🌿 海藻乌蛇酒

【处方】

海藻（洗去盐味、焙干）250g　乌蛇（酒浸去皮骨、炙令色黄）250g　白酒4L

【制法】将前2味捣为细末，置容器中，加入白酒，密封，浸泡1个月后，过滤去渣，即成。

【功能主治】祛风解毒，软坚散结。用于风毒所攻、颈项生瘰疬如连珠。

【用法用量】口服：每次服15ml，日服2次。

【处方来源】宋·《太平圣惠方》

🌿 瘰疬药酒方

【处方】

鹤风草250g　忍冬藤180g　野蓬蒿120g　野菊花120g　五爪龙30g　马鞭草40g　老酒7.5L

【制法】将前6味切碎，入布袋，置容器中，加入老酒，密封，隔水煮3炷香为度，取出投入水中，浸泡1小时，收起，过滤去渣，即成。

【功能主治】清热化痰，活血散结。用于年久瘰疬结核、串生满项、顽硬不穿破者、病愈不发。

【用法用量】口服：初服尽醉（微醉）出汗为度。以后随便应之，其酒一料，尽之可也。

【处方来源】明·《外科正宗》

🌿 鳖甲浸酒方

【处方】

炙鳖甲120g　烧酒250ml

【制法】将上药研末，置容器中，加火烧酒，密封，浸泡7日后即可取用。

【功能主治】滋阴，软坚，散结。用于瘰疬、瘘疮及风顽疥癣等。

【用法用量】口服：每次服15ml，日服2次。

【处方来源】明·《普济方》

八、麻醉酒

🌿 局麻酒

【处方】

制川乌30g　制草乌30g　生南星30g

生半夏30g 蟾蜍3g 细辛3g 95%乙醇（酒精）1.5L

【制法】上6味共为粗末或切成薄片，加入95%乙醇，密封浸泡，每日搅拌1次，浸泡10日后滤过，残渣压榨，榨出液与滤出液合并，静置1月后滤过即得。

【功能主治】为局部麻醉药。

【用法用量】以脱脂棉蘸局麻酒，敷切口处，15分钟后取去棉花，立即手术排脓。

【注意事项】切忌入口，操作后必须洗手。

【处方来源】《历代名医良方注释》

【附记】《历代名医良方注释》中麻醉药起源甚早，汉代名医华佗就曾用麻沸散为患者施行手术，后世医籍如《医宗金鉴》等亦间有外用麻醉制剂的记载。本方系综合古今类似处方，经剂型改进而来，对局部小手术有一定的实用价值，特别是农村或边远地区，可以自加工使用。

九、毛囊炎用药酒

蚤休酊

【处方】

蚤休根茎（新鲜）500g 95%乙醇适量

【制法】将上药用冷水洗净（干生药加温开水浸渍），置广口瓶中，加入95%乙醇（浸出药面2~3cm），加盖密封（隔日振摇1次），浸泡7日后即可取用。

【功能主治】清热解毒，除湿止痒。用于毛囊炎。

【用法用量】外用：用时振荡药液，再以药棉球蘸药酒外涂擦患处，稍停片刻，药液即干，再重复涂擦4次。一般分早、中、晚3次使用。

【处方来源】《中药贴敷疗法》

藤黄苦参酊

【处方】

藤黄15g 苦参10g 75%酒精200ml

【制法】将前2味共研细末或切成薄片，置容器中，加入75%酒精，密封，浸泡5~7日后即可取用。

【功能主治】解毒燥湿，消肿止痛。用于毛囊炎。

【用法用量】外用：用时振荡药液，以药棉球蘸药酊外涂擦患处。干后又涂，重复4次。日涂擦2~3次。

【处方来源】《百病中医熏洗熨擦疗法》

十、前列腺增生用药酒

补肾活血酒

【处方】

生地50g 熟地50g 龟板胶50g 鹿角胶50g 海狗肾30g 黄狗肾30g 四骨40g 海龙30g 海燕30g 蛤蚧30g 枣皮50g 龙骨50g 茯神50g 上桂50g 菟丝子50g 金樱子50g 益智仁50g 合欢皮50g 山药50g 杜仲50g 牛膝50g 五味子40g 枸杞50g 鹿茸30g 冬虫夏草20g 覆盆子50g 锁阳40g 酸枣仁50g 何首乌50g 女贞子50g 旱莲草50g 当归50g 川芎50g 红花40g 紫梢花30g 白酒20L

【制法】将上药研为细末或切成薄片，加酒，密闭10日，即可服用。

【功能主治】补肾活血。用于治疗前列腺增生症。

【用法用量】口服：每次50ml，每日2次，视患者酒量及体质状况酌加加减。1月为1疗程。一般服1~3个疗程。

【处方来源】《湖南中医杂志》1999，（3）：50

十一、压疮用药酒

🌿 十一方酒

【处方】

田七20g 血竭50g 琥珀20g 生大黄30g 桃仁30g 红花30g 泽兰50g 归尾30g 乳香20g 川断50g 骨碎补50g 土鳖虫30g 杜仲50g 制马钱子20g 苏木50g 秦艽50g 自然铜50g 没药20g 七叶一枝花20g 无名异50g 米三花酒7.5L

【制法】上药切片，放入米三花酒7500ml，浸泡3~6个月后备用。

【功能主治】活血化瘀，消肿止痛，收敛防腐生肌。用于褥疮。

【用法用量】外用：药酒纱布堵塞伤口，每日滴药酒1次，也可内服，当发现皮肤潮红时，将十一方酒10ml倒入手中用手掌按摩患处，每日2~3次，局部有水疱形成者，用无菌注射器抽吸水泡内液后再涂擦十一方酒，每日2~3次。如皮肤有溃疡、渗液，应立即用十一方酒纱布湿敷，每日3~4次。

【处方来源】《广西中医药》1984，(3)：16

🌿 芎参花酒

【处方】

川芎10g 丹参10g 红花10g 50%乙醇（酒精）500ml

【制法】上药切片，置酒精中密闭浸泡1个月以上，滤出液备用。

【功能主治】祛瘀活血，行气通络。用于褥疮。

【用法用量】外用。预防褥疮组：在骨骼隆起受压处，每2~4小时翻身涂擦药液一次，3~5分钟后用滑石粉外敷。治疗褥疮组：早期（即瘀血红润

期）每日涂擦药液4~6次。对水疱或者局部皮肤已溃烂（即褥疮期），在其周围每日涂擦药液6~8次，保持疮面清洁，同时用棉圈保护疮面，防止局部再次受压。

【处方来源】《甘肃中医》1993，6(5)：42

🌿 红花消结酒

【处方】

干红花30g 70%乙醇（酒精）100ml

【制法】每100ml 70%的乙醇（酒精）中，放入干红花30g，浸泡密封1周，滤去药渣，即可使用。

【功能主治】活血化瘀，消结止痛。用于主治：①因注射而致局部硬结肿块。②外伤肿痛。③压疮形成。

【用法用量】外用：用纱布或脱脂棉蘸30%的红花消结酒，局部涂擦患部，每日2~3次，每次5分钟。

【处方来源】《河北中医》1990，12(3)：18

【附记】药酒密封浸泡时间越长效果越佳。

十二、烧伤用药酒

🌿 当紫芷酒

【处方】

全当归22g 西紫草19g 生白芷18g 95%乙醇（酒精）200ml

【制法】将以上药物装入大口瓶中，然后倒入乙醇，盖住瓶口浸泡2小时即可使用。

【功能主治】生肌活血，消炎止痛。用于烧伤。

【用法用量】外用：用棉棒蘸药液，涂于患处，每日4~6次。

【处方来源】《山西中医》1990，6

（2）：56

十三、疝气用药酒

🌿 三香酒

【处方】

南木香9g　小茴香9g　八角茴9g
川楝肉9g　白酒（陈酒）适量

【制法】将前4味捣碎或成切薄片，
同入锅内炒，入葱白（连须）5根，水1
碗，同入锅，将碗罩住，候煎至半碗，取
出，去渣，入陈酒半碗，合和入炒盐一茶
匙，调匀，待用。

【功能主治】散寒，理气，止痛。用
于偏坠气。

【用法用量】口服：趁温1次空腹
顿服。

【处方来源】明·《万病回春》

🌿 吴萸子酒

【处方】

吴萸子9g　小茴香（炒）15g　广木
香3g　生姜5g　淡豆豉30g　黄酒200ml

【制法】上药用黄酒煎至减半，去
渣，待温，备用。

【功能主治】温经通脉。用于寒疝频
发、绞痛难忍。

【用法用量】口服：每日1剂，分2
次温服。

【处方来源】《药酒汇编》

🌿 茴香小雀酒

【处方】

舶上茴香3g　胡椒3g　缩砂仁6g
辣桂6g　生雀3只　白酒适量50～100ml

【制法】将前4味研为末，再将生雀
去毛去肠，拭洗净，用3个入药于其腹

中，麻绳系定，湿纸数重，裹煨香熟，
备用。

【功能主治】温肾散寒，理气止痛。
用于肾冷疝气、偏坠急痛。

【用法用量】口服：空腹嚼食，温酒
送下。

【处方来源】明·《普济方》

🌿 桂姜萸酒

【处方】

桂心100g　生姜60g　吴茱萸30g
白酒或黄酒200ml

【制法】将前3味捣碎，用酒煎至减
半，去渣，待用。

【功能主治】温中散寒止痛。用于腹
股沟疝之腹痛。

【用法用量】口服：每日1剂，分3
次温服。

【注意事项】服药期间，忌食生姜。

【处方来源】唐·《外台秘要》

十四、头虱用药酒

🌿 百部酒Ⅲ

【处方】

生百部50g　白酒250ml

【制法】百部切成薄片，放入白酒
中，瓶装密封置三昼夜。

【功能主治】杀虫。用于治头虱。

【用法用量】临睡前，取浸泡之白酒
擦患者头发全部揉湿匀适，再用布巾包裹
束紧。

【处方来源】《湖北中医杂志》1981，
（5）：54

【附记】治疗同时，须将患者卧具、
衣具及梳子等煮沸曝晒一次，疗效
更佳。

十五、脱肛用药酒

🌿 石榴茜根酒

【处方】

石榴皮 15g　茜根 15g　白酒 100ml

【制法】上药切碎，用好酒一大盏，煎至七分，去滓。

【功能主治】收敛，清利湿热。用于脱肛不缩。

【用法用量】口服：每日 1 剂，分 2 次温服。

【处方来源】明·《普济方》

🌿 苦参酒Ⅰ

【处方】

苦参 30g　龙胆草 30g　黄酒 150ml

【制法】上药用水 300ml，煎至减半，入黄酒同煎至沸，过滤去渣，即成。

【功能主治】清热利湿。用于脱肛（湿热下注型）。

【用法用量】口服：每次服 100ml，日服 3 次。

【注意事项】忌食生冷、辛辣食物。

【处方来源】《中国药酒配方大全》

🌿 黄芪酒Ⅳ

【处方】

黄芪 60g　党参 15g　升麻 15g　米酒 500ml

【制法】将前 3 味切成薄片，置容器中，加入米酒，密封，浸泡 7 日后，过滤去渣，即成。

【功能主治】益气升提。用于气虚脱肛。

【用法用量】口服：每次服 20～30ml，日服 2～3 次。

【处方来源】《中国药酒配方大全》

十六、脱疽（血栓闭塞性脉管炎）用药酒

🌿 乌芎酒

【处方】

草乌 30g　川芎 30g　紫草 30g　60% 乙醇（酒精）500ml

【制法】将上述中药用酒精浸泡 20 日后过滤，每 100ml 滤液加 10ml 甘油。装入喷雾瓶内备用。

【功能主治】温经活血止痛，解毒消肿。治疗糖尿病足坏疽者。

【用法用量】外用：将酒装入喷雾瓶，每日数次喷涂疮面，或把药液浸湿无菌纱布外敷疮面。

【处方来源】《长春中医学院学报》1996，12（9）：40

🌿 乌蛇附芍酒

【处方】

乌梢蛇 40g　制附子 40g　赤芍 30g　白酒 1L

【制法】将上药与白酒一起置入容器中，密封浸泡 7 日后即可服用。

【功能主治】祛风，助阳，活血通脉。用于脉管炎，表现为发病肢端疼痛、苍白或紫暗，触之发凉，遇寒时症状加剧。

【用法用量】口服：每次服 10ml，每日早、晚各服 1 次。

【注意事项】孕妇及湿热壅滞、瘀血阻滞型忌服。服药期间禁食寒凉之品。

【处方来源】《中国动物药》

【附记】屡用有效。

🌿 红灵酒Ⅰ

【处方】

生当归 60g　肉桂 60g　红花 30g　干

姜 30g　花椒 30g　樟脑 15g　细辛 15g
95% 乙醇 1L

【制法】将前 7 味切薄片或捣碎。置容器中，加入酒精，密封浸泡 7 日后，即可取用。

【功能主治】活血，温经，消肿，止痛。用于脱疽、冻疮等症。

【用法用量】外用：每日用药棉蘸药酒在患处（溃后在患处上部）揉擦 2 次，每次揉擦 10 分钟。

【处方来源】《中医外科临床手册》

阳和解凝酒

【处方】

马钱子 30g　木鳖子 30g　白芥子 30g
五灵脂 30g　穿山甲 30g　川乌 30g　草乌
30g　南星 30g　牙皂 30g　生狼毒 120g
大戟 15g　甘遂 15g　肉桂 15g　干姜 15g
麻黄 15g　白酒 1L

【制法】将前 15 味捣碎或切成薄片，置容器中，加入白酒，密封，浸泡 1 周后即可取用。

【功能主治】解毒，祛寒，除湿，通经。用于因寒湿、痰凝、阴毒所致的阴疽证，如脉管炎等；

【用法用量】外用：未溃阴疽，将此药酒调其药敷患处；已溃破者，将此药酒浸纱布条入疮口内。每日换药 1 次。

【处方来源】《上海中医药杂志》

祛寒通络药酒

【处方】

制附子 45g　细辛 15g　红花 60g　丹参 60g　土鳖虫 30g　苍术 30g　川芎 30g
大枣 20 枚　白酒 1.5L

【制法】将前 8 味捣碎或切成薄片，置容器中，加入白酒，密封，浸泡 1 周后，过滤去渣，即成。

【功能主治】温经散寒，活血化瘀。用于寒湿、血瘀所致的脉管炎，表现为患

肢肢端疼痛、苍白或紫暗、触之发凉、受寒加剧，未发生溃疡者。

【用法用量】口服：每次服 30ml，日服 2 次。

【处方来源】《张八卦外科新编》

【附记】据现代实验研究，附子、细辛、红花、川芎、丹参，均有扩张血管作用。有的还有抑制凝血、抗血栓形成的作用，故全方对治疗血栓闭塞性脉管炎是十分有益的。

通血脉药酒

【处方】

走马胎 30g　七叶一枝花 30g　当归尾 30g　桑寄生 30g　威灵仙 30g　牛膝 15g　桂枝 15g　红花 15g　桃仁 15g　皂角刺 15g　制乳香 9g　制没药 9g　黄芪 15g　党参 15g　桂林三花酒 2.5L

【制法】将前 14 味捣碎或切成薄片，置容器中，加入三花酒，密封，浸泡 3 周后，过滤去渣，即成。

【功能主治】温经活络，活血通脉。用于血栓闭塞性脉管炎。此药酒主要适用于寒湿凝滞型（寒凝血脉、阳气不达肢端、继之患肢麻木疼痛、皮色苍白、触之冰凉、遇冷加重）和瘀血阻阻型偏寒者（瘀血阻滞、络脉闭塞、患肢紫红或青紫、足背动脉搏动消失）。

【用法用量】口服：每次服 20 ~ 100ml，以不醉为度，日服 4 ~ 6 次，1 个月为 1 疗程，每疗程后停药 3 ~ 5 日。

【处方来源】《广西卫生》

【附记】药渣亦可外敷患处。有心脏病患者忌服药酒，可用本方，水煎服，每日 1 剂，效果亦佳。

温经散寒通络酒

【处方】

红花 15g　桃仁 15g　皂角刺 15g　吴茱萸 15g　当归尾 30g　炮姜 10g　白

酒 1.5L

【制法】将前 6 味捣碎或切成薄片，置容器中。加入白酒，密封，浸泡 7 日后，过滤去渣，即成。

【功能主治】温经散寒，活血通络。用于血栓闭塞性脉管炎（证属阴寒型或气滞血瘀型）。

【用法用量】口服：每次服 10 ~ 20ml，日服 2 ~ 3 次。用时可取药渣外敷患部。

【处方来源】《药酒汇编》。

十七、瘿瘤用药酒

复方黄药子酒

【处方】

黄药子 1200g　海藻 1200g　浙贝母 900g　白酒 7.5L

【制法】将前 3 味研为粗末或切成薄片，置容器中，加入白酒，密封，隔水加热，不时搅拌至酒沸腾，取出，连酒带药倒入坛内，趁热封闭，静置 10 日，过滤去渣，贮瓶备用。

【功能主治】散结软坚。用于地方性甲状腺肿。

【用法用量】口服：每次服 10ml，日服 3 次。

【处方来源】《药酒与膏滋》

黄药子酒 I

【处方】

黄药子 500g　白酒 2.5L

【制法】将上药置容器中，加入白酒，密封，浸泡 7 日后即成。或用火烧 1 小时，唯烧至酒气香味出，瓶头有津即止火。不待经日，候酒冷，即可。过滤去渣，贮瓶备用。

【功能主治】散结消瘿，清热解毒。用于痰热互结所致的瘿瘤，如甲状腺瘤、

淋巴结肿大等。

【用法用量】口服：每次服 10 ~ 15ml，每日早、晚各 1 次。应控制饮用量。

【注意事项】凡脾胃虚寒及肝功能不正常患者忌用。

【处方来源】明·《本草纲目》

十八、痈疽用药酒

三物酒

【处方】

牡蛎 30g　大黄 30g　山栀子 30g　白酒 250ml

【制法】上药为末或切成薄片，酒水各等份，煎 7 分（煎至余酒约 150ml）。

【功能主治】清热解毒，活血止血。用于便痈。

【用法用量】口服：空腹适量温服。

【处方来源】明·《赤水玄珠》

【附记】便痈：即血疝之俗称，血疝，病名出《诸病源候论》因瘀血内结少腹而致。症为小腹结痛，硬满有形，甚或大便秘结而黑，小便自利，月经不调等。

仙方活命饮

【处方】

白芷 3g　贝母 3g　防风 3g　赤芍 3g　当归尾 3g　甘草节 3g　皂角刺（炒）3g　穿山甲（炙）3g　天花粉 3g　乳香 3g　没药 3g　金银花 9g　陈皮 9g　白酒 200ml

【制法】上药切片，用酒煎煮沸腾 25 分钟，口服。

【功能主治】止痛消毒。用于治一切疮疡，未成者即散，已成者即溃。

【用法用量】口服：每次 50ml，每日 3 次。

【处方来源】宋·《妇人良方》

【附记】本方以金银花清热解毒；归尾、赤芍、乳香、没药活血散瘀以止痛；防风、白芷疏风散结以消肿；陈皮理气行滞；贝母、天花粉清热排脓以散结；穿山甲、皂角刺解毒透络，消肿溃坚；甘草清热解毒，调和诸药，加酒活血，共奏清热解毒，消肿散结，活血止痛之效。脓未成者，服之可消散，脓已成者，服之可使之外溃。

阳春酒

【处方】

人参15g　白术15g　熟地15g　当归身9g　天门冬9g　枸杞子9g　柏子仁7.5g　远志7.5g　白酒1L

【制法】将前8味捣碎或切成薄片，入布袋，置容器中，加入白酒，密封浸泡15日，过滤去渣，即成。

【功能主治】扶正托毒。用于脑疽，诸发已溃流脓腐尽时，脾胃虚弱，肌肉生迟，或气血化源不足，以致面色淡白，不能长发收敛，宜服此药酒生长肌肉。强健脾胃、美悦颜色、滋润皮肤。凡大疮后饮此酒，不惟却病亦且延年。

【用法用量】口服：每次温服10ml，日服3次。

【处方来源】明·《外科正宗》

【附记】如夏月天炎易坏，不堪久服，将药分作5份，每次用白酒500ml随便浸服亦效。如酒将完，药尚有味，再添酒浸饮之，药淡无味，不必再浸用之。

两皮酒

【处方】

海桐皮30g　五加皮30g　独活30g　炒玉米30g　防风30g　干蝎（炒）30g　杜仲30g　牛膝30g　生地90g　白酒1.25L

【制法】将前9味捣碎或切成薄片，入布袋，置容器中，加入白酒，密封浸泡5~7日后，过滤去渣，即成。

【功能主治】清热凉血，祛风除湿，消肿止痛。用于热毒风结成疡肿、痛不得安。

【用法用量】口服：每次食前温服10~20ml，日服2~3次，甚者不拘时候饮之，常令酒气相接为妙。

【处方来源】明·《证治准绳》

【附记】《圣济总录》海桐皮浸泡方，即本方加薏苡仁30g，白酒用1500ml，余同上。治热毒风结成疽、肿痛行履不得。效佳。

皂荚乳香酒

【处方】

皂荚刺（大者）1枚　乳香（为鸡头实大）1块　白酒100ml

【制法】将皂荚切作十余片，用乳香入银器内炒令烟起，再入皂荚刺同炒。候乳香缠在刺上，顷入白酒（醇酒），同煎令沸。过滤，去渣，即成。

【功能主治】搜风，拔毒，消肿，排脓。用于肿毒、疮毒、癣疮等。

【用法用量】口服：1次顿服之。未果再服。

【处方来源】宋·《圣济总录》

忍冬酒Ⅰ

【处方】

忍冬藤150g　生甘草30g　黄酒300ml

【制法】上药加水600ml，煎至减半，再入黄酒煎十数沸，过滤去渣，即成。

【功能主治】清热解毒，消肿止痛。用于痈疽肿毒、发背，肺痈，肠痈及妇人乳痈初起。

【用法用量】口服：每次服100ml，日服2~3次。外以药渣敷患处。每日换药 1 次。

【处方来源】元·《世医得效方》

神仙一醉忍冬酒

【处方】

忍冬藤 30g　蒲公英 30g　制乳香 6g 制没药 6g　雄黄 6g　葱白 7 根　白酒 500ml　蜂蜜 120g

【制法】将前 5 味捣碎或切成薄片，置容器中，加入白酒，密封，隔水煮约 1 小时，再入葱白、蜂蜜，再煮 7 分钟，候冷，过滤去渣，即成。

【功能主治】清热解毒，消肿止痛。用于疮疡肿痛不已。

【用法用量】口服：每次温服 10～30ml，日服 2 次。或不拘时，随量温饮，以微醉为度。覆被取汗即愈。

【处方来源】清·《疡医大全》

【附记】临床证明：此药酒对各种疮疡痈疽疔疮疖所致的肿痛难忍，或各种晚期癌肿病人的疼痛不已，服用本药酒后，均可缓解症状，或达到短期止痛的目的。

神效托里酒

【处方】

黄芪（盐水炙）50g　忍冬叶 50g 当归 50g　粉草 20g　白酒 1L

【制法】上药切片，用酒煎 20 分钟，即可。

【功能主治】清热解毒，托毒透脓。用于一切痈疽发背、肠痈。

【用法用量】适量服酒，药渣敷患处。

【处方来源】明·《赤水玄珠》

【附记】黄芪补气养脾，托疮生肌，当归养血和血，二药用于气血不足，疮疡内陷，脓成不溃，或溃后久不收口。忍冬叶、甘草清热解毒，全方可局限病灶，防止深陷，使脓出毒泄，肿痛消退。

神效酒

【处方】

人参 30g　没药（另研）30g　当归尾 30g　甘草 15g　全瓜蒌（半生半炒）1 枚　黄酒 500ml

【制法】上药切片，用黄酒煎至 300ml，去渣，分作 4 份。

【功能主治】益气活血，消肿解毒。用于疮痈。

【用法用量】口服：每日服 1 份，细细饮之。

【处方来源】明·《景岳全书》

【附记】用于正虚邪实之痈疮，效佳。

蒲藤酒

【处方】

金银藤 180g　蒲公英 150g　白酒 500ml

【制法】将前 2 味洗净，切碎，置容器中，加入白酒和水 500ml，煎至减半，过滤去渣，即成。

【功能主治】清热解毒。用于发背疮，日久不愈。

【用法用量】口服：不拘时，随时频频温服。外以药渣敷疮上，每日换药 1 次。

【处方来源】《奇方类编》

【附记】验之临床，凡证属阳证之痈疽，用之皆有良效。凡溃后应配以外治，拔脓生肌，方可始收全功。

十九、痔疮用药酒

大黄地榆酒

【处方】

生大黄 15g　土茯苓 15g　生地榆 30g 蒲公英 20g　黄酒 300ml

【制法】上药切片，用水 450ml，煎至 150ml，再加入黄酒煮沸即得，过滤去渣，备用。

【功能主治】清热凉血，解毒利湿。用于痔疮肿痛便血。

【用法用量】口服：每次服 150ml，日服 3 次。

【处方来源】《中国药酒配方大全》

🌿 白梅花酒

【处方】

白梅花肉（泡洗）100g　红花 200g　苍术 200g　当归 200g　核桃仁 500g　老酒 5L

【制法】上药切片，入老酒浸 7 日。

【功能主治】祛风，利湿，活血。用于痔漏脓血淋漓。

【用法用量】口服：每次 50ml，每日 2 次。

【处方来源】《珍本医书集成》

🌿 苦参酒Ⅱ

【处方】

苦参 30g　蒲公英 30g　土茯苓 30g　黄酒 300ml

【制法】上药切片，用黄酒和水 300ml，煎至减半，去渣，备用。

【功能主治】清热解毒，利湿消肿。用于痔疮肿痛。

【用法用量】口服：每次服 100ml，日服 3 次。

【处方来源】《中国药酒配方大全》

二十、杨梅疮用药酒

🌿 杨梅疮

【处方】

大蛤蟆（去内脏）1 只　土茯苓 150g

白酒 2.5L

【制法】将前 2 味置容器中，加入白酒，密封，重汤煮 40 分钟，香气出时取出，待冷，去渣，备用。

【功能主治】清热，解毒，利湿。用于杨梅疮等。

【用法用量】口服：次日酒凉饮之，以醉为度。无论冬夏，盖被出汗为度。余存之酒，次日随量饮之，酒尽疮愈。

【注意事项】忌房事。

【处方来源】《中国医学大辞典》

🌿 金蟾脱甲酒

【处方】

大蛤蟆（去内脏）1 只　白酒 2.5L

【制法】将上药置容器中，加入白酒，密封，隔水煮 40 分钟，即止。

【功能主治】清热解毒。用于杨梅疮，不论新久轻重皆效。又治杨梅结毒，筋骨疼痛，诸药不效者更妙。

【用法用量】口服：随量饮之，以不醉为度。冬夏盖暖令出汗。存酒次日只服量之一半，服够 7 日后，切勿见风为要。

【注意事项】忌口及房事。

【处方来源】明·《外科正宗》

🌿 解毒消疮酒

【处方】

牛蒡根 30g　川芎 30g　羌活 30g　五加皮 30g　杜仲 30g　甘草 30g　地骨皮 30g　薏苡仁 30g　海桐皮 60g　生地 200g　白酒 2L

【制法】将前 10 味切碎，入布袋，置容器中，加入白酒，密封，浸泡 10 日后，过滤去渣，即成。

【功能主治】祛风解毒，凉血活血。用于杨梅疮、风毒腰痛等。

【用法用量】口服：每次服 10～15ml，日服 3 次。

二十一、外科其他疾病用药酒

牛膝木瓜酒

【处方】

牛膝 50g　木瓜 50g　白酒 500ml

【制法】将前 2 味切碎，置容器中，加入白酒，密封，浸泡 7 日后过滤，即可取用。药渣如此连续 2 次，共浸泡白酒 1.5L。

【功能主治】活血利湿，解粘连。用于手术后肠粘连。

【用法用量】口服：每晚临睡前服 1 次，视个人酒量而定，以能够耐受为度。

【处方来源】《新中医》

外敷白芷酒

【处方】

生白芷 100g　黄酒 200ml

【制法】将白芷研成细末或切成薄片，入黄酒调和匀，即成。

【功能主治】祛风，燥湿，消肿，止痛。用于膝关节滑囊炎。

【用法用量】外用：取此药酒外敷患处，每日换药 1 次。

【处方来源】《浙江中医杂志》

蝮蛇地丁酒

【处方】

蝮蛇 1～2 条　紫花地丁 50g　白酒 1L

【制法】取活蝮蛇置于瓶中，加入 70% 乙醇或 60° 白酒 1L，加紫花地丁，封口。放置于阴凉处，约 3 个月后即可使用。放置时间越长越好，药液用完后可随时添加，但添加量不宜超过 1L，以免影响药效。

【功能主治】清热消炎。用于软组织化脓性感染。

【用法用量】用脱脂棉蘸取药液敷患处，再以塑料布盖于药棉之上，指（趾）用废橡皮手套，在手指部分套上。每日可换数次，保持药棉湿润。

【处方来源】《新医学》1974，(5)：249

第九章

皮肤科用药酒

一、白癜风用药酒

🌿 乌蛇天麻酒

【处方】

乌蛇（酒浸，去皮、骨，炙微黄）60g　防风 20g　桂心 20g　白蒺藜（炒，去刺）20g　天麻 30g　五加皮 10g　羌活 30g　牛膝 20g　枳壳（麸炒微黄，去瓤）30g　熟干地黄 40g　白酒 2L

【制法】上药细剉，生绢袋盛，以无灰酒于瓷瓮中浸，密封 7 日。

【功能主治】祛风，养血。用于治白癜风及紫癜。

【用法用量】口服：每次温饮 50ml，每日 3 次。

【注意事项】忌毒滑物、猪、鸡肉。

【处方来源】宋·《太平圣惠方》

🌿 乌蛇浸酒方

【处方】

乌蛇（酒浸去皮、骨、炙微酥）180g　防风 60g　白蒺藜 60g　桂心 60g　五加皮 60g　天麻 90g　羌活 90g　牛膝 90g　枳壳（炒）90g　熟地黄 120g　白酒 8L

【制法】将前 10 味捣为粗末或切成薄片，入布袋，置容器中，加入白酒，密封，浸泡 7～14 日后，过滤去渣，即成。

【功能主治】滋阴，祛风，止痒。用于白癜风。

【用法用量】口服：每次饮 10ml，日服 3 次。

【处方来源】明·《奇效良方》

🌿 复方补骨脂酒

【处方】

补骨脂 30g　密陀僧 30g　前胡 20g　防风 10g　白附子 15g　雄黄 6g　白酒（或 75% 乙醇）200ml

【制法】将前 6 味共研细末，置容器中，加入白酒，密封，浸泡 7 日后即可取用。

【功能主治】活血祛风，解毒消斑。用于白癜风。

【用法用量】外用：取此药酒涂擦患处，每日涂 2～3 次。

【处方来源】《中国药酒配方大全》

【附记】每次以擦至皮肤嫩红为度，再涂。

菖蒲酝酒

【处方】

菖蒲（九节者，去须节，米泔浸，切）1200g　天门冬（去心）120g　天雄（炮裂，去皮、脐）36g　麻子仁（生用）60g　茵芋（去粗茎）12g　干漆（炒烟出）36g　生干地黄（切，焙）36g　远志（去心）36g　露蜂房（微炒）12g　苦参120g　黄芪（炙、剉）100g　独活（去芦头）60g　石斛（去根）60g　柏子仁（生用）100g　蛇蜕皮（微炙）长三尺　天蓼木（剉）24g

【制法】上16味，粗捣筛，用水125kg，煮菖蒲等取汁，50kg以酿60kg秫米，蒸酝如常法，用六月六日细曲于七月七日酿酒，酒成去糟取清，收于净器中，密封。

【功能主治】补益气血，活血化痰。用于治白驳举体斑白，经年不瘥者。

【用法用量】口服：每次温服40～50ml，每日3次。另煮菖蒲并药滓，取汤淋洗患处尤佳。

【处方来源】宋·《圣济总录》

紫荆皮酊

【处方】

紫荆皮15g　川花椒15g　补骨脂15g　大曲酒100ml

【制法】将前3味共研细末，置容器中，加入大曲酒，密封，浸泡1周后即可取用。

【功能主治】活血，止痒，消斑。用于白癜风。

【用法用量】外用：先以脱脂棉球蘸药酒少许擦患处，以擦至皮肤嫩红为度，再用羊毫笔蘸药酒涂擦患处，每日早、晚各涂擦1次。

【处方来源】《百病中医熏洗熨擦疗法》

二、斑秃用药酒

斑蝥侧柏酒

【处方】

斑蝥5g　侧柏叶10g　辣椒10g　干姜5g　白僵蚕10g　75%乙醇100ml

【制法】上5药比例研为粗末，以75%乙醇浸泡1周备用。

【功能主治】清热解毒，活血化瘀，祛风止痒。用于斑秃。

【用法用量】外用：使用时以脱脂消毒棉蘸少许药液反复涂擦脱发处，直至出现微热或轻微刺激痛为度。

【处方来源】《内蒙古中医药》1993，（1）：21.

【附记】本药液有毒，切勿入眼、口黏膜处，用时蘸少许药液，以不流淌至正常皮肤为宜。3个月为一疗程，半年内不见效可改用它法治疗。

三、扁平疣用药酒

鸦胆子散酒

【处方】

鸦胆子50g　蛇床子10g　大黄10g　薏苡仁10g　75%乙醇250ml

【制法】将上4药研末或切成薄片，用酒精浸泡1周后备用。

【功能主治】清热解毒，腐蚀赘疣。用于扁平疣。

【用法用量】外用：用药液外洗扁平疣，每日3～5次，连续外洗7～14日。

【处方来源】《中医外治杂志》1995，4（1）：26.

四、赤游风用药酒

🌿 石斛枸杞酒

【处方】

石斛 250g 黄芪（炙）20g 丹参（微炒）12g 牛膝（去苗）36g 生姜 36g 人参 20g 杜仲（去粗皮，剉，炒）24g 五味子 24g 白茯苓（去黑皮）24g 山茱萸 24g 山芋 24g 萆薢（微炒）24g 枸杞（微炒）20g 防风（去叉）15g 细辛（去黄叶、炒）12g 薏苡仁（炒）50g 天门冬（去心，焙）36g 白酒 5L

【制法】上药细剉如麻豆，用生绢囊盛，以酒于净瓷器中浸 1 周。

【功能主治】补虚劳，益气力，利关节，坚筋骨。治肾中风，下注腰脚痹弱及头面游风。

【用法用量】口服：初次温服 30ml，白天 3 次夜 1 次，逐渐加至 60～70ml、100ml，常有酒气，不至大醉。

【处方来源】宋·《太平圣惠方》、明·《普济方》

🌿 枳壳酒

【处方】

枳壳（炒）250g 黄柏皮 250g 五叶草 500g 白酒 8L

【制法】将前 3 味切碎，入布袋，置容器中，加入白酒，密封，浸泡 7 日后，过滤去渣，即成。

【功能主治】清热燥湿，祛风理气，活血通络。用于刺风游风（赤游风）。

【用法用量】口服：每次温服 10ml，日服数次，常令有酒气相续为佳。

【处方来源】宋·《圣济总录》

五、传染性软疣用药酒

🌿 参芪活血酒

【处方】

黄芪 60g 党参 30g 当归 15g 延胡索 15g 丹参 50g 川芎 12g 桃仁 12g 红花 9g 香附 9g 全蝎 6g 甘草 5g 白酒 8L

【制法】上药切片，加 38°白酒浸泡 7 日后过滤备用。

【功能主治】益气固卫，活血化瘀，散结解凝，疏风祛湿。用于治传染性软疣。

【用法用量】口服：成人每次服 5ml，每日服 3 次；儿童酌减或每次 0.1ml/kg，每日 3 次；饭后服用，15 日为一疗程。

【处方来源】 《新中医》1997，（12）：61.

六、带状疱疹用药酒

🌿 三花止痒酊

【处方】

金银花 10g 野菊花 10g 凤仙花 10g 蛇床子 10g 白鲜皮 12g 水杨酸 5g 苯酚 2g 75% 乙醇 1L

【制法】将前 5 味置容器中，加入 75% 乙醇，密封，浸泡 5～7 日，滤取上清液，加入水杨酸、苯酚，搅匀，贮瓶备用。

【功能主治】清热解毒，消炎止痒。用于带状疱疹。

【用法用量】外用：以医用棉签蘸药酒涂搽患处，每日 3～4 次，至愈为止。

【处方来源】《中国当代中医名人志》

【附记】带状疱疹即缠腰火丹，俗名"蜘蛛疮"。

南山草酒

【处方】

生南星 10g　草河车 10g　山慈菇 11g　白酒 200ml

【制法】 先将白酒放入粗碗内，再用上药分别磨酒。磨完后过滤去渣，备用。

【功能主治】 清热解毒，燥湿消肿。用于带状疱疹。

【用法用量】 外用：每取药酒涂擦患处，日涂擦 3 次。

【处方来源】 《张走龙经验方》

【附记】 一般用药 3～7 日即愈。愈后无瘢痕。

南山蚤酒

【处方】

生南星 10g　山慈菇 12g　蚤休 10g　白酒 200ml

【制法】 上等好酒放入粗碗内，再用上药磨酒，磨完后备用。

【功能主治】 清热解毒，消炎止痛。主治带状疱疹。

【用法用量】 外用：用药汁搽患处，每日 3 次。

【处方来源】 《江西中医药》1990，(4)：38.

七、丹毒用药酒

满天星酊

【处方】

鲜满天星（全草）250g　雄黄 6g　75% 乙醇 1L

【制法】 将满天星洗净、去杂质、晾干、切碎置容器中，加入 75% 乙醇，密封，浸泡 7 日后，再将药捣烂，以纱布包，取汁，加入雄黄（研末）、溶化，混匀，即成。

【功能主治】 祛风，解毒，杀虫。用于丹毒。

【用法用量】 外用：用时先视丹毒的蔓延走向，在末端离病灶寸许处开始涂圆形药圈，然后由内到外，反复涂药 5～10 分钟为 1 次，日涂 2～3 次。

【处方来源】 《中草药通讯》

【附记】 本品对过敏性皮疹无效。

八、稻田性皮炎用药酒

九里香药酒

【处方】

九里香 25g　一枝黄花 25g　羊蹄草 25g　半边莲 25g　毛麝香 25g　漆大姑 25g　了哥王 25g　三桠苦 25g　入地金牛 25g　蛇总管 25g　60° 白酒 1L

【制法】 将前 10 味研为粗末，混匀，置容器中，加入白酒，密封，浸泡 7 日后，过滤去渣，即成。

【功能主治】 止痒，消炎。用于稻田性皮炎。

【用法用量】 外用：以瘙痒、糜烂和渗液为主的患者可用药酒外擦患处，每日 3～4 次；以肿痛为主的患者可用药渣外敷患处，每日换药 1 次。

【处方来源】 《药酒汇编》

五蛇液

【处方】

五倍子 15g　蛇床子 30g　韭菜子 9g　白明矾 9g　白酒 120ml

【制法】 将前 4 味共研粗末，置玻璃瓶中，注入白酒，塞紧瓶盖，浸泡 3 日后（浸泡时，每日早、晚各摇动 1 次，通常振动可使药性加速渗透）即可取用。

【功能主治】 消炎活血，祛风止痒。用于水田皮炎。

【用法用量】外用：用棉签蘸药液涂擦患处，每日早、中、晚各涂擦1次。以愈为度。

【处方来源】《百病中医熏洗熨擦方法》

倍矾酒

【处方】

五倍子250g　白明矾100g　白酒1L

【制法】将前2味捣碎，置容器中，加入白酒密封，浸泡7日后，过滤去渣，即成。

【功能主治】收敛，止痒，防护。用于预防水田皮炎。

【用法用量】外用：下水田劳动前，取此酒涂擦手足及小腿部皮肤。

【处方来源】《民间百病良方》

【附记】一法方中白矾用100~200g。

九、冻疮用药酒

当归红花酒 I

【处方】

桂枝30g　当归30g　红花15g　细辛10g　白酒500ml

【制法】诸药粉碎，纱布袋装，扎口，置容器中，白酒浸泡，7日后取出药袋，压榨取液。将榨取液与药酒混合，静置，过滤，即得。

【功能主治】活血，温经，通脉。用于防治冻疮、褥疮。

【用法用量】外用：先用棉签蘸药酒涂擦局部，再用手按摩。

【处方来源】《药酒汇编》

当归酊

【处方】

当归50g　红花50g　王不留行50g

干姜30g　桂枝30g　细辛10g　樟脑10g　冰片10g　95%医用乙醇750ml

【制法】将前6味捣碎，与樟脑、冰片同置容器中，加入95%乙醇，密封，浸泡3周后，以纱布过滤，收集药液，贮瓶备用。

【功能主治】温经散寒，活血通络。用于冻疮（未溃型）。

【用法用量】外用：用时先将患部用温开水洗净，拭干，以棉球蘸药液涂擦患处，每日涂擦3~5次。

【处方来源】《百病中医熏洗熨擦疗法》

【附记】一般用药3~5日即可见效，7~10日肿消痒止而愈。

防治冻伤酒

【处方】

红花18g　干姜18g　附子（制）12g　徐长卿15g　肉桂9g　60°白酒1L

【制法】将前5味捣碎或切薄片，置容器中；加入白酒，密封，浸泡7日后即可取用。

【功能主治】温经散寒，活血通络。用于预防冻疮。

【用法用量】口服：每次服8~15ml，日服2~4次。于严寒季节服，1剂即可。

【处方来源】《陕甘宁青中草药选》

红灵药酒

【处方】

当归20g　肉桂20g　红花20g　花椒20g　干姜10g　樟脑10g　川芎20g　荆芥10g　医用乙醇1L

【制法】将以上诸药切片后纳入酒精内密闭浸1周后使用。

【功能主治】温经活血，通络止痛。用于治冻伤。

【用法用量】外用：先以生姜频擦患处，再用棉花球蘸红灵药酒擦患处，1日数次。

【注意事项】冻疮溃后不宜使用。

【处方来源】 《国医论坛》1989，(6)：30

红椒酒

【处方】

当归60g 肉桂60g 红花30g 花椒30g 干姜30g 樟脑15g 细辛15g 75%乙醇1000ml

【制法】 上药切片浸泡于酒精中，1周后备用。

【功能主治】 活血温经，祛寒通络。主治冻伤。

【用法用量】外用：用棉签蘸药酒擦患处。

【处方来源】《湖北中医杂志》1994，(6)：24

冻疮一涂灵

【处方】

肉桂12g 当归12g 桂枝12g 小茴香10g 大茴香10g 白芷10g 防风10g 川芎8g 丁香8g 独活8g 羌活8g 荆芥8g 红花5g 樟脑5g 二锅头白酒400ml

【制法】 上药共研末或切薄片，放白酒中浸泡3日，塞紧瓶盖，以防泄气和乙醇（酒精）挥发。3日后即可使用，用时摇匀药液。

【功能主治】 温经散寒，活血通络，除湿止痛痒。用于治疗冻疮。

【用法用量】外用：用棉签蘸药液搽于冻疮处，本方适用于Ⅰ～Ⅱ度冻疮。Ⅲ度冻疮溃破者和孕妇慎用。

【处方来源】 《新中医》1997，29(10)：54

冻疮川乌酒

【处方】

制川乌30g 制草乌30g 樟脑30g 红花20g 桂枝15g 白酒500ml

【制法】 上药共为粗末或切薄片，装入广口瓶中，加入白酒，以淹没药物1指为度，1周后即可应用。

【功能主治】 温经活血。用于治疗冻疮红肿，瘙痒未溃。

【用法用量】外用：先将患处用手摩擦至发热，再蘸药酒反复揉搓，每次5～10分钟，每日2～3次。

【处方来源】 《四川中医》1988，6(11)：41

冻疮酒Ⅰ

【处方】

花椒15g 生姜汁3ml 甘油6ml 白酒30ml

【制法】 先将花椒浸酒内，1周后取出花椒，加入姜汁、甘油，摇匀。

【功能主治】 温经，活血。用于冻疮。

【用法用量】外用：搽患处。

【处方来源】《中国食疗学》

冻疮酒Ⅱ

【处方】

大黄10g 黄柏10g 天冬10g 麦冬10g 麻黄10g 辣椒10g 干姜12g 甘草6g 白酒600ml

【制法】 上药粉碎成粗末，用少量白酒浸泡15分钟，装入渗漉筒内加足量白酒，静置7日，收集药液500ml。或上药切片，用白酒浸泡7日后使用。

【功能主治】 温中散寒，滋阴解毒。用于治疗冻疮。（未出现水疱、糜烂、溃疡、破裂时用）。

【用法用量】外用：用温水洗净患处，然后用冻疮酒外搽，并用手反复按摩，使局部病变部位皮肤发热为止。病轻者每日 2～3 次，重者每日 4～5 次。

【注意事项】若患处发生水疱，糜烂，溃疡及破裂时，不宜用本酒外搽，而应用冻疮膏施治。

【处方来源】《陕西中医》1998,（6）：275

复方当归红花酊

【处方】

当归 100g　肉桂 100g　红花 50g　干姜 50g　细辛 25g　樟脑 25g　70% 医用乙醇 2.5L

【制法】将前 5 味，除红花外，研为粗末，一并置容器中，加入 70% 乙醇，密封，浸渍 1～2 周后过滤，滤液中加入樟脑，溶化拌匀，共制成 2L 即得。

【功能主治】活血散寒。用于冻疮初起结块，或略有红肿未溃者，以及脱痂未溃者均可用之。

【用法用量】外用：先用热水轻轻洗擦患部，再涂搽本品适量，日搽数次。

【处方来源】《中药制剂汇编》

桂苏酒

【处方】

桂枝 100g　苏木 100g　细辛 60g　艾叶 60g　生姜 60g　当归 60g　花椒 60g　辣椒 6g　樟脑粉 20g　白酒 3L

【制法】将前 8 味捣碎或切薄片，置容器中，加入白酒，密封，浸泡 7 日后，过滤去渣，加入樟脑即可。

【功能主治】温经通络，活血化瘀，消肿止痛。用于冻疮，无论已溃未溃者均可。

【用法用量】外用：先用温开水将患处洗净，拭干，用药棉球蘸药液反复涂擦

患处，每日擦 3 次。

【处方来源】《陕西中医》

【附记】此方去樟脑粉、乙醇（有皮损者去辣椒），水煎洗患处效果也很显著（在未冻伤前用药亦有很好的预防作用）。

桂椒樟冰酒

【处方】

肉桂 30g　红辣椒 15g　樟脑 9g　冰片 3g　白酒 250ml

【制法】先将肉桂捣碎，辣椒去籽切丝，共入白酒中浸泡 5 日，过滤，将樟脑、冰片各研细。放滤液中混匀，装瓶备用。

【功能主治】温肾，活血。用于冻疮。

【用法用量】外用：用棉球蘸药酒涂患处，每日 3～5 次。

【处方来源】《新医学杂志》1975，（11）：26

十、鹅掌风（手癣）用药酒

一号癣药水 I

【处方】

土槿皮 300g　大枫子肉 300g　地肤子 300g　蛇床子 300g　硫黄 150g　枯矾 1250g　白鲜皮 300g　苦参 300g　樟脑 150g（后下）　50% 乙醇 20L

【制法】将前 8 味研成末或捣碎，置容器中，加入 50% 乙醇（分 3 次加入浸泡）第 1 次加入 8L，密封，温浸 7 日后，倾取上清液，第 2、3 次加入 6L，第 5 次加入 6L，如上法浸泡。3 次浸液合并，混匀，再以樟脑用 95% 乙醇溶解后，加入浸液中，候药液澄清，倾取上层清液，贮瓶备用。

【功能主治】杀虫止痒。用于鹅掌风、脚湿气、圆癣等。

【用法用量】外用：每取此药酒涂擦患部，每日3~4次。

【注意事项】有糜烂者禁用。

【处方来源】《中医外科临床手册》

当归百部酒

【处方】

当归15g　生百部15g　木槿皮15g　川黄柏15g　白鲜皮15g　川椒10g　白酒（或黑醋）1L

【制法】将前6味研为粗末或切薄片，置容器中，加入白酒（或黑醋），密封，浸泡2小时后，隔水煮沸即可。待冷，备用。

【功能主治】清热解毒，杀虫止痒。用于鹅掌风、甲癣等。

【用法用量】外用：每取此药酒涂擦患处，日涂擦数次。甲癣可浸泡入药酒中4~5分钟，日2~3次。

【处方来源】《药酒汇编》

【附记】亦可用熏洗法。忌下冷水。

十一、痱子用药酒

二黄冰片酒

【处方】

生大黄6g　黄连5g　冰片4g　60°白酒150ml

【制法】将前2味捣碎或切薄片，与冰片一并置容器中，加入白酒，密封，浸泡5~7日后即可取用。

【功能主治】解毒止痒。用于痱子、疮疖等。

【用法用量】外用：涂搽患处，日搽3~5次。

【处方来源】《药酒汇编》

苦黄酊

【处方】

苦参20g　大黄20g　黄连10g　黄芩

10g　冰片10g　白芷15g　丝瓜叶20g　75%乙醇300ml

【制法】将前7味（冰片后入）捣碎或切薄片，置容器中，加入60%乙醇，密封，浸泡2~3后，加入冰片，溶化后，即可取用。

【功能主治】清热解毒，燥湿止痒。用于痱子、暑疖。

【用法用量】外用：涂搽患处，日涂3次。

【处方来源】《中国药酒配方大全》

参冰三黄酊

【处方】

苦参20g　冰片10g　雄黄10g　黄连10g　生大黄20g　75%乙醇300ml

【制法】将前5味（冰片除外）捣碎或切薄片，置容器中，加入75%乙醇，密封，浸泡2~3后，加入冰片，溶化后即可取用。

【功能主治】解毒止痒。用于痱子。

【用法用量】外用：涂搽患处，日搽3~4次。

【注意事项】防止药入眼内。

【处方来源】《四川中医》

十二、狐臭（腋臭）用药酒

狐臭酊

【处方】

枯矾20g　密陀僧15g　滑石15g　樟脑10g　轻粉5g　冰片5g　95%乙醇250ml

【制法】将前6味共研细末，置容器中，加入95%乙醇，密封，浸泡1周后，过滤取汁，贮瓶备用。

【功能主治】解毒敛汗，杀虫止痒。用于狐臭。

【用法用量】外用：先用温开水洗净患处，再用棉球蘸药液涂搽患部，每日涂搽 3～5 次，以愈为度。

【处方来源】《百病中医熏洗熨擦疗法》

藁本苦酒方

【处方】

藁本 3g　川芎 3g　细辛 3g　杜衡 3g　辛夷 3g　白酒 200ml

【制法】将前 5 味共研细末或切薄片，置容器中，加入白酒，密封，浸渍 1 日，再煎 10 分钟，贮存待用。

【功能主治】芳香避臭。用于狐臭。

【用法用量】外用：涂搽患处，日搽数次。

【处方来源】唐·《外台秘要》

十三、脚气用药酒

二味独活酒

【处方】

独活 150g　制附子 150g　白酒 2L

【制法】将前 2 味研细，入布袋，置容器中，加入白酒，密封，浸泡 5～7 日后，过滤去渣，即成。

【功能主治】温经散寒，通络舒筋。用于脚气。

【用法用量】口服：随时随量服用，由小剂量开始，逐渐加重，常令酒气相伴，以未醉为度。

【处方来源】宋·《圣济总录》

十味附子酒Ⅱ

【处方】

制附子 30g　丹参 30g　川续断 30g　牛膝 30g　五加皮（炙）20g　白术 50g　独活 20g　生姜 50g　桑白皮 50g　细辛 25g　肉桂 25g　白酒 3L

【制法】将前 10 味捣碎或切薄片，入布袋，置容器中，加入白酒，密封，浸泡 10 日后，过滤去渣，即成。

【功能主治】散寒逐湿。用于脚气。

【用法用量】口服：每次空腹温服 10ml，日服 3 次。

【处方来源】《药酒汇编》

五加皮酒Ⅷ

【处方】

五加皮 90g　羚羊角屑 90g　防风 90g　独活 90g　干地黄 250g　黑豆（炒香）250g　薏苡仁 150g　牛膝 150g　海桐皮 60g　大麻仁 15g　牛蒡根 250g　桂心 30g　白酒 15L

【制法】将前 12 味细切，入布袋，置容器中，加入白酒，密封，浸泡 6～7 日后，过滤去渣，即成。

【功能主治】祛风湿，清烦热，温经散寒，舒筋通络。用于脚气发作，烦热疼痛、筋脉拘急、行履不得。

【用法用量】口服：每次空腹温服 15～30ml，日服 3 次，或于食前，随性温服之。

【处方来源】宋·《太平圣惠方》

【附记】明·《普济方》方中海桐皮为 30g。

牛膝丹参酒

【处方】

牛膝 250g　丹参 250g　薏苡仁 250g　干地黄（生）250g　五加皮 150g　白术 150g　侧子（炮）120g　萆薢 120g　赤茯苓 120g　防风 120g　独活 180g　石斛 180g　茵陈叶 90g　桂心 90g　天雄（炮）90g　人参 90g　川芎 90g　石楠叶（炙）90g　细辛 60g　升麻 60g　磁石（煅、酒淬七遍）500g　生姜 150g　白酒 30L

【制法】将前 22 味细切，入布袋。置容器中，加入白酒，密封（勿令通气），浸泡 7 日后即可取用。

【功能主治】益气血，祛风湿，温经散寒，舒筋通络。用于脚气，入冬即苦脚痹弱；或筋骨不能屈伸，皮肤麻木、手脚指（趾）节肿满闷，或四肢肿、腰胫直。

【用法用量】口服：每次空腹服 10～20ml，日服 5 次，常令酒气相续。不饮酒者，频频少服，以知为度。

【处方来源】宋·《圣济总录》

【附记】明·《普济方》方中前 4 味剂量各为 15g，细辛、升麻均改为 90g。余同上。

牛膝酒方

【处方】

牛膝 60g　侧子（炮）60g　丹参 60g　山茱萸 60g　萆薢 60g　杜仲 60g　生石斛 60g　防风 45g　蜀椒 45g　细辛 45g　独活 45g　秦艽 45g　桂心 45g　薏苡仁 45g　川芎 45g　当归 45g　白术 45g　茵陈（炙）45g　五加皮（炙）75g　炮姜 30g　白酒 10L

【制法】将前 20 味捣为粗末或切薄片，入布袋，置容器中，加入白酒，密封，浸泡 3～7 日后，即可取用。

【功能主治】祛风温经，活血通络。用于脚气湿痹不仁、脚弱不能行走。

【用法用量】口服：初服 10ml，稍加以知为度，日服 2～3 次。患者目昏头旋者，服之最佳。

【处方来源】宋·《太平圣惠方》

丹参石斛酒Ⅱ

【处方】

石斛 60g　丹参 30g　当归 30g　川芎 30g　杜仲 30g　防风 30g　白术 30g　党参 30g　桂心 30g　五味子 30g　白茯苓 30g　陈皮 30g　黄芪 30g　怀山药 30g　干姜 45g　牛膝 45g　炙甘草 15g　白酒 5L

【制法】将前 17 味共为粗末，入布袋，置容器中，加入白酒，密封，浸泡 7

日后，过滤去渣，即成。

【功能主治】益气活血，祛风散寒，舒筋通络。用于脚气痹弱、筋骨疼痛。

【用法用量】口服：每次空腹温服 10～20ml，渐加至 30ml，日服 2 次。

【处方来源】宋·《圣济总录》

石斛浸酒方

【处方】

石斛 75g　丹参 75g　五加皮 75g　茵陈 75g　侧子（炮）60g　秦艽 60g　川牛膝 60g　山茱萸 60g　桂心 45g　川芎 45g　独活 45g　白前 45g　当归 45g　川椒 45g　黄芪 45g　杜仲 30g　炮姜 30g　陈皮 30g　薏苡仁 50g　钟乳粉 120g　白酒 8L

【制法】将前 20 味细切，入布袋，置容器中，加入白酒，密封，浸泡 3～7 日后，即可取用。

【功能主治】祛风除湿，温经散寒，益气活血，化痰通络。用于脚气痹挛、风虚肿满、不能行履。

【用法用量】口服：每次空腹温服 10～15ml，日服 3 次。

【处方来源】宋·《太平圣惠方》

生地黄酒Ⅱ

【处方】

生地黄（干品）500g　牛蒡子 500g　杉木节 150g　牛膝 150g　丹参 60g　大麻仁 250g　防风 90g　独活 90g　地骨皮 90g　白酒 6L

【制法】将前 9 味捣碎或切薄片，入布袋，置容器中，加入白酒，密封，浸泡 6～7 日后，过滤去渣，即成。

【功能主治】凉血活血，祛风除湿。用于脚气肿满、烦疼少力。

【用法用量】口服：每次食前温服 15～30ml，日服 3 次。

【处方来源】明·《普济方》

下篇

各类药酒

208

侧子酒 II

【处方】

侧子（炮裂、去皮脐）60g　独活60g　石斛30g　秦艽30g　紫苏（茎叶）30g　当归30g　白术30g　威灵仙30g　黑豆（炒香）30g　淫羊藿10g　防风10g　赤茯苓10g　黄芩10g　汉防己10g　桂心10g　丹参10g　川芎10g　川椒15g　细辛15g　薏苡仁50g　白酒2L

【制法】将前20味细剉或切薄片，入布袋，置容器中，加入白酒，密封，浸泡6～7日后，过滤去渣，即成。

【功能主治】温经散寒，祛风除湿，活血通络。用于脚气、缓弱无力疼痛。

【用法用量】口服：每于食前，随性温服。

【处方来源】宋·《圣济总录》

侧子酒 III

【处方】

侧子（制）150g　牛膝150g　川续断150g　桑白皮200g　白术200g　生姜200g　五加皮180g　丹参180g　细辛120g　桂心120g　白酒10L

【制法】将前10味细切，入布袋，置容器中，加入白酒，密封浸泡5～6日后，过滤去渣，即成。

【功能主治】温经散寒，舒筋活络。用于脚气。

【用法用量】口服：每次服15～30ml，以知为度，日服2次。

【处方来源】清·《医部全录》

侧子酒 IV

【处方】

侧子（生用）150g　生姜150g　丹参180g　牛膝180g　石楠（炙）180g

独活（炙）180g　金牙（碎）500g　生石膏（干品240g）500g　萆薢300g　吴茱萸300g　生地黄（干品240g）300g　防风120g　茯苓120g　五加皮30g　薏苡仁30g　茵陈（炙）15g　川椒（汁）15g　桂心60g　天雄（生用）60g　人参60g　川芎60g　当归60g　白术60g　细辛60g　白酒60L

【制法】将前24味切碎或切薄片，入布袋，置容器中，加入白酒，密封，浸泡7日后，过滤去渣，即成。

【功能主治】益气血，祛风湿，温经散寒。用于脚气，春夏发，入秋肿消气定，但苦脚弱，不能屈伸，足上不仁，手指胀痛，不得屈伸，四肢、腰背皆废。

【用法用量】口服：每次服10ml，量性多少稍加，以微醺为度，日服2～3次。

【注意事项】忌食猪肉、冷水、醋物、生葱、桃、李、雀肉、生菜、芜荑等。

【处方来源】唐·《外台秘要》

【附记】妇女服，去石楠；服此药酒，须更灸三里、风市、伏兔穴，以泄毒气。

金牙酒 I

【处方】

金牙60g　细辛60g　茵陈60g　防风60g　制附子60g　炮姜60g　地肤子60g　蒴藋60g　干地黄60g　升麻60g　人参60g　牛膝90g　石斛90g　独活180g　白酒10L

【制法】将前14味细挫或切薄片，入布袋，置容器中，加入白酒，密封，浸泡5～7日后，即可取用。

【功能主治】祛风解毒，温经散寒。用于风毒脚气、上攻心脾、口不能语。

【用法用量】口服：不拘时，随量饮之，常令酒气相续为妙。

【处方来源】宋·《圣济总录》

金牙酒Ⅱ

【处方】

金牙90g　牛膝90g　石斛90g　细辛30g　茵陈30g　炮姜30g　防风30g　蛇床子30g　干地黄60g　制附子60g　莽草60g　白酒6L

【制法】将前11味细切，入布袋，置容器中，加入白酒，密封，浸泡6～7日后，过滤去渣，即成。

【功能主治】温经散寒，祛风除湿。用于脚气痹弱、言语謇涩。

【用法用量】口服：每次空腹温服15～30ml，日服3次，或食前随性温服之。

【处方来源】宋·《圣济总录》

【附记】明·《普济方》金牙酒，有独活150g，茵陈用量为60g，余同上。

独活酒Ⅱ

【处方】

独活90g　山茱萸90g　天门冬90g　黄芪90g　甘菊花90g　防风90g　天雄（炮）90g　侧子（炮）90g　防己90g　白术90g　赤茯苓90g　牛膝90g　枸杞子90g　磁石（生捣碎）270g　生姜150g　贯众60g　生地黄210g　白酒18L

【制法】将前17味细切，入布袋，置容器中，加入白酒，密封，浸泡7日后，即可取用。

【功能主治】温经散寒，益气养阴，健脾利湿，化痰通络。用于脚气、头痛喘闷、胸膈心背痛。

【用法用量】口服：初服30ml，渐加，日服3次。常令酒气相续为妙。

【处方来源】宋·《圣济总录》

独活浸酒方

【处方】

独活90g　干地黄90g　生黑豆皮

100g　大麻子仁（炒）100g　海桐皮60g　生恶实根500g　桂心30g　白酒10L

【制法】将前7味切细，入布袋，置容器中，加入白酒，密封，浸泡3～7日后，过滤去渣，即成。

【功能主治】祛风湿，清虚热，温经通络。用于岭南脚气发动、地气郁蒸、热毒内盛、脾肺常有虚热之候。

【用法用量】口服：不拘时，随意服之，常令有酒气。酒渣添酒；味薄即止，更作。

【处方来源】宋·《圣济总录》

酸枣仁酒

【处方】

酸枣仁90g　黄芪90g　赤茯苓90g　羚羊角90g　五加皮90g　干葡萄150g　牛膝150g　天门冬60g　防风60g　独活60g　桂心60g　大麻仁250g　白酒12L

【制法】将前12味捣碎或切薄，入布袋，置容器中，加入白酒，密封，浸泡6～7日后即可取用。

【功能主治】益气清肝，祛风除湿，养心安神。用于脚气疼痛。

【用法用量】口服：每次空腹温服15～30ml，日服3次，或随性温服之。

【处方来源】明·《普济方》

【附记】本方还有光泽肌肤、润养脏腑之功，故可用于润肤、保健之用。

薏苡仁酒Ⅱ

【处方】

薏苡仁150g　干地黄150g　牛膝150g　羚羊角屑90g　五加皮90g　秦艽90g　防风90g　川升麻60g　黄芩60g　羌活60g　独活60g　牛蒡子60g　桂心60g　地骨皮30g　枳壳30g　大麻仁50g　白酒12L

【制法】将前16味捣碎或切薄片，入

布袋，置容器中。加入白酒，密封，浸泡6～7日后，即可取用。

【功能主治】祛风除湿，解毒通窍。用于脚气风毒、间歇疼痛、四肢拘急、背项强直、言语謇涩。

【用法用量】口服：每次食前温服15～30ml，日服3次，或随性温取之。

【处方来源】明·《普济方》

十四、疥疮用药酒

十味百部酊

【处方】

百部30g 苦参10g 白鲜皮10g 川楝子10g 萹蓄10g 蛇床子10g 石榴皮10g 藜芦10g 皂角刺20g 羊蹄根20g 白酒2L

【制法】将前10味共研粗末或切薄片，置容器中，加入烧酒，密封，时时摇动，浸泡1周，去渣，备用。

【功能主治】清热利湿，杀虫止痒。用于疥疮。

【用法用量】外用：每晚临睡前用纱布块蘸药酒涂擦患处，连用7～10日。

【处方来源】《百病中医熏洗熨擦疗法》

灭疥灵 I

【处方】

硫黄50g 雄黄50g 百部100g 苦参30g 川椒30g 樟脑30g 密陀僧36g 蛇床子60g 冰片5g 95%医用乙醇800ml

【制法】先将硫黄、雄黄、密陀僧共研极细末，连同其他药物一并置于容器中，加入95%乙醇，密封，浸泡3～7日后，用纱布过滤去渣，取药液贮瓶备用。

【功能主治】解毒杀虫，祛风止痒。用于疥疮。

【用法用量】外用：用药前，先用热水、硫黄肥皂洗澡，除去痂皮，拭干取药液加温后，涂擦患处，有皮损处多擦，每

日早、晚各1次，5次为1疗程。

【处方来源】程功文经验方

【附记】本方用于临床，涂药后有清凉舒适感，患者乐于接受，而且止痒快，疗效高。

灭疥灵 II

【处方】

敌百虫（精制）80g 樟脑（研细）50g 冰片30g 95%乙醇4L

【制法】将前3味共研细末，置入95%乙醇中，并以蒸馏水5L稀释，轻轻振动，待药品全部溶解后，即可取用。

【功能主治】解毒，杀虫，止痒。用于疥疮。

【用法用量】外用：使用前，先以温水洗浴全身，然后用棉球或毛笔蘸药液涂擦患处，重处多涂。每日涂擦1～2次。

【注意事项】用药期间，应勤换勤洗，勤晒衣被。忌用肥皂及碱性药物。

【处方来源】《湖北中医杂志》

灭疥酒

【处方】

硫黄50g 雄黄6g 轻粉3g 樟脑1g 白酒500ml

【制法】将上药共研成极细末，与白酒置入容器中摇匀后即可使用。

【功能主治】灭疥止痒。用于疥疮。

【用法用量】外用：每晚临睡前用消毒棉花蘸酒涂搽患处，连续用20日。

【注意事项】本酒有毒仅供外用，切勿入口。孕妇忌用。

【处方来源】《广西中医药》

苦参酒 III

【处方】

苦参100g 露蜂房15g 刺猬皮（酥炙）1具 酒曲150g 糯米1500g

【制法】将前 3 味共研粗末，用水 2.5L，煎至 500ml，去渣，取汁浸曲，糯米蒸饭，待温，入曲汁拌和，置容器中，保温，如常法酿酒。待酒熟后压去糟，收贮备用。

【功能主治】清热解毒，祛湿止痒。用于疥疮、周身瘙痒、阴痒带下、身发癫疮。

【用法用量】口服：每次食前温服 10ml，日服 2 次。

【处方来源】明·《证治准绳》

十五、麻风用药酒

牛膝乌头酒

【处方】

牛膝 100g　石楠 100g　乌头（去皮）100g　天雄（去皮）100g　茵陈 100g　细辛 25g　白酒 5L

【制法】上 6 味切细，用白酒渍之，春秋浸 5 日，夏浸 3 日，冬浸 7 日。

【功能主治】祛风，温经，通络。用于主多种风著人头，面肿痒，眉发陨落，手脚拘急不得行步，梦与鬼神交通，或心烦恐怖，百脉自惊，转加羸瘦等，及治风癫宿澼。

【用法用量】口服：每次服 30 ~ 40ml，服之即吐下，强人每日 3 次，老、小每日 1 次，不知稍加。

【注意事项】禁房事及猪肉等。

【处方来源】唐·《千金要方》

白癫酒用药酒

【处方】

苦参 250g　露蜂房（炙）250g　刺猬皮（炙，剉之）一具　酒曲 100g

【制法】上 4 味药细切，以水三斗五升，同药渍四宿，去渣，煮米二斗，如常法酿酒。

【功能主治】解毒，燥湿。用于白癜。

【用法用量】口服：饭后服，每次 30 ~ 50ml，逐渐增加剂量，以知为度。

【处方来源】唐·《外台秘要》

十六、牛皮癣（银屑病）用药酒

马钱二黄酊

【处方】

细辛 3g　马钱子（生用不去毛）3g　制草乌 3g　硫黄 3g　雄黄 6g　白矾 6g　冰片 3g　75% 医用乙醇 100ml

【制法】将前 7 味共研细末，置容器中，加入 75% 乙醇，密封，时时摇动，浸泡 1 周后，去渣，备用。

【功能主治】解毒杀虫，祛湿止痒。用于各种牛皮癣、顽癣、久治不愈之症。

【用法用量】外用：取此药酒涂擦患处，每日涂擦 1 ~ 2 次，以愈为度。

【处方来源】《龚志贤临床经验集》

五毒酒

【处方】

斑蝥 6g　红娘 6g　樟脑 6g　全蝎 6 条　蜈蚣 6 条　白酒 500ml

【制法】5 药混合用 60% 乙醇或白酒浸泡，以浸淹为量，2 周后取浸液，密存备用。

【功能主治】祛风止痒，解毒通络。用于神经性皮炎、干癣。

【用法用量】保护好周围健康皮肤，每日 2 ~ 3 次，用小棉签或毛刷浸蘸药液涂擦于受损之皮肤，用药 24 小时后局部可出现水疱，未发水疱者可继续用药。

【注意事项】①涂药时要保护好周围健康皮肤，不慎流上随即擦去。②避免搔抓，防止感染，炎性渗出较多时可涂紫药水。③皮损范围大或多处者，可分数次治疗，一般一次不超过三处。④有溃疡、糜烂、感染、渗出者不宜用本法。⑤本药有毒，不可内服。⑥药液应密闭存放，存放过久或浓度过低时影响疗效。

【处方来源】 《陕西中医》1985，6（8）：366

🌿 五蛇酒

【处方】

蕲蛇25g 金环蛇25g 银环蛇25g 乌梢蛇100g 眼镜蛇50g 木防己50g 七叶莲50g 鸡血藤50g 豨莶草50g 钻地风50g 闹羊花125g 石楠藤25g 白酒6L

【制法】 将前12味洗净，晾干，切碎，置容器中，加入白酒，密封，浸泡1年后，过滤去渣，即成。

【功能主治】 祛风止痒，解毒通络。用于银屑病。

【用法用量】 口服：每次服15ml，日服2～3次。同时亦可外用；用药用棉签蘸药酒少许敷于最严重处，用纸覆盖，绷带固定。每日换药2～3次。用药3～5个晚上见局部明显转色，不起白屑。

【处方来源】《中草药制剂汇编》

🌿 牛皮癣酒

【处方】

白及50g 土槿皮50g 槟榔50g 百部50g 川椒50g 大枫子仁25g 斑蝥（去翅和足）10g 水杨酸10g 苯甲酸10g 白酒3L

【制法】 将前5味捣碎，置渗漉器中，另将斑蝥研细与大枫子仁混合，捣成泥状，置渗漉器最上层，上加特制的木孔板，然后加入白酒（高出药面），加盖，浸泡7日，按渗漉法进行渗漉，收集渗漉液和压榨液，最后按比例加入

5%水杨酸和10%苯甲酸，搅拌溶解，过滤即成。

【功能主治】 软坚散结，杀虫止痒。用于牛皮癣、神经性皮炎、手足癣等。

【用法用量】 外用：取此药酒涂搽患处，每日1～2次。

【注意事项】 急性期忌用。

【处方来源】《药酒汇编》

🌿 牛皮癣药水

【处方】

川槿皮180g 大枫子150g 蛇床子120g 海桐皮120g 白鲜皮120g 苦参90 樟脑30g 水杨酸15g 白灵药10g 75%乙醇4L

【制法】 将前9味捣碎，置容器中，加入75%乙醇，密封，浸15日后，过滤去渣，即成。

【功能主治】 杀虫止痒，祛风除湿。用于银屑病。

【用法用量】 外用：取此药酒涂搽患处，每日数次。

【处方来源】河南中医学院方

🌿 皮癣水

【处方】

土槿皮620g 紫荆皮310g 苦参310g 苦楝根皮150g 地榆150g 千金子150粒 斑蝥100只（布包） 蜈蚣3条 樟脑310g 75%乙醇5L

【制法】 将前5味打碎成粗粒，置大瓶内，加入75%乙醇，再将斑蝥、千金子、蜈蚣等加入，密封，浸泡1～2周，滤去药渣，加入樟脑，溶化，贮瓶备用。

【功能主治】 凉血祛风湿，杀虫止痒。用于银屑病、体癣、神经性皮炎、股癣等。

【用法用量】 外用：取此药酒涂搽患处，每日涂搽1次。

【处方来源】《朱仁康临床经验集》

何首乌酒 Ⅰ

【处方】

何首乌 30g　松针 30g　五加皮 30g
当归身 20g　穿山甲 20g　生地 20g　熟地
20g　蛤蟆 20g　侧柏叶 15g　制川乌 5g
制草乌 5g　黄酒 2L

【制法】将前 11 味共研细粉，入布
袋，置玻璃瓶中，加入黄酒，密封，浸泡
7 日后，过滤去渣，即成。

【功能主治】活血滋阴，祛风解毒。
用于牛皮癣。

【用法用量】口服：每次空腹温服
30～50ml，日服 3 次，或随时随量温饮之。

【处方来源】《中医临症备要》

斑蝥酊 Ⅰ

【处方】

槟榔 250g　紫荆皮 1000g　樟脑 210g
百部 1200g　斑蝥 125g　60% 乙醇 10L

【制法】将前 5 味，除樟脑外，共研
为粗粉，置容器中，加入 60% 乙醇，密
封，浸泡 1 周，过滤去渣，加樟脑，溶解
后，再添加 60% 乙醇至 8L。摇匀即得。

【功能主治】杀虫止痒。用于牛
皮癣。

【用法用量】外用：取此药酒涂搽患
部，每日 1～2 次。

【处方来源】《中药制剂汇编》

癣药酒

【处方】

百部 9g　槟榔尖 9g　白及 9g　土槿
皮 9g　白芷 9g　斑蝥（去头足、与大米
同炒）4.5g　樟脑 4.5g　土大黄 15g　高
粱酒 250ml

【制法】将前 8 味共为粗末，置容器
中，加入高粱酒，密封，浸泡 1 周，过滤

去渣，贮瓶备用。

【功能主治】杀虫止痒。用于牛皮
癣、头癣等。

【用法用量】外用：取此药酒涂搽患
处，每日涂 1 次。

【注意事项】正常皮肤和破损区皮肤
不可涂搽此药酒。

【处方来源】《张赞臣临床经验选编》

十七、皮肤瘙痒症用药酒

地龙藤酒

【处方】

地龙藤 50g　白酒 250ml

【制法】上药酒浸 7 日后服用。

【功能主治】凉血，止痒。用于治风
邪袭击，血虚生风，腹内及腰脚寒冷，食
欲不振，肌肤瘙痒。

【用法用量】口服：每次 20ml，每日
1～2 次。

【处方来源】明·《普济方》

枳实独活酒

【处方】

枳实 150g　独活 200g　苁蓉 200g
黄芪 200g　秦艽 200g　丹参 250g　萹蓄
250g　松叶 50g　白酒 15L

【制法】上 8 味切细，以酒浸 6 日后
即可。

【功能主治】益气，养血，祛风，止
痒。用于治瘙痒皮中风虚。

【用法用量】口服：每次服 50ml，每
日 2 次，逐渐增加剂量。

【处方来源】唐·《千金要方》

活血止痒酒

【处方】

何首乌 30g　丹参 30g　蝉蜕 15g　防

风 10g　黄酒 300ml

【制法】上药切片用黄酒煎至减半，去渣，备用。

【功能主治】养血，祛风，止痒。用于皮肤瘙痒症（血虚型）。

【用法用量】口服：每日 1 剂，分 2 次服之。

【处方来源】《中国药酒配方大全》

蝉蜕鲜皮酒

【处方】

蝉蜕 30g　白鲜皮 30g　蛇床子 30g　百部 30g　白酒（或 75% 乙醇）500ml

【制法】将前 4 味捣碎，置容器中，加入白酒，密封，时时摇动，浸泡 7 日后，即可取用。

【功能主治】祛风，杀虫，止痒。用于皮肤、阴部、肛门、腋窝瘙痒症。

【用法用量】外用：涂搽患处，每日数次。

【处方来源】《中国药酒配方大全》

十八、其他癣病用药酒

一号癣药水 Ⅱ

【处方】

羊蹄根（土大黄）180g　土槿皮 180g　制川乌 30g　槟榔 30g　百部 30g　海桐皮 30g　白鲜皮 30g　苦参 30g　蛇床子 15g　千金子 15g　地肤子 15g　番木鳖 15g　蛇衣 15g　大枫子 15g　蜈蚣末 9g　信石 6g　斑蝥 6g　高粱酒 2.5L

【制法】将前 17 味捣碎，入布袋，置容器中，加入高粱酒，密封，浸泡 15～30 日后，过滤去渣，即成。

【功能主治】清热祛湿，杀虫止痒。用于体癣、股癣、神经性皮炎。

【用法用量】外用：取此药水涂搽患处，每日涂搽 1～3 次。

【处方来源】《朱仁康临床经验集》

二号癣药水

【处方】

土槿皮 1250g　千金子 6g　斑蝥 40只（布包）　高粱酒 5L

【制法】将前 3 味置容器中，加入高粱酒，密封，浸泡 15～30 日后，过滤去渣，取汁备用。

【功能主治】灭菌止痒。用于体癣、汗斑、单纯糠疹（桃花癣）。

【用法用量】外用：取此药水涂搽患处，每日涂搽 1～2 次。

【处方来源】《朱仁康临床经验集》

三皮酊

【处方】

土槿皮 620g　紫荆皮 310g　苦参 310g　大枫子 310g　樟脑 310g　苦楝根皮 150g　生地榆 150g　千金子 50g　斑蝥 18g　蜈蚣 28g　75% 乙醇 8L

【制法】将前 10 味捣碎，置容器中，加入 75% 乙醇，密封，浸泡 15 日后，每取滤出液 85ml，加入碘酒 15ml、苯甲酸 6g、水杨酸 6g。待用。

【功能主治】清热燥湿，杀虫止痒。用于体癣、股癣等。

【用法用量】外用：用毛笔蘸药酊涂搽患处，每日涂搽 2～3 次，以愈为度。

【处方来源】《中国当代中医名人志》

甘草升麻酒

【处方】

炙甘草 20g　升麻 20g　沉香（刮）20g　麝香（另研）0.6g　淡豆豉 36g　黄酒 500ml

【制法】上 5 味，除麝香外，共捣碎过筛，入麝香和匀，贮瓶密封浸泡 7 日，备用。

【功能主治】消肿止痛。用于头癣，或头上肿痛、刺痛作痒。

【用法用量】口服：每次取药末 15g，用黄酒 80ml，煎至八成，去渣，服之，每日早、晚各服 1 次。并取药渣热敷肿处。

【处方来源】宋·《圣济总录》

中药癣药酒

【处方】
川乌 90g　槟榔 90g　百部 90g　苦参 90g　白鲜皮 90g　海桐皮 90g　蛇床子 50g　千金子 50g　地肤子 50g　番木鳖 50g　蝉蜕 50g　斑蝥 50g　蜈蚣 50g　大枫子 50g　信石 27g　樟脑 30g　轻粉 30g　硫黄 60g　白及 180g　土槿皮 150g　白酒 5L

【制法】将槟榔、百部、蛇床子、千金子、苦参、蝉蜕、白及、白鲜皮、海桐皮、土槿皮、地肤子，干燥后碎成粗粉；川乌、番木鳖、斑蝥、蜈蚣、大枫子单独碎为粗粉；信石、樟脑、轻粉、硫黄宜碎成细粉，过 80 ~ 100 目筛将诸药装大缸内，加入白酒，密封浸渍，每日搅拌 1 次，7 日后改为每周 1 次，1 个月后可滤酒，贮瓶备用。

【功能主治】杀虫止痒。用于顽癣、神经性皮炎、体癣等。

【用法用量】外用：用棉签蘸药酒涂擦患处，每日涂擦 1 ~ 2 次，以愈为度。

【处方来源】李仕桂经验方

去癣酊

【处方】
海金砂 15g　土槿皮 10g　番木鳖（去皮）5 粒　大蜈蚣 5 条　斑蝥 5 只　全蝎 5 只　75% 医用乙醇 300ml

【制法】将前 6 味共研粗末，置容器中，加入 75% 乙醇，密封，浸泡 7 日，过

滤去渣，即成。

【功能主治】解毒祛湿，祛风止痒。用于各种癣症。

【用法用量】外用：取药配涂搽患处，每日涂搽 1 ~ 3 次。

【处方来源】《百病中医熏洗熨擦疗法》

百部酒Ⅳ

【处方】
白及 15g　百部 15g　木槿皮 15g　槟榔 15g　川椒 15g　大枫子 15g　斑蝥 6g（或不用）　白酒 400ml

【制法】将前 7 味捣碎，置容器中，加入白酒，密封，浸泡 7 ~ 15 日后，过滤去渣，取汁备用。

【功能主治】祛风解毒，杀虫止痒。用于干、湿癣，牛皮癣、脚癣等。

【用法用量】外用：取此酒涂搽患处，每日早、晚各 1 次。

【处方来源】《陕西中医验方选编》（外、五官科分册）

克癣液

【处方】
苦参 50g　硫黄 50g　白矾 50g　大枫子 25g　五倍子 25g　皂角 25g　土茯苓 25g　百部 25g　白鲜皮 25g　地肤子 25g　蛇床子 25g　木鳖子 25g　蝉蜕 25g　相思子 25g　雄黄 25g　冰片 10g　樟脑 10g　苯佐卡因粉 10g　蜈蚣 10 条　醋酸 150ml　白酒 2L

【制法】将前 19 味捣碎，入布袋，置容器中，加入白酒和醋酸，密封，浸泡 24 小时后即可取用。

【功能主治】祛风清热，燥湿止痒。用于体癣、手足癣、头癣。

【用法用量】外用：用棉签蘸药酒涂搽患处，手足癣则浸泡患处 30 分钟，每

晚用药 1 次。14 次为 1 疗程。

【处方来源】《中国当代中医名人志》

参白癣药水

【处方】

苦参 150g　白鲜皮 150g　蛇床子 150g　地肤子 150g　茵陈 100g　百部 100g　黄柏 100g　硫黄 100g　75% 乙醇适量。

【制法】将前 7 味捣碎；以 75% 乙醇为溶剂，按渗漉法制成配剂。最后加硫黄，溶化，混匀，添加 75% 乙醇，制成 3000ml 即可。贮瓶备用。

【功能主治】祛风止痒。用于癣症。

【用法用量】外用：用时振摇均匀；以棉签蘸药配涂擦患处，每日涂 1～2 次，以愈为度。

【处方来源】《中药制剂汇编》

斑黄酊

【处方】

川槿皮 9g　苦参 9g　生大白 9g　斑蝥 7 个　生大黄 6g　红花 6g　轻粉 3g　樟脑块 3g　75% 乙醇 200～250ml

【制法】将前 6 味共研细末，与轻粉、樟脑一同置容器中，加入 75% 乙醇（以浸出药面 2～3cm 为度），密封，浸泡 7～10 日后，滤出药渣。药渣再用 75% 乙醇依法浸泡 1 周。滤出药液，与前浸液合并，贮瓶备用。

【功能主治】清热燥湿，解毒活血，杀虫止痒。用于体癣、顽癣。

【用法用量】外用：取此药酒涂搽患处，每日涂 1～2 次。

【处方来源】《河南中医》

愈癣药酒

【处方】

苦参 30g　土槿皮 30g　花椒 30g　樟皮（樟树皮）30g　白及 30g　生姜 30g　百部 30g　槟榔 30g　木通 30g　白酒 750ml

【制法】将前 9 味捣碎、入布袋，置容器中，加入白酒，密封浸泡 1 周后，过滤去渣，即成。

【功能主治】祛湿，杀虫，止痒。用于癣疮、皮肤颇厚、浸淫作痒。

【用法用量】外用：用毛笔蘸药酒涂搽患处，每日涂搽 2 次，至愈为度。

【处方来源】《中国医学大辞典》

槿皮克癣液

【处方】

土槿皮 250g　蛇床子 125g　花椒 125g　大枫子 125g　百部 125g　凤仙草 125g　透骨草 125g　防风 50g　吴茱萸 50g　当归 110g　侧柏叶 110g　蝉蜕 30g　斑蝥 3g　75% 乙醇 3L

【制法】将前 13 味研极细末，用 75% 乙醇与冰醋酸，依 3:1 比例的混合液作溶剂，浸渍 48 小时，按渗漉法，缓慢渗漉，收集渗漉液 200ml，静置，取上清液加入香精适量，搅匀即成。

【功能主治】活血祛风，解毒祛湿，杀虫止痒。用于体癣、股癣。

【用法用量】外用：先将患处洗净，拭干，再取此液，涂搽患处，每日涂搽 3～4 次。

【处方来源】《百病中医熏洗熨擦疗法》

癣药水

【处方】

乌桕叶 110g　臭花 110g　小飞扬 110g　老虎俐 110g　白花丹 220g　大飞扬 330g　75% 医用乙醇 2L

【制法】取生药洗净，切碎一定大小，用 75% 医用乙醇作溶剂浸泡 7 日即可。

【功能主治】清热解毒，杀虫止痒。用于脚癣。

【用法用量】外用：用棉签蘸药水涂搽患处，每日1~2次。

【处方来源】《中药制剂汇编》

🌿 癣酒 I

【处方】

土槿皮15g　生南星15g　槟榔15g　樟脑7g　生木鳖7g　斑蝥15个　蟾酥4g　白酒250ml

【制法】将上药与白酒共置入容器中，密封浸泡7日，过滤后即得，装瓶备用。

【功能主治】杀虫止痒。用于一切癣症。

【用法】外用：取此酒涂搽患处，日搽数次。

【注意事项】本药酒有毒，严禁内服。勿接触眼睛及嘴。

【处方来源】清·《外科全生集》

十九、烧烫伤用药酒

🌿 复方儿茶酊

【处方】

儿茶100g　黄芩100g　黄柏100g　冰片50g　80%乙醇1L

【制法】将前3味研细，与冰片一起置容器中，加入80%乙醇，密封，浸泡3日后，过滤去渣，取汁，贮瓶备用。

【功能主治】清热解毒，收敛止痛。用于烧伤。

【用法用量】外用：先用0.1%新洁尔灭液清洗创面，并去除水泡，污皮及污物，继用消毒生理盐水冲洗干净，然后以消毒纱布拭干创面水分，铺垫消毒液被单。此时创面外涂以1%达克罗宁液（总量不超

过1g）以减疼痛，2~3分钟后，喷洒或外涂此药酒（液），以制痂。早期，每隔2~4小时喷涂药液1次，并用灯泡或电吹风将创面烤之，以促进药痂的形成。待成痂牢固后，每日喷涂药液1~2次。

【处方来源】《百病中医熏洗熨擦疗法》

【附记】为避免创面长期受压，在治疗期间应经常翻身，一般2~3小时1次。对痂下有感染或积液者，需随时清创引流，反复涂药以定痂。

🌿 复方五加皮酊

【处方】

五加皮150g　紫草90g　薄荷脑90g　冰片30g　80%乙醇8L

【制法】将前2味研碎，置容器中，加入80%乙醇，密封，浸泡24~48小时后，过滤去渣。滤液中加入冰片，薄荷脑，溶解后滤过，搅匀，即可。

【功能主治】活血抗感染。用于Ⅰ、Ⅱ度烫伤或烧伤。

【用法用量】外用：先清洁创面，再取药液喷于创面上每次可喷数1~10余下。日4~5次。

【处方来源】《中药制剂汇编》

🌿 烧伤酊

【处方】

①酸枣树皮粗末300g　80%乙醇1L ②榆树皮粉500g　黄柏粉200g　80%乙醇1.5L　③酸枣树粉400g　地榆粉300g　防风粉300g　甘草粉100g

【制法】方1制法：将上药置容器中，加入80%乙醇1L，搅拌后密封，浸泡48小时后，过滤，滤液密封保存；药渣再加入80%乙醇500ml，密封，浸泡24小时，过滤，尽量压榨药渣之中药液，合并两次滤液，使成1L，分装即可。方2制法：

下篇

各类药酒

将药粉置容器中，加入 80% 乙醇适量，搅拌后密封，浸泡 48 小时，过滤，滤液密闭保存；药渣再加入 80% 乙醇，密封，浸泡 24 小时过滤，尽量压出药渣之中药液，合并两次滤液，使成 1L，分装即可。方制法：共研极细末，过 110 目筛，混匀，分装成小瓶，高压灭菌即可。

【功能主治】收敛消炎，止痛。用于：①烧烫伤；②烧伤感染疮面；③烧伤。

【用法用量】外用：创面先以 1% 呋喃西林湿敷，待疮面晾干后再上药。凡烧伤，先撒布药粉，然后无感染的疮面喷①药液，有感染的疮面喷②药液。每日喷 2~3 次。

【处方来源】《北京市中草药制剂选编》

二十、神经性皮炎用药酒

🌿 土苯酊

【处方】

土槿皮 200g　升汞 2g　苯甲酸 120g　甘油 200ml　水杨酸 60ml　95% 乙醇 1L

【制法】将土槿皮碎为粗粉，置容器中，加入 95% 乙醇 800ml，浸渍 3 日，滤取浸出液，残渣用力压榨，使残液尽可能压出，合并滤液，静置过夜，滤液备用；再将苯甲酸，水杨酸，升汞分别加入上述土槿皮浸出液中溶解之，加入甘油与上述混合，最后添至 1L 即得。

【功能主治】抑菌消炎，解毒利湿。用于神经性皮炎。

【用法用量】外用：取药配涂擦患处，每日 1~2 次。

【注意事项】本品有毒，切勿口服。

【处方来源】《中药制剂汇编》

🌿 外搽药酒方 I

【处方】

斑蝥 10 个　雄黄 15g　硫黄 15g　白及 15g　轻粉 6g　75% 医用乙醇 200ml

【制法】将前 5 味共研细末或切薄片，置容器中，加入 75% 乙醇，密封，浸泡 7 日后即可取用。

【功能主治】解毒祛风，杀虫止痒。用于神经性皮炎。

【用法用量】外用：每取此药酒涂搽患处，每日 3~4 次。

【处方来源】《王渭川临床经验选》

🌿 神经性皮炎药水

【处方】

羊蹄根 100g　制草乌 100g　生天南星 100g　生半夏 100g　制川乌 100g　蟾酥 80g　闹羊花 80g　荜茇 80g　细辛 50g　土槿皮酊 320ml　50% 乙醇适量

【制法】将前 10 味各研为粗末或切薄片，过 20 目筛，各取净粉和匀。先将土槿皮配加水调整为含醇量为 50%，与上述混合药粉搅匀，湿润，加入 50% 乙醇浸渍 48 小时后，按渗漉法，以每分钟 3ml 速度进行渗漉，收集渗漉液 3200ml，过滤即得。

【功能主治】祛风，止痒，杀菌。用于神经性皮炎、顽癣、厚皮癣、牛皮癣及各种癣疮。

【用法用量】外用：取此药水涂搽患处，每日 2~3 次。

【处方来源】《中药制剂汇编》

【附记】①本方专供外用，切勿入口，尽量避免涂在皮肤破损处。②阴部及肛门周围不宜涂用。③土槿皮酊制法：将土槿皮研成细粉，用 85% 乙醇进行渗漉（每分钟 3ml，每 100g），土槿皮制成 320ml，即得。

复方蛇床子酒

【处方】

蛇床子 250g　苦参 250g　明矾 125g　防风 125g　白鲜皮 125g　白酒 4L

【制法】将前 5 味捣为粗末或切薄片，置容器中，加入白酒，密封，每日搅拌 1 次，7 日后改为每周 1 次，浸泡 30 日后，取上清液，再将残渣压榨，压出液过滤与上清液合并，静置澄清，过滤。即得（本品为棕红色液体）。

【功能主治】祛湿止痒。用于神经性皮炎、皮肤瘙痒、慢性湿疹、扁平疣、汗疱疹等。

【用法用量】外用：取此酒涂搽患处，每日 2～3 次。

【处方来源】《中药制剂汇编》

复方斑蝥酊

【处方】

斑蝥 6g　冰片 6g　花椒 12g　徐长卿 15g　大蒜头（去皮）2 个　45% 医用乙醇 500ml

【制法】将前 5 味捣碎，置容器中，加入 45% 乙醇，密封，浸泡 7 日后，过滤去渣，即成。

【功能主治】凉血解毒，麻醉止痒。用于神经性皮炎。

【用法用量】外用：每取此药配涂搽患处，每日 2～3 次。

【处方来源】《湖北卫生》

【附记】如出现小水泡则暂停使用，并涂以甲紫溶液或炉甘石洗剂，消失后再继续使用。

斑蝥酊 II

【处方】

斑蝥 8g　肉桂 8g　细辛 8g　白芷 8g　二甲基亚砜 50ml　白酒 500ml

【制法】将前 4 味共研粉末，置容器

中，加入白酒和二甲基亚砜，密封，浸泡 2 日后即可取用。

【功能主治】破血散结，攻毒止痒。用于顽癣、神经性皮炎等。

【用法用量】外用：取此酒涂搽患处，每日 2～3 次。

【处方来源】《药酒汇编》

二十一、湿疹用药酒

苦参百部酒

【处方】

苦参 50g　百部 30g　白鲜皮 30g　雄黄 10g　白酒 500ml

【制法】将前 4 味研为粗末，置容器中，加入白酒，密封，浸泡 7～10 日后即可取用。

【功能主治】清热燥湿，祛风杀虫止痒。用于各类湿疹。

【用法用量】外用：每取此药酒涂搽患处，日涂搽 3 次。

【处方来源】《药酒汇编》

黄柏地肤酒

【处方】

川黄柏 30g　地肤子 50g　蛇床子 20g　白酒 500ml

【制法】将前 3 味研为粗末或切薄片，置容器中，加入白酒，密封，浸泡 7～10 日后即可取用。

【功能主治】清热燥湿，祛风止痒。用于湿疹，兼治阴囊湿疹。

【用法用量】外用：每取药酒涂搽患处，日涂搽 3 次。

【处方来源】《中国药酒配方大全》

蛇床苦参酒

【处方】

蛇床子 62g　苦参 62g　明矾 31g　防

风 31g　白鲜皮 31g　白酒 1L

【制法】将前 5 味研为粗末或切薄片，置容器中，加入白酒，密封，每日搅拌 1 次，7 日后每周搅拌 1 次，浸泡 30 日以上，取上清液，再压榨残渣，静置澄清，混合过滤，贮瓶备用。

【功能主治】祛风，除湿，止痒。用于慢性湿疹，神经性皮炎，皮肤瘙痒，扁平疣，汗疱疹等。

【用法用量】外用：取药酒涂搽患部，日涂搽 2～3 次。

【处方来源】《药酒汇编》

二十二、阴囊湿疹用药酒

土槿皮酒

【处方】

土槿皮 30g　白酒 100ml

【制法】将上药研细末，置容器中，加入白酒，密封，浸泡 3～5 日后即可取用。

【功能主治】祛风，杀虫，止痒。用于阴囊湿疹。

【用法用量】外用：每取药酒涂搽患处，日涂搽 2～3 次。

【处方来源】《民间百病良方》

五子黄柏酒

【处方】

川黄柏 150g　地肤子 30g　蛇床子 30g　苍耳子 30g　五倍子 30g　黄药子 30g　白酒 1.5L

【制法】将前 6 味共研细末，置容器中，加入白酒，密封，每日振摇 1 次，浸泡 7～10 日后即可取用。

【功能主治】清热燥湿，疏通血脉，消肿止痛，祛风止痒。用于阴囊湿疹及各类湿疹。

【用法用量】外用：取药酒涂搽患部，日涂搽 2～3 次。

【处方来源】《中国药酒配方大全》

苦参酒 Ⅳ

【处方】

苦参 30g　豨莶草 30g　地肤子 15g　白鲜皮 15g　明矾 9g　白酒 400～500ml

【制法】将前 5 味研为粗末或切薄片，入布袋，置容器中，密封，浸泡 10 日后，或隔水煎至减半，待冷，即成。

【功能主治】清热燥湿，祛风止痒。用于阴囊，肛门湿疹，瘙痒难忍，女阴瘙痒等症。

【用法用量】外用：每取此药酒涂搽患处，日涂搽 3 次。

【处方来源】《中国药酒配方大全》

二十三、瘾疹（荨麻疹）用药酒

石楠叶酒

【处方】

石楠叶 5g　白酒 30ml

【制法】将上药研细末，入白酒煎一沸，待用。

【功能主治】祛风止痒。用于风瘾疹，经旬不解。

【用法用量】口服：1 次连灌，空腹温服。

【处方来源】宋·《圣济总录》

枳壳秦艽酒 Ⅱ

【处方】

枳壳 90g　秦艽 120g　独活 120g　肉苁蓉 120g　丹参 150g　陆英（即葫荽）150g　松叶 250g　白酒 10L

【制法】将前 7 味捣碎或切薄片，入布袋，置容器中，加入白酒，密封，浸泡 7 日后，过滤去渣。即成。

【功能主治】活血,祛风,止痒。用于风证瘾疹、皮肤生病痛,或皮痒如虫行等。

【用法用量】口服:每次服 10 ~ 15ml,日服 3 次。

【处方来源】明·《普济方》

【附记】宋·《太平圣惠方》枳壳丹参酒,即本方,仅剂量稍有差异(枳壳 18g,秦艽、独活、肉苁蓉各 15g,丹参、陆英各 18g,松叶 50g,白酒 1L)

硫黄酒 II

【处方】
硫黄 6g　白酒 100ml

【制法】硫黄乳钵内研细,放入醇酒再研。

【功能主治】温阳,透疹。用于治恶风,头面肢体瘾疹魁瘰。

【用法用量】口服:空腹饮用 10 ~ 20ml,渣研细,入酒同饮,连续数日。

【处方来源】明·《普济方》

二十四、疣用药酒

洗瘊酒

【处方】
苍耳子 30g　75% 医用乙醇 40 ~ 100ml

【制法】将上药捣碎,置容器中,加入 75% 乙醇,密封,浸泡 7 日后,过滤去渣,即成。

【功能主治】软化瘊子。用于瘊子,以手足背多者尤宜。

【用法用量】外用:外涂搽患处,日涂 2 ~ 3 次。

【处方来源】《浙江中医杂志》

骨碎补酒 I

【处方】
骨碎补 20g　70% 医用乙醇 100ml

【制法】将上药捣碎或切薄片,置容器中,加入 70% 乙醇,密封,浸泡 48 小时后,过滤去渣,即成。

【功能主治】腐蚀软疣。用于扁平疣。

【用法用量】外用:取此酒涂搽疣体表面,每日早、晚各涂 1 次。以愈为度。

【处方来源】《民间百病良方》

消疣液

【处方】
鲜土大黄 500g　土槿皮 360g　地肤子 120g　海桐皮 120g　蛇床子 120g　龙衣 120g　高粱酒 5L

【制法】将前 6 味捣碎或切薄片,置容器中,加入高粱酒,密封,浸泡 1 个月后即可开封启用。

【功能主治】消炎,散结,去疣。用于寻常疣。

【用法用量】外用:取此药液涂搽疣表面 5 分钟,须稍用力擦之,每日涂搽 3 次,连续用药 3 ~ 6 周。

【处方来源】《浙江中医杂志》

蝉肤白花酊

【处方】
蝉蜕 3g　地肤子 6g　白鲜皮 6g　明矾 6g　红花 1g　75% 医用乙醇 50ml

【制法】将前 5 味捣碎或切薄片,置容器中,加入 75% 乙醇,密封,浸泡 3 日后,过滤去渣,即成。

【功能主治】活血祛风,抑菌去疣。用于扁平疣。

【用法用量】外用:取此酒涂搽患处,每日涂搽 5 ~ 6 次,以愈为度。

【处方来源】《新中医》

【附记】治疗期间应注意:①不宜吃刺激性食物。②禁用化妆品;③药后如出现皮疹、肿胀、瘙痒等,提示治疗有效,应坚持治疗痊愈。

二十五、脂溢性皮炎用药酒

皮炎液

【处方】

硫黄 1.5g　轻粉 0.5g　枯矾 0.5g
冰片 0.125g　75% 乙醇 100ml

【制法】将前 4 味共研细末，置容器中，加入 75% 乙醇，密封，浸泡 24 小时后即可取用。

【功能主治】解毒杀虫，除湿止痒。用于脂溢性皮炎、股癣及夏季皮炎等。

【用法用量】外用：用时摇匀，用毛笔蘸液涂搽患处，每日涂搽 2～3 次，至愈为度。

【处方来源】陈鸿宾经验方

【附记】①本品外用，不可入口；②股癣，方中硫黄、轻粉倍量。阴囊部不宜用；③头部脂溢性皮炎继发感染者，可再加入明雄黄 1.5g 同浸，外涂。

苦参酊 II

【处方】

苦参 310g　百部 90g　野菊花 90g
凤眼草 90g　樟脑 125g　75% 乙醇（或白酒）1L

【制法】将前 4 味捣碎或切薄片，置容器中，加入 75% 乙醇，密封浸泡 7 日后，过滤去渣，留液，再加入樟脑（研粉），待溶化后，即可取用。

【功能主治】灭菌止痒。用于脂溢性皮炎、皮肤瘙痒、单纯糠疹、玫瑰糠疹等。

【用法用量】外用：取药配涂搽皮损区处，每日涂搽 1～2 次，以愈为度。

【处方来源】《朱仁康临床经验集》

二十六、痤疮用药酒

苦百酊

【处方】

苦参 30g　百部 30g　75% 医用乙醇 300ml

【制法】将前 2 味捣碎或切薄片，置容器中，加入 75% 乙醇，密封，浸泡 7 日后即可取用。

【功能主治】清热，燥湿，杀虫。用于痤疮。

【用法用量】外用：涂搽患处，日涂 3 次，以愈为度。

【处方来源】《中国当代中医名人志》

第十章
五官科用药酒

一、鼻疾用药酒

滴鼻液

【处方】

黄芩8g 紫花地丁8g 生甘草8g 麻黄素15g 尼泊金1.5g 95%乙醇2L

【制法】将前3味切片，加蒸馏水（每次3L）煮沸1小时后过滤，再加水煮沸半小时，两次滤液合并混合约4L，放置24小时将沉淀物除掉，然后调pH 6～7，用碳酸氢钠煮沸浓缩至1000ml左右，放冷后加95%乙醇再放置24小时后取出澄清液，减压回收乙醇至无醇味为止，然后加蒸馏水至3L，过滤，取得澄清液。加尼泊金及麻黄素，若似有浑浊现象，可用滤纸再滤，即得红棕色的澄明液，分装，每瓶10ml。

【功能主治】通气消肿。用于鼻塞、头闷、涕多不利。

【用法用量】外用：滴鼻。每次滴1～2滴，日滴3次。

【处方来源】《中药制剂汇编》

二、耳疾用药酒

山萸苁蓉酒Ⅱ

【处方】

怀山药25g 肉苁蓉60g 五味子35g 炒杜仲40g 川牛膝30g 菟丝子30g 白茯苓30g 泽泻30g 熟地黄30g 山萸肉30g 巴戟天30g 远志30g 白酒2L

【制法】将前12味捣碎或切成薄片，入布袋，置容器中，加入白酒，密封，浸泡5～7日后，过滤去渣，即成。

【功能主治】滋补肝肾。用于肝肾亏损、头昏耳鸣、怔忡健忘、腰脚软弱、肢体不温等症。

【用法用量】口服：每次空腹服10～20ml，每日早、晚各服1次。

【处方来源】《百病中医药酒疗法》

木瓜菖蒲酒

【处方】

小茴香10g 鲜石菖蒲20g 九月菊20g 鲜木瓜20g 桑寄生20g 白酒1.5L

【制法】将前5味捣碎或切成薄片，

入布袋，置容器中，加入白酒，密封，浸泡 7 日后，过滤去渣，即成。

【功能主治】清心，柔肝补肾，化湿开窍。用于肝肾虚损引起的眩晕、耳鸣、消化不良、行走无力等症。

【用法用量】口服：每次温服 10 ~ 15ml，日服 2 次。

【处方来源】《药酒汇编》

四味秦艽酒 Ⅱ

【处方】

秦艽 60g　白芷 60g　旋覆花 60g　肉桂 25g　白酒 1L

【制法】先将秦艽（去目，并闭口者）微炒出汗，再将前 4 味捣碎，置容器中，加入白酒，密封，浸泡 5 ~ 7 日后，过滤去渣，即成。

【功能主治】补肾温阳，祛风和血。用于肾虚耳鸣、咳逆喘急、头目昏痛。

【用法用量】口服：每次空腹温服 10 ~ 20ml，日服 2 次。

【处方来源】《百病中医药酒疗法》

苍耳愈聋酒

【处方】

苍耳子 30g　防风 30g　黄芪 30g　白茯苓 30g　独活 30g　牛蒡子（炒）30g　大生地 30g　薏苡仁 20g　木通 20g　人参 15g　肉桂 12g　白酒 2L

【制法】将前 11 味捣碎或切成薄片，入布袋，置容器中，加入白酒，密封浸泡 7 日后，过滤去渣，即成。

【功能主治】散风热，益气补肾。用于肾间风热、骨疼、耳聋及肾中实邪。

【用法用量】口服：每次服 10 ~ 30ml，日服 2 次。

【处方来源】宋·《圣济总录》

神仙固体酒

【处方】

牛膝 240g　制何首乌 180g　枸杞子 120g　天门冬 60g　麦门冬 60g　生地黄 60g　熟地黄 60g　当归 60g　人参 60g　肉桂 30g　糯米 20kg　酒曲适量

【制法】将前 10 味制为粗末，糯米蒸熟，待冷入药末、酒曲（研细），拌和均匀，置坛内封固，如常法酿酒。酒熟榨取酒液，即可饮用。

【功能主治】补肝肾，益精血，温经通络。用于肾虚、腰膝酸软、耳鸣、目昏、须发早白、腰部有冷感等症。

【用法用量】口服：每次服 15 ~ 30ml，日服 2 次，或适量饮用。

【处方来源】《东医宝鉴》

枸杞红参酒

【处方】

枸杞 80g　熟地黄 60g　红参 15g　制首乌 50g　茯苓 20g　白酒 1L

【制法】将前 5 味共研为粗末或切成薄片，入布袋，置容器中，加入白酒，密封，隔日振摇 1 次，浸泡 14 日后，即可取用。酒尽添酒，味薄即止。

【功能主治】补肝肾，益精血，补五脏，益寿延年。用于身体虚弱、阳痿、耳鸣、目花等症。

【用法用量】口服：每次服 20ml，日服 2 次。

【处方来源】《临床验方集》

益肾明目酒

【处方】

覆盆子 50g　巴戟天 35g　肉苁蓉 35g　远志 35g　川牛膝 35g　五味子 35　川续断 35g　山萸肉 30g　白酒 1L

【制法】将前8味捣为粗末，入布袋，置容器中，加入白酒，密封，浸泡7日后开封，加入冷开水1000ml，混匀，即可。

【功能主治】补益肝肾，聪耳明目，养心，悦容颜。用于肝肾虚亏、耳聋目暗、腰酸腿困、神疲力衰、面容憔悴等症。

【用法用量】口服：每次空腹温服10～15ml，每日早、晚各服1次。

【处方来源】《百病中医药酒疗法》

🌿 菖蒲桂心酒

【处方】

石菖蒲（米泔浸1日、捣焙）5g　木通5g　桂心15g　磁石15g　防风30g　羌活30g　白酒500ml

【制法】将前6味捣碎或切成薄片，入布袋，置容器中，加入白酒，密封，浸泡7日后，去渣，备用。

【功能主治】开窍祛风，纳气潜阳，安神。用于耳聋、耳鸣。

【用法用量】口服：每次空腹温服10ml，日服2次。

【处方来源】宋·《圣济总录》

🌿 期颐酒

【处方】

当归120g　陈皮120g　金钗石斛120g　牛膝120g　枸杞子120g　黑豆（炒香）250g　仙茅250g　红枣500g　肉苁蓉180g　菟丝子180g　淫羊藿180g　黄酒15L　白酒20L

【制法】将前11味捣为粗末或切成薄片，入布袋，置容器中，加入黄酒和白酒，密封，隔水加热1.5小时后，取出，埋入土中7日，取出即可取用。

【功能主治】补肾阳，益精血，补脾养胃。用于年老肾阳不足、精血亏虚、腰膝无力、小便频数、耳鸣、视物昏花等症。

【用法用量】口服：每次服15～30ml，日服3次，或适量饮用。

【处方来源】清·《同寿录》

【附记】偏于阴虚体质者也可饮用。

🌿 磁石酒方

【处方】

磁石（捣碎，绵裹）15g　木通250g　菖蒲250g　白酒1.5L

【制法】将前3味细挫或切成薄片，入布袋，置容器中，加入白酒，密封，浸泡3～7日后，即可取用。

【功能主治】平肝潜阳，化湿开窍。用于耳鸣、常如风水声。

【用法用量】口服：每次服15～30ml，日服2次。

【处方来源】宋·《圣济总录》

【附记】《本草纲目》方中3味药各等份，袋酒浸，口饮，治肾虚耳聋。

三、口腔疾病用药酒

🌿 半夏酒

【处方】

半夏20枚　白酒1L

【制法】将上药捣碎或切成薄片，加水200ml煎煮，再在水中浸泡片刻，趁热加入白酒，密封，浸泡30日后，过滤去渣，即成。

【功能主治】燥湿，消肿，止痛。用于舌下黏膜炎症（口腔炎）、舌下腺囊肿（舌肿）及重音等症。

【用法用量】外用：取药液趁热含漱，冷时再吐，再含热酒，以瘥为度。本品亦可内服。每次服10～15ml，日服1次。

【处方来源】《药酒汇编》

艾蒿酒

【处方】

艾蒿 1 把（切）　白酒 15ml

【制法】上药，用白酒和水 15ml，同煎至八分，去渣，备用。

【功能主治】通利咽喉。用于鱼骨鲠在咽中。

【用法用量】口服：上剂，分 2 次温服。

【处方来源】《民间百病良方》

四、目疾用药酒

平补酒Ⅱ

【处方】

肉苁蓉 125g　枸杞 65g　巴戟天 65g　滁菊花 65g　糯米 1250g　酒曲适量

【制法】将前 4 味切片加水煎至3000ml，待冷。再取药汁将糯米煮成干饭，倒入缸内，待温，加入酒曲（先研细）拌匀，密封，保温，如常法酿酒。酒熟去糟，即成。

【功能主治】补肝养肾，益精明目，养身益寿。用于肝肾亏损之视物模糊、腰背酸痛、足膝无力、头晕目眩等症。

【用法用量】口服：每次服 15 ~ 30ml，日服 2 次。

【处方来源】《药酒汇编》

地骨皮酒Ⅰ

【处方】

地骨皮 50g　生地黄 50g　甘菊花 50g　糯米 1500g　酒曲适量

【制法】将前 3 味加水煎取浓汁，糯米浸湿，蒸饭，待温，与酒曲（研细）、药汁拌和，置容器中，保温，如常法酿酒。酒熟，去糟，即成。

【功能主治】滋阴益血，补益延年。用于中老年人身体虚弱、目睹多泪、视物不明，或伴有高血压眩晕、夏季身热不适、消泻等。

【用法用量】口服：每次服 10ml，日服 3 次。

【处方来源】《临床验方集》

杞菊归地酒

【处方】

枸杞 20g　甘菊花 20g　当归 9g　熟地黄 9g　白酒 1L

【制法】将前 4 味洗净，晾干，切碎，入布袋，置容器中，加入白酒，密封，浸泡 7 日后，过滤去渣，即成。

【功能主治】滋阴活血，清肝明目。用于阴血不足，肝脉失养所致的头晕目眩、视力减退、身倦力疲、多梦等症。

【用法用量】口服：每次服 10 ~ 15ml，日服 2 次。

【处方来源】《药酒汇编》

还睛神明酒Ⅰ

【处方】

黄连 18g　石决明 10g　草决明 10g　生姜 10g　生石膏 10g　黄硝石 10g　薏苡仁 10g　秦皮 10g　山萸肉 10g　当归 10g　黄芩 10g　沙参 10g　朴硝 10g　炙甘草10g　车前子 10g　淡竹叶 10g　柏子仁10g　防风 10g　制乌头 10g　辛夷 10g　人参 10g　川芎 10g　白芷 10g　瞿麦穗10g　桃仁 10g　细辛 10g　地肤子 10g　白芍 10g　泽泻 10g　肉桂 10g　白芥子10g　冰片 15g　丁香 6g　珍珠（无孔者）3 颗　白酒（醇酒）2.5L

【制法】将前 34 味捣碎或切成薄片，入布袋，置容器中，加入白酒，密封，经常摇动，浸泡 7 ~ 14 日后，过滤去渣，即成。

【功能主治】补肝肾，泻火毒，活血通络，祛风明目。用于眼睛视物昏暗、经年不愈、内外障失明。

【用法用量】口服：每次饭后温服10～20ml，可渐渐增加，勿使醉吐，日服1～2次。

【处方来源】宋·《圣济总录》

五、眼病用药酒

还睛神明酒Ⅱ

【处方】

黄连（去须）200g 石决明120g 草决明120g 生姜120g 石膏120g 黄硝石120g 蕤蕤仁120g 秦皮120g 山茱萸120g 当归120g 黄芩（去黑心）120g 沙参120g 朴硝120g 甘草（炙）120g 芍药120g 泽泻120g 肉桂（去粗皮）120g 菥子120g 车前子120g 淡竹叶120g 柏子仁120g 防风（去叉）120g 制乌头（去皮脐）120g 辛夷120g 人参120g 川芎120g 白芷120g 瞿麦穗120g 桃仁（去皮尖双仁，炒）120g 细辛（去苗叶）120g 地肤子（炙）120g 龙脑12g 丁香9g 珍珠（无孔者）30g 白酒40L

【制法】上34味，切细，绢袋盛，用好酒瓮中浸之。春夏17日，秋冬14日。

【功能主治】养血，祛风，清利湿热。用于治眼昏暗，及内外障失明。

【用法用量】口服：饭后服50ml，勿使醉吐，稍稍增加。

【处方来源】宋·《圣济总录》

六、牙病用药酒

山蜂酒

【处方】

山蜂窝（大者）1枚 麝香少许 白

酒适量

【制法】将山蜂窝烧存性，与麝香同研末，用白酒调至稀糊状，密封7日后即可。

【功能主治】解毒，活血，止痛。用于牙痛。

【用法用量】外用：取酒含漱片刻，即吐，不可咽。

【处方来源】明·《普济方》

牙痛酊

【处方】

公丁香150g 荜茇150g 细辛100g 制川乌100g 制草乌100g 冰片20g 薄荷脑20g 桂皮酊200ml 90%医用乙醇3L

【制法】先将前5味共研粗粉，用60℃温水700ml浸润后，挫至团，放置24小时，使之充分湿润，分次装入渗滤器，并均匀压平，向渗滤器内加入90%乙醇适量，放置30日，收集渗滤液1.8L，再将冰片、薄荷脑溶于渗滤液中，最多加入200ml桂皮酊，至全量为2L，贮瓶备用，勿泄气。

【功能主治】表浅性麻痹止痛。用于各种牙痛及手术拔牙止痛之用。

【用法用量】外用：用棉签蘸药液，置于牙痛处，或用牙齿轻轻咬紧药签，待约10分钟，取出药签，牙痛即止，或用药液涂搽痛处亦可。

【处方来源】《新中医》

止痛药酒

【处方】

制川乌10g 制草乌10g 荜茇10g 白芷10g 细辛5g 冰片3g 白酒250ml

【制法】将前5味捣碎或切成薄片，置容器中，加入白酒，密封，浸泡10～14日后，去渣取汁，加冰片，溶化，即成。

【功能主治】消肿止痛。用于牙痛。

【用法用量】外用：涂牙根部。未止再涂。

【注意事项】切忌口服。

【处方来源】王家忠经验方

四辛茶味酊

【处方】

生石膏 45g　细辛 3g　川芎 3g　川椒 5g　茶叶 5g　75% 乙醇 300ml

【制法】将前 5 味共研粗末，置容器中，加入 75% 乙醇，密封，浸泡 1 周后，再置锅中隔水煮沸 30 分钟，过滤去渣，取汁待冷，贮瓶备用。

【功能主治】消炎止痛。用于各类型牙痛。

【用法用量】外用：取医用棉球多个，放入药酊中浸过。用时用钳子夹起一个棉球迅速放入牙痛处，令上下牙咬紧，再取 1 个棉球塞入患牙对侧之鼻孔内，双侧牙痛，任塞 1 个鼻孔。痛止后 5～10 分钟去掉药球即可。

【处方来源】《新中医》

连柏栀子酒

【处方】

黄连 12g　黄柏 50g　栀子 30g　酒 500ml

【制法】上药切片，用酒渍一宿，去渣，煮三沸；也可浸泡 7 日后使用。

【功能主治】清热，凉血，止痛。用于治舌上出血如簪孔，齿龈出血，便血。

【用法用量】口服：一次服完。

【处方来源】唐·《外台秘要》

郁李酒

【处方】

郁李根 15g　细辛 15g　川椒 15g　槐

白皮 30g　柳白皮 30g　白酒 900L

【制法】将前 5 味共研细末或切成薄片，备用。每取药末 30g，白酒 250ml，煎至一半，去渣，即成。

【功能主治】消肿止痛。用于牙宣（齿龈肿痛、呼吸风冷、其痛愈甚）。

【用法用量】外用：热漱（取酒含漱）冷吐。

【处方来源】明·《普济方》

独活酒Ⅲ

【处方】

独活 50g　莽草 50g　细辛 50g　制附子 25g　防风 25g　白酒 2L

【制法】将前 5 味共研细末或切成薄片，置容器中，加入白酒，煎至一半，去渣，备用。

【功能主治】祛风散寒，通窍止痛。用于风寒牙痛，遇热则痛减。

【用法用量】外用：趁温含漱冷吐，反复含漱，痛止即停。

【处方来源】明·《普济方》

麻醉酊

【处方】

细辛 3g　荜茇 9g　白芷 6g　75% 乙醇 100ml

【制法】将前 3 味共研成粗末或切成薄片，置容器中，加入 75% 乙醇，充分振摇后，密封，浸泡 24 小时，吸取上清液，备用。

【功能主治】麻醉止痛。用于拔除松动牙齿的表面麻醉。

【用法用量】外用：用棉签蘸药液少许，涂抹于要拔除牙齿的周围，稍等片刻，即拔牙。

【处方来源】《北京市中草药制剂选编》

七、咽喉疾病用药酒

丹砂酒方

【处方】

丹砂（研细）3g 桂心 3g 绛矾 3g
白酒约 50ml

【制法】将前 3 味共研细末，以棉裹，用白酒浸 7 日，即成。

【功能主治】消肿止痛，解郁利咽。用于急喉痹。喉中常觉有异物梗塞、伴胸憋闷、喜出长气。

【用法用量】口服：含饮即瘥。

【处方来源】宋·《圣济总录》

桂枝酒 II

【处方】

桂枝 90g 川芎 90g 独活 90g 牛膝90g 山药 90g 甘草 90g 制附子 60g防风 120g 茯苓 120g 天雄 120g 茵陈120g 杜仲 120g 白术 120g 蒴藋根120g 干姜 150g 大枣 100g 踯躅 100g猪椒叶根皮 100g 白酒 10L

【制法】将前 18 味细切，置容器中，加入白酒，密封，浸泡 7 日后，过滤去渣，即成。

【功能主治】温肝散寒，舒筋通络，祛风开窍。用于肝虚寒、卒然喑哑无声、踞坐不得、面目青黑、四肢缓弱、遗溺便利、历风所损。

【用法用量】口服：初服 40ml，渐加至 50～60ml，日服 2 次，以瘥为度。

【处方来源】唐·《备急千金要方》

蜜膏酒 II

【处方】

蜂蜜 250g 饴糖 250g 生姜汁 125ml生百部汁 125ml 枣肉泥 75g 杏仁泥 75g橘皮末 60g 白酒 2L

【制法】先将杏仁泥、生百部汁加水1000ml，煎成 90ml，去渣，再加入余药（5 味），以文火熬成 1000g 即可。

【功能主治】疏风散寒，止咳，平喘。用于肺气虚寒、风寒所伤、声音嘶哑、咳唾上气。喘嗽及寒邪郁热等症。

【用法用量】口服：每次取蜜膏 2 汤匙，用温酒（10～15ml）调服，日服3 次。

【处方来源】唐·《备急千金要方》

第十一章
妇科用药酒

一、痛经用药酒

🌿 毛鸡药酒Ⅰ

【处方】

干毛鸡 160g　千年健 160g　当归 160g　川芎 160g　白芷 160g　红花 160g　赤芍 15g　桃仁 15g　茯苓 20g　白酒 17L

【制法】将前 9 味切片，干毛鸡用蒸气蒸 15 分钟，待冷，用白酒适量浸泡 25 日后，余 8 味捣碎，再置入容器中，加入白酒，密封，浸泡 45~55 日后，过滤去渣，即成。

【功能主治】温经祛风，活血化瘀。用于产后眩晕，痛经，闭经，四肢酸痛无力等。

【用法用量】口服：每次服 15~30ml，日服 3 次。

【注意事项】凡感冒发热、喉痛、眼赤等患者忌服。

【处方来源】《药酒汇编》

【附记】或用鲜毛鸡 320g 代替干毛鸡，但均需除去毛和内脏。

🌿 丹参红花酒

【处方】

丹参 50g　红花 50g　白酒 500ml

【制法】将丹参切片，与红花一同置容器中，加入白酒，密封，浸泡 7 日后，过滤去渣，即成。

【功能主治】活血通经。用于痛经（经前或经期型）。

【用法用量】口服：于月经来潮前 2 日开始服。每次服 15ml，日服 2 次。

【处方来源】《中国药酒配方大全》

【附记】一方去红花，余同上。

🌿 玄胡酒

【处方】

玄胡 50g（炒香为末）　清酒 1L

【制法】炒香玄胡淬入清酒中，浸泡 7 日后即可，备用。

【功能主治】行气活血止痛。用于妇人气血攻窜疼痛，连于胁膈者，亦可用于痛经。

【用法用量】口服：每次 30~50ml，日服 3 次。

【处方来源】明·《医方考》

【附记】《本草纲目》曰："延胡索能行血中气滞，气中血滞，故专治一身上下诸痛，用之中的，妙不可言。"

🌿 当归元胡酒

【处方】

当归 15g　元胡 15g　制没药 15g　红

花 15g　白酒 1L

【制法】将前 4 味捣碎或切成薄片，入布袋，置容器中，加入白酒，密封，浸泡 7 日后，过滤去渣，即成。

【功能主治】活血行瘀，调经止痛。用于痛经（经前型）。

【用法用量】口服：每次空腹服 10 ~ 15ml，日服 2 次。

【处方来源】金·《儒门事亲》

【附记】一方加制乳香 15g，当归改用 25g，白酒减半量。余同上。用治月经不调，痛经（瘀阻）以及跌打损伤，肢体疼痛，效佳。痛症可加外用（搽患处），但皮破者不宜外用。痛经应从经前 1 周开始服用。

🌿 红归酒

【处方】

红花 10g　益母草 60g　当归 10g　川芎 5g　黑胡椒 7 粒　白酒 500ml

【制法】以上诸药切片，用白酒 500ml 浸泡 48 小时即可服用。

【功能主治】活血祛瘀，通经止痛，主治痛经。

【用法用量】口服：每次服 20ml，每日早晚各服 1 次，连服一个月经周期为一疗程。

【处方来源】《成都中医学院学报》1990，13（4）：37

【附记】作者用此方治疗痛经患者 284 例，其中服药一疗程经来疼痛消失者 221 例，占 74.3%；服药二疗程疼痛基本消失者 66 例，占 23.24%；服药三疗程症状无改善者 7 例，占 2.46%。

二、月经不调用药酒

🌿 八珍酒Ⅱ

【处方】

当归 10g　五加皮 24g　白芍 10g　甘

草 10g　川芎 10g　核桃仁 12g　红枣 12g　糯米酒 1L

【制法】将前 7 味药切片，入布袋，置容器中，加入糯米酒，密封，隔水蒸煮 1 小时，取出待冷，埋入地下 5 日后，取出静置 21 日后，过滤去渣，即成。也可将各药加入酒中浸泡 7 日后服用。

【功能主治】补益气血，活血化瘀。用于月经不调，食少乏力，面黄肌瘦，劳累倦怠，头晕气短，腰膝酸软等症。

【用法用量】口服：每次温服 15ml，日服 3 次。

【处方来源】《药酒汇编》

🌿 大佛酒

【处方】

大砂仁 30g　大佛手 30g　大山楂 30g　黄酒（或米酒）500ml

【制法】将前 3 味捣碎或切成薄片，置容器中，加入黄酒，密封，浸泡 7 日后，过滤去渣，即成。

【功能主治】理气，活血，调经。用于经期延后，量少色暗有块，小腹及胸胁、乳房胀闷不舒，时有叹息，精神忧虑，舌苔正常，脉弦涩。

【用法用量】口服：每次服 15 ~ 30ml，日服 2 次。

【处方来源】《百病饮食自疗》

【附记】不善饮酒者，可以醋代酒浸泡，服时加冰糖适量减酸。

🌿 丹参酒Ⅱ

【处方】

丹参 30g　延胡索 30g　牛膝 15g　红花 15g　郁金 15g　白酒 300ml

【制法】将前 5 味捣为粗末或切成薄片，置容器中，加入白酒，密封，浸泡 15 日后，过滤去渣，即成。

【功能主治】活血散瘀，行气止痛，益肾去痹，解郁止痛。用于血瘀气阻，经水不畅，5 日以上月经仍不干净者尤宜。

【用法用量】口服：行经前 2 日即开始服用。每次服 15ml，日服 3 次。至月经干净时停饮。连用 4 个月经周期为 1 个疗程。

【处方来源】《药酒汇编》

月季花酒

【处方】

月季花 12 朵　黄酒 50ml

【制法】将月季花烧灰存性、备用。

【功能主治】活血调经，消肿解毒。用于经来量少，紫黑有块，小腹胀痛，拒按，血瘀排出后疼痛减轻，舌边可见紫暗瘀点，脉沉涩。

【用法用量】口服：上剂 1 次用黄酒送服。

【处方来源】中医研究院《常见病验方研究参考资料》

芍药黄芪酒

【处方】

白芍药 100g　黄芪 100g　生地黄 100g　炒艾叶 30g　白酒 1L

【制法】将前 4 味捣为粗末或切薄片，入布袋，置容器中，加入白酒，密封，浸泡 3～7 日后，过滤去渣，即成。

【功能主治】益气温经，滋阴凉血。用于妇女月经过多，兼赤白带下。

【用法用量】口服：每于食前温饮 20ml，日服 3 次。

【处方来源】《百病中医药酒疗法》

红花山楂酒

【处方】

红花 15g　山楂 30g　白酒 250ml

【制法】将前 2 味切碎，置容器中，加入白酒，密封，浸泡 7 日后，过滤去渣，即成。

【功能主治】活血散瘀，消胀止痛。用于经来量少，紫黑有块，小腹胀痛，拒按，血块排出后疼痛减轻，舌边可见紫暗瘀点，脉沉涩。

【用法用量】口服：每次服 15～30ml，日服 2 次。或视酒量大小，适量服用，以不醉为度。

【处方来源】《百病饮食自疗》

鸡血藤酒Ⅲ

【处方】

鸡血藤 60g　当归 30g　丹参 30g　冰糖 60g　白酒 500ml

【制法】将前 3 味切成薄片，置容器中，加入白酒，密封，置文火上煮沸，待冷后，置阴凉处浸泡 5 日后，过滤去渣，加入冰糖，溶化即成。药渣再添酒浸，味薄即止。

【功能主治】补血行血，通经活络。用于月经不调，闭经及肢体麻木，跌打损伤。

【用法用量】口服：每次服 15～30ml，日服 3 次。

【处方来源】《中国药酒配方大全》

调经酒

【处方】

当归 24g　吴茱萸 24g　川芎 24g　炒白芍 18g　白茯苓 18g　陈皮 18g　延胡索 18g　丹皮 18g　香附（醋炒）36g　熟地黄 36g　小茴香 12g　砂仁 12g　白酒 2.5L

【制法】将前 12 味捣碎或切薄片，入布袋，置容器中，加入白酒，密封，隔水蒸煮 2 小时，静置 24 小时后，过滤去渣，即成。或将 12 味切薄片，置容器中，加入白酒，密封浸泡 7 日后，即可服用。

【功能主治】活血调经，开郁行气。

用于月经不调，腹内疼痛或小腹内有结块，伴有胀、满、痛等症。

【用法用量】 口服：每次服 20ml，日服 2 次。

【处方来源】 清·《奇方类编》

桑葚红花酒

【处方】

桑葚 50g　红花 10g　鸡血藤 24g　白酒 250ml　黄酒 400ml

【制法】 将鸡血藤研成粗末后，与其他药材一同置纱布袋内，扎口，先以白酒浸泡，7 日后加黄酒，再密闭浸泡 7 日。取出药袋后，压榨取液与药酒合并，过滤后装瓶备用。

【功能主治】 养血活血，调经通络，祛风除痹。用于妇女月经不调，痛经，闭经；老人血不养筋，风湿痹痛，手足痿弱。

【用法用量】 口服：每次服 20 ~ 25ml，日服 2 次。

【处方来源】《药酒汇编》

三、乳房疾病用药酒

神效瓜蒌酒

【处方】

黄瓜蒌（子多者去皮焙为细末，如急用只研烂）10g　川当归（洗去芦，焙，切细）30g　生甘草 10g　滴乳香（另研）8g　通明没药（另研）12g　白酒 2L

【制法】 上药用白酒，一同放在银石器中，慢火熬取 100ml 清汁。

【功能主治】 治妇女乳痈奶痨，能杜绝病根，如果毒气已成，也能化脓为黄水，毒未成可以消散。

【用法用量】 口服：1ml 清汁分为三服，饭后服。

【处方来源】 清·《种福堂公选良方》

菊英酒

【处方】

菊花 30g　鲜蒲公英 30g　橘核 15g　白酒 100ml

【制法】 将上药捣烂，用白酒少量调成糊状，备用。

【功能主治】 清热解毒、消痈散结。用于急、慢性乳腺炎。

【用法用量】 外用：取此药酒涂在纱布上，敷于患部，每日早晨换药 1 次。

【处方来源】《中国药酒配方大全》

蛇鹿酒

【处方】

蛇蜕 9g　鹿角 9g　露蜂房 9g　黄酒 60 ~ 90ml

【制法】 将前 3 味烘干或焙干，研成细末，备用。

【功能主治】 清热解毒，消肿散结。用于乳房肿胀、疼痛。

【用法用量】 口服：每次取药末 3g，放入小碗内，冲入黄酒（20 ~ 30ml），调匀服下，日服 2 次。

【处方来源】《药酒汇编》

【附记】 有临床报道：加用本方外敷患处，效果尤佳。

漏通酒

【处方】

漏芦 10g　木通 10g　川贝母 10g　甘草 6g　黄酒 250ml

【制法】 上药饮片加黄酒，煎至减半，过滤去渣，备用。

【功能主治】 通络散结。用于乳疬初起。

【用法用量】 口服：2 日 1 剂，每日晚饭后温服一半。

四、崩漏用药酒

丹参酒Ⅲ

【处方】

丹参 100g　生地黄 100g　忍冬藤 100g　生地榆 100g　艾叶 100g　糯米 7500g　酒曲 200g

【制法】将前 5 味捣碎，以水渍 3 日，煎 2 次，共取汁 3L，一半浸糯米，沥干，蒸饭，待冷，入药汁、酒曲（压细）拌匀，如常法酿酒。酒熟即成。

【功能主治】活血，凉血，清热，止血。用于妇女崩中下血及产后余沥。

【用法用量】口服：每次服 40～60ml，日服 2～3 次。

【处方来源】唐·《千金翼方》

川芎生地酒

【处方】

川芎 50g　生地黄汁 300ml　酒 5L

【制法】上药先用酒，煮川芎至500ml，去渣，放入地黄汁，再煮二三沸。

【功能主治】滋阴，养血活血。用于治崩漏昼夜不止。

【用法用量】口服：分为 1～2 次服完。不耐酒者，逐步增加剂量。

【处方来源】明·《普济方》

【附记】本方出自明代《普济方》，较《小品方》川芎酒增加了地黄汁，说明了明代对崩漏多血热病机制有了进一步认识。

川芎酒

【处方】

川芎 400g　酒 5L

【制法】上药切细，用酒煮成 3L。

【功能主治】活血，止崩。用于妇人崩漏，昼夜十数次。

【用法用量】口服：分 3 次服完。

【处方来源】唐·《外台秘要》

【附记】妇女经行之后，淋漓不止，名曰经漏。经血忽然大下不止，名为经崩。究其原因，以阴虚血热、脾肾气虚、气滞血瘀三者较常见。川芎辛温，行气活血，通常认为适用于由气滞血瘀引起的崩漏。

五、闭经用药酒

二子桃仁酒

【处方】

大麻子 300g　奄闾子 200g　桃仁 100g　桂心 120g　土瓜根 180　射干 180g　牛膝 240g　白酒 4.5L

【制法】将前 7 味捣碎或切薄片，入布袋，置容器中，加入白酒，密封，浸泡 5～7 日后，过滤去渣，即成。

【功能主治】温经散寒，活血化瘀。用于月经不调，百疗不瘥，脏腑日冷，恶血凝结。

【用法用量】口服：每次服 10～15ml，日服 2 次，或下干漆丸良。

【处方来源】明·《普济方》

二藤酒

【处方】

大血藤 12g　小血藤 9g　水伤药 15g　月季花根 6g　白酒 600ml

【制法】将前 4 味洗净，切碎，入布袋，置容器中，加入白酒，密封，浸泡 7～10 日后，过滤去渣，即成。

【功能主治】行气破血，消肿解毒。用于闭经。

【用法用量】口服：每次服 10～15ml，日服 2 次。

【注意事项】血枯经闭忌服。

【处方来源】《药酒汇编》

阴道闭锁等用此酒难以奏效。

牛膝红花酒

【处方】

川牛膝50g　红花20g　米酒1L

【制法】将前2味切碎，置容器中，加入米酒，密封，浸泡7日后，过滤去渣，即成。

【功能主治】活血化瘀。用于血瘀之闭经，痛经，胞衣不下，兼治腰膝关节疼痛等症。

【用法用量】口服：每次服15～30ml，日服2次。

【处方来源】《药酒汇编》

【附记】一方去红花，余同上。

牛膝参归酒

【处方】

牛膝60g　党参60g　当归30g　香附30g　红花18g　肉桂18g　白酒1L

【制法】将前6味切碎，置容器中，加入白酒，密封，浸泡7日后，过滤去渣，即成。

【功能主治】疏肝理气，温经活血。用于闭经，小腹胀痛或冷痛，面色晦暗，腰膝酸痛等。

【用法用量】口服：每日早、晚各服1次，每次早上服5～10ml，晚上服10～20ml，服至月经来潮为止。如果体壮善饮，每次增服20～30ml，有利于缩短疗程。

【注意事项】凡孕妇及心脏病、支气管哮喘、白带过多患者不宜服用。

【处方来源】　《四川中草药通讯》1977，（1）：46

【附记】本方党参、肉桂，益阳健脾；香附、红花、当归理气活血，牛膝引药下行。所以本方适用于阳虚气弱造成的血凝经闭。一方党参用量减半。先天性生殖器官器质性疾病，如无子宫、无卵巢、

妇女调经酒

【处方】

月季花30g　当归20g　丹参20g　米酒1.5L

【制法】将前3味切碎，置容器中，加入米酒，密封，浸泡10日后，过滤去渣，即成。

【功能主治】理气活血，调经止痛。用于月经稀少或经闭，经来小腹痛，心烦易怒，大便干燥等症。

【用法用量】口服：每次服30ml，日服2次。

【处方来源】《药酒汇编》

参茸补血露Ⅰ

【处方】

丹参30g　川芎12g　制何首乌12g　甘草12g　茯神12g　枸杞9g　白豆蔻9g　五味子9g　鹿茸6g　白术（焦）15g　莲肉15g　远志15g　当归15g　生地黄15g　石菖蒲15g　白糖250g　白酒2.5L

【制法】将前15味捣碎或切薄片，入布袋，置容器中，加入白酒和白糖，密封，隔水蒸煮3小时。离火待冷，埋土中3日出火毒，浸泡5日后，过滤去渣，即成。

【功能主治】补血益精，活血通络。用于肾阳虚，精血不足，瘀血停滞所致的经闭，崩漏，月经不调，赤白带下，腰腿酸痛，干血痨症等；阳虚精血不足的不孕、不育症。

【用法用量】口服：每次服15～30ml，日服3次。

【处方来源】《全国中成药处方集》

益母当归酒

【处方】

益母草 200g　当归 100g　白酒 1L

【制法】将前 2 味切碎，置容器中，加入白酒，密封，浸泡 7 日后，过滤去渣，即成。

【功能主治】养血调经。用于血虚闭经。

【用法用量】口服：每次服 20ml，日服 1～2 次。

【处方来源】《药酒汇编》

六、产后崩漏用药酒

地黄煮酒 I

【处方】

生地黄 6g　益母草 10g　黄酒 200ml

【制法】黄酒倒入瓷杯中，再加后 2 药，把瓷杯放在有水的蒸锅中加热蒸炖 20 分钟。

【功能主治】养血，化瘀，止血。用于产后崩漏，出血不止，心神烦乱。

【用法用量】口服：每次温饮 50ml，每日 2 次。

【处方来源】宋·《太平圣惠方》；《药膳食谱集锦》

七、产后便秘用药酒

加味四物酒 I

【处方】

当归 9g　白芍 9g　肉苁蓉 9g　松仁 9g　熟地黄 15g　黑芝麻 15g　川芎 3g　黄酒 150ml

【制法】将前 7 味捣碎或切薄片，置砂锅内，加入黄酒和水 300ml，煎至 150ml，去渣，备用。

【功能主治】滋阴补血，润肠通便。

用于产后便秘。

【用法用量】口服：每次服 50ml，日服 3 次。

【处方来源】临床经验方

胡桃酒 II

【处方】

鲜胡桃（带青壳）5 枚　黄酒 1L　红糖 500g

【制法】将上药捣碎，置容器中，加入黄酒，密封，浸泡 30 日后，去渣，再加入红糖煮沸，过滤去渣，候温凉，即成。

【功能主治】补益肝肾，润肠通便。用于产后虚喘，便干及妇人崩中，带下。

【用法用量】口服：每次服 10ml，日服 2 次。

【处方来源】《食物疗法》

八、产后恶露不绝用药酒

山楂酒 IV

【处方】

山楂 250g　桂圆肉 250g　红糖 30g　红枣 30g　米酒 1L

【制法】将前 2 味捣碎，与红糖、红枣一同置容器中，加入米酒，密封，浸泡 10～15 日后，过滤去渣，即成。

【功能主治】健脾消食，活血散瘀。用于肉食积滞，脘腹痞胀产后恶露不尽，小腹疼痛等症。

【用法用量】口服：每次温服 10～15ml，日服 2 次。

【处方来源】《药酒汇编》

丹参元胡酒

【处方】

丹参 30g　益母草 30g　元胡 60g　白酒 400ml

【制法】将前 3 味捣碎或切薄片，置

容器中，加入白酒，密封，浸泡 7 日后，过滤去渣，即成。

【功能主治】活血散瘀，理气止痛。用于产后恶露不尽，腹痛。

【用法用量】口服：每次温服 10 ~ 15ml，日服 2 ~ 3 次。

【处方来源】临床经验方

🏺 地黄酒Ⅶ

【处方】

生地黄汁 1000ml　生姜汁 10ml　清酒 2L

【制法】上药先煎地黄汁三五沸，次入生姜汁，并酒再煎一二沸。

【功能主治】逐瘀调中。用于产后恶露不净。

【用法用量】口服：每次温服 30 ~ 50ml，每日 3 次。

【处方来源】明·《普济方》

九、产后腹痛用药酒

🌿 当归芍药酒

【处方】

当归 90g　白芍药 120g　白茯苓 30g　泽兰 30g　川芎 60g　炙甘草 60g　白酒 1L

【制法】将前 6 味捣碎或切成薄片，入布袋，置容器中，加入白酒，隔水煮 45 分钟，去渣，备用。

【功能主治】活血止痛。用于产后腹痛及孕妇腹中绞痛，心下急痛等。

【用法用量】口服：每次空腹服 30ml，日服 2 次。

【处方来源】《药酒汇编》

🌿 当归茱地酒

【处方】

当归 40g　肉桂 40g　川续断 40g　干

姜 40g　川芎 40g　黄芪 40g　麦冬 40g　吴茱萸 100g　干地黄 100g　芍药 60g　白芷 30g　甘草 30g　红枣 20g　白酒 2L

【制法】将前 13 味捣碎或切成薄片，入布袋，置容器中，密封，浸泡 24 小时后加水 1L，煎取 1.5L，过滤去渣，即成。

【功能主治】补虚损，止腹痛。用于产后虚损，小腹疼痛。

【用法用量】口服：每次食前温服 15 ~ 20ml，日服 3 次。

【处方来源】《药酒汇编》

十、产后缺乳用药酒

🌿 瓜蒌催乳酒

【处方】

全瓜蒌（黄大者）1 枚　白酒 500ml

【制法】将上药捣烂，入白酒，煎至减半，去渣，候温，备用。

【功能主治】催乳。用于产后乳汁不下，或过少。

【用法用量】口服：不拘时，随量温服。

【处方来源】宋·《圣济总录》

🌿 涌泉酒

【处方】

甘草 10g　王不留行 10g　天花粉 9g　当归 7g　穿山甲（炙黄）5g　黄酒 180ml

【制法】上药共研细末，备用。或将上药切片，与黄酒一起煎煮 50min 备用。

【功能主治】活血通经。用于产后乳汁不通。

【用法用量】口服：每次取药末 7g，以黄酒 30ml，煎至 15ml，候温服之。日服 2 次。

【处方来源】《药酒汇编》

【附记】本方王不留行能走血分，属阳明，冲任之药，穿山甲软坚散结，俗有"穿山甲、王不留、妇人服了乳长流。"所以本方宜用于气血郁滞造成的乳汁不下。

通草酒 II

【处方】

通草 30g　石钟乳 60g　米酒 400ml

【制法】将前 2 味捣碎或切段，入布袋，置容器中，加入米酒，密封，置近火处煨 3 日后，过滤去渣，即成。

【功能主治】通乳。用于产后乳汁不下等。

【用法用量】口服：每次服 30ml，夏冷服，冬温服，日服 2 次。

【处方来源】明·《普济方》

催乳酒

【处方】

猪蹄（熟炙切细）2 个　通草 30g　米酒 3L

【制法】上药用米酒浸渍 2 日即可。或用米酒 3L 与猪蹄、通草等同煮至熟即可。

【功能主治】催乳。用于乳汁全无。

【用法用量】口服：每日 1 剂，慢慢饮用。不愈再饮

【处方来源】《药酒汇编》

【附记】本方猪蹄甘咸，补血通乳；通草甘淡，下乳，所以本方是一张治疗以虚证为主的下乳方。

十一、产后食欲不振用药酒

白术生姜酒

【处方】

白术 250g　生姜 300g　白酒 500ml

【制法】上药切片，以水酒各半，缓火煎取 500ml。

【功能主治】温中健脾。用于产后食欲不振。

【用法用量】口服：每次 50 ～ 100ml，

每日 2 次。

【处方来源】唐·《外台秘要》

十二、产后胁痛用药酒

芎归泻肝酒

【处方】

当归尾 6g　川芎 6g　青皮 6g　枳壳 6g　制香附 6g　红花 6g　桃仁 6g　酒 80ml

【制法】将前 7 味共研细末或切成薄片，置砂锅中，加入黄酒 80ml，煎至 40ml，去渣，备用。

【功能主治】理气舒肝，祛瘀止痛。用于产后胁痛，胀满，拒按者。

【用法用量】口服：1 次趁温顿服。未愈再服。

【处方来源】明·《万氏妇人科》

柴术酒

【处方】

柴胡 3g　制香附 12g　木香 6g　青皮 6g　党参 6g　丹皮 10g　白术 15g　茯苓 9g　黄酒 150ml

【制法】将前 8 味捣碎或切成薄片，置砂锅中，加入黄酒和水 200ml，煎至 150ml，去渣，备用。

【功能主治】疏肝解郁，健脾利湿。用于产后胁痛（肝郁脾虚型）。

【用法用量】口服：每日 1 剂，分 3 次温服。

【处方来源】临床经验方

十三、产后虚损用药酒

大补中当归汤

【处方】

当归 150g　续断 150g　桂心 150g

川芎 150g　干姜 150g　麦门冬 150g　芍药 200g　吴茱萸 200g　干地黄 300g　甘草 100g　白芷 100g　大枣 100g　白酒 10L

【制法】以上 12 味切碎，用酒渍药一宿，明旦以水 10L，合煮，取 5L 去渣。

【功能主治】养血活血，温中止痛。用于治产后虚损，腹中拘急，或溺血少腹苦痛。或从高空坠下体内受损，及金疮血多内伤。

【用法用量】口服：每次 50ml，每日 5 次。日 3 夜 2。

【处方来源】唐·《千金要方》

五加皮酒方 II

【处方】
五加皮 200g　枸杞 200g　干地黄 60g　丹参 60g　杜仲 500g　干姜 90g　天门冬 120g　蛇床子 100g　乳香（去油）250g　白酒 10L

【制法】将前 9 味捣碎或切成薄片，入布袋，置容器中，加入白酒，密封，浸泡 5～7 日，过滤去渣，即成。

【功能主治】益肾壮腰，祛风除湿，舒筋活络，温经散寒。用于产后癖瘦，玉门冷。

【用法用量】口服：每次服 50ml，渐加至 100ml，日服 2 次。不善饮酒者可兑冷开水冲服。

【处方来源】唐·《备急千金要方》

五加皮浸酒方

【处方】
五加皮 90g　干姜 90g　丹参 90g　蛇床子 90g　熟地黄 90g　制杜仲 90g　钟乳粉 120g　天门冬 30g　地骨皮 60g　白酒 7L

【制法】将前 9 味捣碎或切成薄片，入布袋，置容器中，加入白酒，密封，浸泡 5～7 日后，过滤去渣，即成。

【功能主治】滋阴凉血，祛风胜湿，温经散寒。用于妇人癖瘦，阴冷。

【用法用量】口服：每次空腹温服 30ml，日服 2 次。

【处方来源】宋·《妇人大全良方》

杜仲酒 III

【处方】
杜仲（炙微黄）60g　桂心 30g　丹参 30g　当归 30g　奄闾子 30g　川芎 30g　牛膝 30g　桑寄生 30g　制附子 30g　熟地黄 30g　川椒 15g　白酒 3L

【制法】将前 11 味捣碎或切成薄片，入布袋，置容器中，加入白酒，密封，浸泡 7 日后，过滤去渣，即成。

【功能主治】益肾壮腰，活血通络。用于产后脏虚，腰部疼痛，肢节不利。

【用法用量】口服：每次空腹温服 10ml，日服 2～3 次。

【处方来源】明·《普济方》

忍冬酒 II

【处方】
忍冬藤 30g　木槵子 60g　甘草 30g　白酒 250ml

【制法】先将忍冬藤（生取一把）以叶入砂盆中研烂，入酒少许，调和得所，涂布肚脐四周，中心留一口。又取木槵子捣碎（不犯铁器），生甘草切碎，共入砂锅内，加水 500ml，以文武火煎至减半，再入白酒，煎十数沸，过滤去渣，即成。

【功能主治】清热解热，益气通络。用于病后及产后体虚，气短乏力，老年人用之皆宜。

【用法用量】口服：每日 1 剂（病势重 2 剂），连夜分 3～6 次进尽。

【处方来源】清·《医部全录》

十四、产后血崩用药酒

🌿 当归地黄酒

【处方】

生地黄 50g　当归尾 50g　黄酒 500ml

【制法】将前 2 味捣碎或切成薄片，置容器中，加入黄酒同煎数百沸，去渣，备用。

【功能主治】凉血，活血，止血。用于产后血崩，腹痛。

【用法用量】口服：每次温服 20ml，日服 3 次。

【处方来源】《百病中医药酒疗法》

🌿 地黄煮酒 Ⅱ

【处方】

生地黄 6g　益母草 10g　黄酒 200ml

【制法】将前 2 味捣碎或切成薄片，置容器中，加入黄酒，密封，隔水蒸煮 20 分钟后，即可取用。

【功能主治】滋阴养血，调经化瘀。用于瘀血，产后出血。

【用法用量】口服：每次服 50ml，日服 2 次。

【处方来源】宋·《太平圣惠方》

🌿 地榆菖蒲酒

【处方】

地榆 50g　菖蒲 20g　当归 40g　黄酒 500ml

【制法】将前 3 味切片，置容器中，加入黄酒同煎数百沸，去渣，备用。

【功能主治】凉血，活血，止血。用于产后血崩。

【用法用量】口服：每次食前温服 50ml，日服 3 次。

【处方来源】《百病中医药酒疗法》

十五、产后血晕用药酒

🌿 毛鸡药酒 Ⅱ

【处方】

干毛鸡（或鲜毛鸡 320g，均除去毛、内脏）160g　当归 160g　红花 160g　赤芍 15g　桃仁 15g　白芷 160g　茯苓 20g　川芎 160g　千年健 160g　白酒 17L

【制法】以上 9 味药，干毛鸡（鲜毛鸡不蒸）用蒸汽蒸 15 分钟，放凉，用白酒适量浸泡 25 日后，与当归等 8 味置容器内，加白酒（前后两次共 17L）密闭泡 45 至 55 日，滤过即得。

【功能主治】活血通经，祛风除湿。用于妇女产后血晕，或肢体疼痛，及痛经、闭经等症。

【用法用量】口服：每次 15 ~ 30ml，每日 3 次。

【注意事项】感冒发热，喉痛、目赤者禁用。

【处方来源】《治疗与保健药酒》

【附记】产后血晕是产科的危重症之一，应高度重视，积极救治，毛鸡酒适用于瘀血上攻的轻证。

🌿 红花酒 Ⅱ

【处方】

红花 9g　蒲黄 9g　当归 9g　丹皮 9g　干荷叶 9g　川芎 6g　大黄 3g　黄酒 500ml

【制法】将前 7 味捣碎或切成薄片，用黄酒煎至减半，去渣，备用。

【功能主治】破血逐瘀。用于产后血晕。

【用法用量】口服：每次温服 50ml，日服 2 次。

【处方来源】临床经验方

逐血调中酒

【处方】

生地黄 100g　生姜汁 10ml　白酒 200ml

【制法】先将生地取汁煎三五沸，次入生姜汁并白酒煎一二沸，备用。

【功能主治】清热凉血，逐瘀调中。用于产后血晕，及辟风除血，服紫汤后，便宜服。

【用法用量】口服：每次先服紫汤（黑豆 30g，炒令烟绝，以清水 300ml 煎沸，取汁热服之），再服药酒 10ml，日服 3 次。

【处方来源】明·《普济方》

十六、产后血滞用药酒

归羽酒

【处方】

当归 40g　鬼箭羽 30g　白酒 600ml

【制法】将前 2 味捣碎或切成薄片，置容器中，加入白酒，以文火煮数百沸，候冷，密封，浸泡 3 日后，过滤去渣，即成。

【功能主治】补血和血，祛瘀止痛。用于产后血运欲绝，败血不散，脐腹疼痛等症。

【用法用量】口服：每次空腹温服 15～20ml，每日早、晚各服 1 次。

【处方来源】宋·《圣济总录》

驱风药酒

【处方】

当归 40g　川芎 40g　川续断 40g　防风 40g　陈皮 38g　独活 30g　羌活 30g　虎杖 100g　葡萄干 20g　木香 30g　甘草 30g　50° 白酒 5L

【制法】将前 11 味捣碎或切成薄片，置容器中，分 2 次加入白酒，密封加热，浸泡，保持 70～75℃。合并 2 次提取液，加蔗糖适量，搅拌，澄清后滤过，滤液静置半个月以上，取清液，即成。

【功能主治】舒筋活络，祛瘀生新。用于筋骨疼痛，寒结腹痛，产后瘀血不净。

【用法用量】口服：每次服 30～50ml，日服 1～2 次。

【处方来源】《药酒汇编》

黑桂酒

【处方】

当归 30g　肉桂 30g　芍药 30g　炮姜 30g　生地 30g　蒲黄 30g　黑豆（炒熟去皮）30g　炙甘草 20g　白酒 2L

【制法】将前 8 味捣碎或切成薄片，入布袋，置容器中，加入白酒，密封，浸泡 7 日后，即可开封饮用。

【功能主治】调血活络，温中利水，清热除烦。用于产后气血瘀滞，身体肿胀，或泻痢寒热等症。

【用法用量】口服：每次服 15～20ml，日服 3 次。

【处方来源】宋·《圣济总录》

十七、产后中风、风痉用药酒

川乌酒

【处方】

制川乌（剉）250g　黑豆（炒半黑）250g　白酒 3L

【制法】上药用酒浸泡，泻于铛内急搅，用绢滤取汁。

【功能主治】解痉止泻。用于治产后中风，身如角弓反张，口噤不语。

【用法用量】口服：温服 50～100ml，若口不开者，撬开口灌之，未效，加乌粪

400g 炒，加入酒中服之，以瘥为度。

【处方来源】明·《普济方》

石斛酒 V

【处方】

石斛 60g　制附子 30g　牛膝 30g　茵陈 30g　桂心 30g　川芎 30g　羌活 30g　当归 30g　熟地黄 30g　白酒 1L

【制法】将前 9 味捣碎或切成薄片，入布袋，置容器中，加入白酒，密封，浸泡 5～7 日后，过滤去渣，即成。

【功能主治】滋阴益肾，活血祛风。用于产后中风，四肢缓弱，举体不仁者。

【用法用量】口服：不拘时候，多次温服 10ml。

【处方来源】宋·《太平圣惠方》

白术酒 II

【处方】

白术 150g　葛根 15g　桂枝 10g　钩藤 30g　白酒 500ml

【制法】上药共研细末，备用。或为粗末，入白酒，煎至减半，去渣，备用。

【功能主治】健脾，祛风，止痉。用于产后风痉，偏身冷直，口噤，不识人，兼治产后中风。

【用法用量】口服：散剂，每次用温酒调服 6g；酒剂，每次温服 10～15ml。日服 3 次，未效再服。

【处方来源】《药酒汇编》

加味四物酒 II

【处方】

当归 50g　熟地 50g　白芍 50g　川芎 20g　黄芪 30g　防风 100g　葛根 100g　白酒 1L

【制法】将前 7 味捣碎或切成薄片，置容器中，加入白酒，密封，浸泡 7 日后，过滤去渣，即成。

【功能主治】益气血，祛风通络。用于产后中风之轻证。

【用法用量】口服：每次温服 10～15ml，日服 3 次。

【处方来源】临床经验方

防风酒 II

【处方】

防风 500g　独活 500g　瓜蒌 60g　桂心 60g　茵陈 30g　石斛 150g　白酒 10L

【制法】将前 6 味捣为粗末或切成薄片，入布袋，置容器中，加入白酒，密封，浸泡 3～7 日后，过滤去渣，即成。

【功能主治】祛风养阴，温经通络。用于产后中风。

【用法用量】口服：初服 10ml，渐加至 30～40ml，日服 3 次。

【处方来源】唐·《备急千金要方》

独活酒 V

【处方】

独活 500g　桂心 90g　秦艽 150g　白酒 2L

【制法】将前 3 味捣碎或切成薄片，置容器中，加入白酒，密封，浸泡 3～7 日后，过滤去渣，即成。

【功能主治】祛风，温经，通络。用于产后中风。

【用法用量】口服：初服 30～50ml，渐加至 100ml，不能多服，日服 2～3 次，或随时饮之。

【处方来源】唐·《备急千金要方》

黄土酒

【处方】

灶中黄土 60g　干姜（炮）60g　白酒 3.6L

【制法】上药等份，捣碎为散。

【功能主治】温中止痉。用于产后风痉。

【用法用量】口服：每日以温酒调3g服。

【处方来源】宋·《圣济总录》

黄芪酒 V

【处方】

黄芪90g 蜀椒90g 白术90g 牛膝90g 葛根90g 防风120g 川芎60g 炙甘草60g 细辛60g 山茱萸60g 秦艽60g 制附子60g 干姜60g 制乌头60g 当归60g 人参60g 独活10g 桂心10g 醇酒4L

【制法】将前18味细切加麻豆，入布袋，置容器中，加入白酒（醇酒），密封，浸泡5~7日后，过滤去渣，即成。

【功能主治】健脾益气养血，祛风通络。用于产后中风偏枯，半身不遂，言语不利，疼痛无力。

【用法用量】口服：不拘时，每次温服10~15ml。

【处方来源】宋·《圣济总录》

【附记】凡产后中风，多因产后体虚，外风乘虚侵袭所致。此为产后中风重证，须久治缓图，其效始著。

十八、带下用药酒

马鬃散酒

【处方】

白马鬃60g 龟甲120g 鳖甲22g 牡蛎52g 黄酒600ml

【制法】将前4味共研细末，备用。

【功能主治】调经，补肾，止带。用于带下。

【用法用量】口服：每服药末1~1.5g，放入酒杯中，冲入黄酒（约20~30ml），调匀，空腹服之，日服3次。

【处方来源】《药酒汇编》

芍药酒

【处方】

芍药150g 黄芪150g 生地黄150g 艾叶50g 白酒5L

【制法】上药切细，如麻豆大，用绢袋盛酒，浸一宿。

【功能主治】益气生精，温中止带。用于治妇人血伤兼赤白带下。

【用法用量】口服：每次服20ml，日服3次，饭前随量温饮之。

【处方来源】宋·《圣济总录》

【附记】中医认为带下有虚实之分，虚者责之脾肾，实者不离于湿，方中地黄、芍药、黄芪，滋阴柔肝健脾，艾叶温中除湿，所以本方治疗以脾肾两虚为主的带下方。

厚朴酒

【处方】

厚朴5g 肉桂3g 白酒50ml

【制法】厚朴以酒煮两沸，去药渣。并将肉桂研粉调入酒中一夜。

【功用】温补下焦，行气止带。用于治妇人下焦虚冷，膀胱肾气损伤虚弱，白带过多。

【用法用量】口服：空腹一次服完，每日一剂。

【处方来源】唐·《千金要方》

十九、妇人嫁痛用药酒

芍草姜桂酒

【处方】

甘草50g 芍药25g 生姜30g 桂心20g 白酒200ml

【制法】以上4味切碎，用酒，煮沸15分钟，去渣。

【功能主治】解痉，止痛。用于治小户（小户：女子生殖器小者）嫁痛连日。

【用法用量】口服：一次服完。

【处方来源】唐·《千金要方》

🌿 将军酒

【处方】

大黄 15g　白酒 100ml

【制法】将大黄切片，用酒煮沸15min 后，服用。

【功能主治】活血止痛。用于嫁痛。

【用法用量】口服：一次服完。

【处方来源】唐·《千金要方》

二十、妇人杂病用药酒

🌿 天麻酒Ⅳ

【处方】

天麻（切）100g　牛膝 100g　制附子 100g　制杜仲 100g　白酒 2.5L

【制法】上药细剉，以生绢袋盛，用好酒密闭浸泡 7 日。

【功能主治】养血，益精，祛风。用于治妇人风痹，手足不遂。

【用法用量】口服：每次 30ml，每日1 次。

【处方来源】明·《普济方》

🌿 石楠细辛酒

【处方】

石楠 100g（一方用石韦）　细辛100g　天雄 100g　茵陈 100g　山茱萸100g　干姜 100g　薯蓣 100g　防风 100g　贯众 100g　独活 100g　靡芜 100g　白酒 5L

【制法】以上 11 味切碎，用酒渍5 日。

【功能主治】祛风止痛。用于治妇人自少患风，头眩眼疼。

【用法用量】口服：初饮 30ml，每日3 次，稍稍加之。

【处方来源】唐·《千金要方》

🌿 淫羊藿浸酒

【处方】

淫羊藿 100g　牛膝（去苗）100g　制附子（炮裂，去皮脐）100g　石楠叶50g　杜仲（去粗皮，微炙）100g　白酒 2.5L

【制法】上药细剉，用生绢袋盛，用好酒密闭浸泡 7 日。

【功能主治】补火，祛风。用于妇人风痹，手足不遂。

【用法用量】口服：每次温饮 50ml。

【处方来源】宋·《太平圣惠方》

🌿 狗脊浸酒方

【处方】

狗脊（去毛）100g　牛膝（去苗）250g　丹参 300g　当归（剉，微炒）50g　川芎 50g　桂心 100g　防风 100g　草薢100g　淫羊藿 100g　天蓼木 250g　川椒（去目及闭口者微炒去汗）50g　白酒 15L

【制法】上药，细剉，以生绢袋盛，用好酒浸 7 日。

【功能主治】温经，祛风，补血。用于妇人风痹，手足不遂，肢节急强。

【用法用量】每次温饮一小盏，常令有酒气，每饮取 1L，即添酒 1L，总量至五斗即住。

【处方来源】宋·《太平圣惠方》

🌿 椒附酒

【处方】

蜀椒 50g　制附子 50g　生干地黄（焙）50g　当归 50g　牛膝 50g　细辛 50g

薏苡仁 50g　酸枣仁 50g　麻黄 50g　杜仲 50g　萆薢 50g　五加皮 50g　蚕沙 50g　羌活 50g　白酒 5L

【制法】上 14 味生用，切细。用好酒密闭浸泡 5 日。

【功能主治】养血，益精，祛风，通络。用于治妇人半身不遂，肌肉偏枯，或言语微涩，或口眼㖞斜，举动艰辛。

【用法用量】口服：每日不拘时温饮一盏，常觉醺醺为妙，或病势急，即将酒煎沸，乘热投入药，候冷即随饮之。

【处方来源】宋·《圣济总录》

二十一、更年期综合征用药酒

更年乐药酒

【处方】

淫羊藿 15g　制首乌 10g　熟地黄 10g　首乌藤 10g　核桃仁 10g　川续断 10g　桑葚 10g　补骨脂 10g　当归 10g　白芍 10g　人参 10g　菟丝子 10g　牛膝 10g　车前子 10g　黄柏 10g　知母 10g　生牡蛎 20g　鹿茸 5g　白酒 1.5L

【制法】将以上诸药共研为粗末，纱布袋装，扎口，置入干净容器内，加白酒浸泡，密封容器。14 日后开封，取出药袋，压榨取液，合并榨取液与药酒后即可过滤，装瓶备用。

【功能主治】补益肝肾，宁心安神。用于更年期肝肾亏虚，阴阳失调所致耳鸣健忘，腰膝酸软，自汗盗汗，失眠多梦，五心烦热，情绪不稳定等。可用于更年期综合征。

【用法用量】口服：每日早、晚各服 1 次，每次服 10～15ml。

【注意事项】痰热内盛者忌服。

【处方来源】《临床验方集》

【附记】本药酒对妇女更年期的此类病证具有一定的保健和辅助治疗作用。

调理冲任酒

【处方】

仙茅 15g　淫羊藿 15g　当归 15g　巴戟天 15g　知母 10g　黄柏 10g　白酒 800ml

【制法】诸药研成粗末，纱布袋装，扎口，白酒浸泡。密封 14 日后，取出药袋，压缩取液。将榨得的药液和药酒混合，静置，过滤，装瓶备用。

【功能主治】温肾阳，补肾精，泻肾火，调冲任。用于妇女更年期综合征，月经不调，头晕耳鸣，腰膝酸软，肢体乏力。也可用于更年期综合征，更年期精神病属阴阳俱虚，虚火上炎者。

【用法用量】口服：每次服 15～20ml，日服 2 次。

【处方来源】《妇产科学》

【附记】此为现代经验方，从"二仙汤"加味而成。临床屡用，效果良好。

二十二、经前乳胀用药酒

九味消胀酒

【处方】

制香附 50g　郁金 20g　合欢皮 20g　娑罗子 30g　路路通 30g　青橘叶 15g　川楝子 15g　乌药 15g　白酒 600ml

【制法】将前 8 味捣碎，置容器中，加入白酒，密封，浸泡 7 日后，即可取用。

【功能主治】舒肝开郁，疏通经络，调经止痛。用于经前乳胀。

【用法用量】口服：每次服 15～30ml，日服 2～3 次。

【处方来源】临床经验方

【附记】临床应用效佳。可随证加味，脾虚加白术、陈皮、枳壳；血虚加当归、黄芪；冲任虚寒加肉桂、淫羊藿。

下篇　各类药酒

红藤酒 I

【处方】

红藤 12g　白头翁 12g　黄酒 200ml

【制法】将前 2 味切碎，置容器中，加入黄酒，煎至减半，去渣，待温，备用。

【功能主治】清利湿热，活血通络。用于经前乳胀，小腹两侧吊痛，兼止带下。

【用法用量】口服：每日 1 剂，分 2～3 次服。

【处方来源】《药酒汇编》

调经消胀酒

【处方】

制香附 12g　红花 12g　小茴香 12g　当归 18g　炒茜草 18g　鸡血藤 18g　月月红 36g　益母草 36g　米酒 1.5L

【制法】将前 8 味捣为粗末，置容器中，加入米酒，密封，浸泡 10 日后，过滤去渣，即成。

【功能主治】活血调经，理气消胀。用于气滞血瘀所致的经前乳胀，月经不调，痛经等症。

【用法用量】口服：每次服 30ml，日服 3 次。

【处方来源】《药酒汇编》

二十三、流产用药酒

乌鸡安胎酒

【处方】

乌雌鸡（治如食法）1 只　茯苓 24g　吴茱萸 15g　芍药 36g　白术 36g　麦门冬 20g　人参 36g　阿胶 24g　甘草 24g　生姜 12g　白酒 150ml

【制法】上药细切，用水 5L，煮鸡取汁 4L，去鸡下药煎取 3L，加入酒，并胶，

烊尽，放温。

【功能主治】安胎。用于妊娠 1 月，举重腰痛，腹满胞急，卒有所下。

【用法用量】口服：每服 250ml，每日 3 次。

【处方来源】唐·《千金要方》

当归酒 V

【处方】

炙当归 60g　芍药 60g　生地黄 70g　白酒 140ml

【制法】将前 2 味共研细末，备用。

【功能主治】清热凉血，活血止血。用于妊娠堕胎后出血不止。

【用法用量】口服：每取药末 9g，以白酒 20ml，生地黄 10g，于银器内，慢火煎至七分，去渣。温服，以恶血下为度。

【处方来源】明·《普济方》

【附记】芍药用赤芍为宜。

安中酒

【处方】

甘草（炙）10g　芍药 15g　当归 15g　人参 15g　生地黄 15g　川芎 15g　五味子 5g　麦门冬 15g　大枣（擘）12g　生姜 6g　大麻仁 8g　黄芩 6g　清酒 500ml

【制法】上药以水 7L、清酒煮取 250ml。

【功能主治】养血滋阴。曾伤五月胎者预服此方。

【用法用量】口服：分 4 次服，日 3 次夜 1 次，7 日后再服一剂。

【注意事项】忌海藻、菘菜。

【处方来源】宋·《妇人良方》

安胎当归酒 I

【处方】

当归 50g　阿胶（炙）50g　川芎 50g

人参 50g　大枣 20g　艾叶 15g　白酒 3L

【制法】上药除阿胶外以酒水各 3L，煮至 3L，去药渣，放入阿胶。

【功能主治】安胎。用于妊娠五月，因活动不慎或受惊吓，胎动不安，小腹痛引腰络，小便疼。下血。

【用法用量】口服：每次服 30ml，日服 3 次。

【处方来源】唐·《外台秘要》

地黄酒方

【处方】

生地黄（炒）15g　蒲黄（炒）3g　生姜 3g　白酒 50ml

【制法】将前 3 味切碎，置银器内，加入白酒，以文火煎至 30ml，去渣，备用。

【功能主治】清热凉血，活血祛瘀。用于妊娠堕胎，胞衣不下。

【用法用量】口服：每日 1 剂，分数次温服。未下更服。

【处方来源】宋·《圣济总录》

菊花安胎酒

【处方】

菊花（如鸡子大）10g　麦门冬（去心）12g　麻黄（去节）10g　阿胶（炙）15g　生姜 8g　甘草（炙）6g　当归 12g　半夏（洗）10g　人参 6g　大枣（擘）12g　清酒 150ml

【制法】上药用水 2000ml，煮减一半，加入清酒，并阿胶，煎取 150ml。

【功能主治】安胎。用于妊娠四月，有寒，泛泛欲吐，胸满不食，小便如淋，脐下苦急，卒中风寒，颈项强痛，或腰背腹痛，或时胎上，胸烦不安，卒有所下症。

【用法用量】口服：分 3 次服，温卧，当汗，以粉扑之，避风寒 4、5 日。

【注意事项】忌海藻、菘菜、酢物、桃李、雀肉等。

【处方来源】宋·《妇人良方》

银芋酒

【处方】

芋根 60g　银花 150g　白酒 10ml

【制法】上药加水煎 500ml 煎至 300ml，兑入白酒，和匀，即成。

【功能主治】清热凉血，活血祛瘀。用于妊娠胎动欲堕，腹痛不可忍。

【用法用量】口服：每日 1 剂，分 3 次温服。

【处方来源】宋·《圣济总录》

二十四、人流综合征用药酒

扩宫药酒

【处方】

细辛 10g　荜茇 30g　乌药 15g　乳香 30g　没药 30g　三七 30g　蜈蚣 5 条　75% 乙醇（酒精）500ml

【制法】将上药研成粗末，加入乙醇中浸泡 20 日，过滤后备用。

【功能主治】止血止痛，镇静消炎。用于人工流产术中扩张子宫颈，预防人工流产综合征。

【用法用量】在人工流产手术中，用棉球蘸药酒放入患者脐中，并在消毒后，用无菌棉签蘸药酒塞入子宫颈内口处，2 分钟后取出棉签，再进行手术。

【处方来源】《中医外治杂志》2000，9（4）：43

【附记】人工流产综合征系指在人工流产手术中，受术者出现心动过缓、心律失常、血压下降、颜面苍白、大汗淋漓、头晕胸闷等症状。有医院以本酒预防人流综合征 650 例，其中成功 114 例，占 76%；有效 27 例，占 18%。

二十五、妊娠出血用药酒

🌿 安胎当归酒 Ⅱ

【处方】

当归 30g 炙阿胶 30g 川芎 30g 人参 30g 大枣 12 枚 艾叶 20g 黄酒 2L

【制法】上药切片用黄酒和水 2000ml，煮至减半，去渣，兑入阿胶，溶化即成。

【功能主治】益气血，安胎元。用于妊娠 5 个月，因活动不慎或受惊吓，胎动不安，小腹痛引腰脊，小便痛，下血。

【用法用量】口服：每次服 50ml，日服 2 次。

【处方来源】唐·《外台秘要》

🌿 胶艾酒

【处方】

阿胶 30g 当归 30g 艾叶 10g 川芎 10g 甘草 10g 生地 10g 白芍 20g 黄酒 250ml

【制法】上药除阿胶外，余各药捣碎，置砂锅内，冲入黄酒，置文火上煮沸，取下待温，过滤去渣，倒入砂锅内，放入阿胶，置文火上煮，待阿胶化尽后，即成。

【功能主治】补血活血，止血安胎。用于妊娠顿仆失踞，胎动不安，下血。

【用法用量】口服：每日 1 剂，空腹分 3 次服尽。

【处方来源】《药酒汇编》

二十六、妊娠风寒用药酒

🌿 芍药参归酒

【处方】

芍药 200g 人参 100g 当归 100g 甘草（炙）100g 白术 50g 厚朴（制）100g 薤白（切）200g 生姜（切）200g 白酒 4L

【制法】上药以水 5L，酒 4L，煮取 3L。

【功能主治】用于妊娠 8 个月，若中风寒，有所犯触，全身疼痛，乍寒乍热，胎动不安，眩晕头痛，绕脐下寒，时时小便，面色如米汁，或青或黄，或寒慄，腰背冷痛，目光呆滞。

【用法用量】口服：分 4 次服，日 3 夜 1。

【注意事项】忌海藻、菘菜、桃、李、雀肉等。

【处方来源】宋·《妇人良方》

二十七、妊娠腰痛用药酒

🌿 丹参酒 Ⅳ

【处方】

丹参 50g 益母草 50g 杜仲 30g 黄酒 300ml

【制法】将前 3 味切碎，置容器中，加入黄酒和水 300ml，煎至减半，去渣，待温，备用。

【功能主治】活血通络。用于妊娠腰痛（瘀血阻络型）。

【用法用量】口服：每日 1 剂，分 3 次温服。

【处方来源】临床经验方

🌿 益肾安胎酒

【处方】

人参 9g 白术 9g 杜仲 9g 川续断 9g 桑寄生 9g 益智仁 9g 阿胶 9g 菟丝子 9g 补骨脂 9g 艾叶 6g 黄酒 250ml

【制法】上药（10 味）加水煎 2 次，取浓汁 250ml，兑入黄酒，和匀，备用。

【功能主治】扶阳，益肾，安胎。用于妊娠腰酸腿软，小腹冷痛，白带下注，四肢不温，头眩健忘，面色晦暗等。

【用法用量】口服：每日1剂，分3次温服。

【处方来源】《药酒汇编》

二十八、子宫脱垂用药酒

🌿 八月札酒

【处方】

八月札50g　白酒500ml

【制法】将上药洗净，切碎，稍浸，闷润至透，入布袋，置容器中，加入白酒，密封，浸泡20日后，即成。

【功能主治】疏肝理气，健脾和胃，活血止痛，除烦利尿。用于妇女子宫下坠、脱垂，痛经，肝胃气痛，腰痛，胁痛等症。

【用法用量】口服：每次服10ml，日服2次。

【处方来源】《民间百病良方》

🌿 小金樱酒

【处方】

小金樱100g　白酒500ml

【制法】将上药捣碎，入布袋，置容器中，加入白酒，浸泡5~7日后，过滤去渣，即成。

【功能主治】散瘀活血。用于子宫脱垂，月经不调，妇女血虚干病等。

【用法用量】口服：每次服10ml，日服2次。

【处方来源】《民间百病良方》

🌿 归芪酒Ⅳ

【处方】

当归10g　黄芪50g　升麻6g　白酒300ml

【制法】将前3味切碎，置容器中，加入白酒，密封，浸泡7~10日后，过滤去渣，即成。

【功能主治】益气活血，升提固脱。用于子宫脱垂。

【用法用量】口服：每次服15~30ml，日服2次。

【处方来源】临床经验方

二十九、子痫用药酒

🌿 白术酒Ⅲ

【处方】

白术45g　黑豆（炒香）10g　独活30g　黄酒300ml

【制法】将前3味捣碎或切薄片，置砂锅内，加入黄酒，煎至减半，去渣，备用。

【功能主治】补虚，祛风，止痉。用于妊娠中风，遍身强直，口噤不开，语言不利等。

【用法用量】口服：分4次温服，得汗即愈。口噤者，拗口灌之。每日1剂。

【处方来源】宋·《妇人大全良方》

【附记】一方无黑豆，一方有防风、余同上。

🌿 羌活酒Ⅱ

【处方】

羌活45g　防风30g　黑豆（炒香）10g　白酒500ml

【制法】将前2味捣碎或切薄片，与黑豆一并置容器中，加入白酒，密封，候沸，浸泡1日后，过滤去渣，即成。

【功能主治】祛风止痉。用于妊娠中风痉，口噤，四肢强直，反张。

【用法用量】口服：取30ml，撬开口，分两次灌服。

【处方来源】宋·《太平圣惠方》

第十二章
儿科用药酒

一、百日咳（顿咳）用药酒

🌿 牛膝兰草酒

【处方】

土牛膝 50g　鹅不食草 50g　马兰 50g
酒酿汁 200ml

【制法】将上药与酒同煮，加糖适量，取汁备用。

【功能主治】清热解毒，利尿。用于百日咳。

【用法用量】口服：每日 1 剂，分 3 次服完。

【处方来源】《药酒汇编》

🌿 葱肠酒

【处方】

葱头 50g　猪小肠 1 节　黄酒 300ml

【制法】将猪小肠洗净、切细，与葱头炒香后，加入黄酒和淘米水（米泔）300ml，煮熟取汁备用。

【功能主治】补虚润燥，化痰祛痰。用于百日咳，日久不愈，痰稀面白，遗尿气喘等。

【用法用量】口服：每日 1 剂，分数次服。

【处方来源】《民间百病良方》

二、寄生虫用药酒

🌿 百部酊 II

【处方】

百部 30g　55％ 乙醇 150ml

【制法】将百部切片置容器中，加入乙醇（酒精），密封，浸泡 3 日后，即可取用。

【功能主治】解毒，杀虫，止痒。用于蛲虫。

【用法用量】外用：先用温开水将患儿肛门洗净，在临睡前用药棉蘸药酒涂搽肛门及其周围。

【处方来源】《百病中医熏洗熨擦疗法》

🌿 青梅煮酒 I

【处方】

青梅 30g　黄酒 100ml

【制法】将青梅和黄酒放入瓷杯中，置有水的蒸锅中加热蒸炖 20 分钟、去渣、即成。

【功能主治】醒胃，杀虫，止痛。用于食欲缺乏、蛔虫性腹痛以及慢性消化不良性泄泻者，均可用之。

【用法用量】口服：每次温服 10 ～

30ml，1 日 3 次。

【处方来源】《百病中医药酒疗法》

三、低热用药酒

三味葱白酒

【处方】

吴茱萸 15g　桂枝 10g　葱白（连须）14 个　白酒适量

【制法】将前 2 味共研细末，葱白捣烂，混合，入白酒调和成泥状，制成药酒饼 2 个，备用。

【功能主治】温经，通阳，退热。用于小儿低热（气虚或阳虚型）。

【用法用量】外用：取药酒饼敷患儿两足心，外用纱布包扎、固定。6 小时取下，不应，隔 4 小时再敷。

【处方来源】《药酒汇编》

红枣酒

【处方】

红枣 250g　羊脂 25g　黄酒 250ml

【制法】先将红枣用水煮软后倒去水，再加入羊脂和黄酒，煮 1～3 沸后，倒入罐内密闭贮存 7 日后，即成。

【功能主治】补中益气，养血安神，清热解毒。用于小儿低热（气血两虚型）。

【用法用量】口服：每次食枣 3～5 枚，日服 2 次，连 7～8 日。

【处方来源】《民间百病良方》

四、感冒用药酒

吴茱萸酒 III

【处方】

吴茱萸 15g　明矾 15g　白酒 30ml

【制法】将前 2 味共研细末，入白酒调和成泥膏状，制成药酒饼 2 个，备用。

【功能主治】散寒，消炎，退热。用于小儿各型感冒。

【用法用量】外用：取药酒饼敷患儿两足心或手心，外用纱布包扎固定。

【处方来源】《药酒汇编》

葱姜酒

【处方】

生姜 30g　葱白 30g　食盐 6g　白酒 15ml

【制法】将前 3 味捣烂如糊状，入白酒调和均匀，用纱布包好，备用。

【功能主治】疏散风寒。用于小儿风寒感冒。

【用法用量】外用：取上药酒包涂搽小儿前胸、后背、手心、脚心、腋下、肘窝等处各涂搽 1 遍后让小儿静卧。

【处方来源】《民间百病良方》

五、惊风用药酒

清肝熄风酒

【处方】

天竺黄 15g　栀子 10g　蝉蜕 6g　羚羊角粉 1 支（约 0.9g）　米酒 150ml

【制法】将前 3 味加水 300ml 煎至 100ml，入米酒，羚羊角粉拌匀，即成。

【功能主治】清热化瘀，熄风止痉。用于急惊风。

【用法用量】口服：每次服 5～10ml，日服 3 次。

【处方来源】临床经验方

六、惊痫用药酒

木防己酒

【处方】

木防己 4g　铅丹 16g　防风 16g　桂

下篇　各类药酒

心 16g　龙齿 16g　丹砂 12g　甘草（炙）12g　独活 6g　细辛 6g　当归 10g　干姜 10g　莽草 3g　白酒 1L

【制法】上药切碎，入绢袋中，酒 1L 浸 15 日。

【功能主治】温阳利水，镇静安神。用于治小儿风痫发作，手足不仁。

【用法用量】口服：每次服 5～10ml，日服 3 次。

【处方来源】明·《普济方》

【附记】莽草：又名兰草、春草，为木兰科植物狭叶茴香的叶，辛温有毒，功能祛风消肿。风痫：小儿癫病的一种，其性多变的称风痫。

牛黄酒

【处方】

牛黄 20g　钟乳（研）20g　麻黄（去节）20g　秦艽 20g　人参 10g　桂心 16g　龙角 10g　白术 10g　甘草 10g　当归 10g　细辛 10g　杏仁 10g　蜀椒 8g　蛴虫莨（炙）8g　酒 1L

【制法】上药切碎，用绢袋盛，酒浸之。

【功能主治】潜阳，镇静。用于治少儿惊痫，经年小劳辄发。

【用法用量】口服：每次服 5～10ml，日服 3 次。

【处方来源】明·《普济方》

【附记】惊痫：①泛指小儿因惊吓而发生的神志异常；可伴有肢体拘急、痉挛、抽搐等症状，即所谓急惊风。②指惊恐诱发的癫痫。③泛指引起的小儿抽搐和神志异常的多类疾病。

独活酒Ⅵ

【处方】

独活 1.2g　甘草 1.2g　木防己 1.2g　干姜 1.5g　细辛 1.5g　鸱头 1 枚　桂心 60g　铁精 30g　人参 9g　白酒 400ml

【制法】将前 9 味捣碎，入布袋，置容器中，加入白酒，密封，浸泡 5 日后，过滤去渣，即成。

【功能主治】补肝肾，止风痫。用于小儿风痫，屡经发动。

【用法用量】口服：每次服 5ml，日服 2 次。

【处方来源】明·《普济方》

紫石酒

【处方】

紫石英 2.4g　制附子 1g　铁精 1.5g　茯神 1.5g　独活 1.5g　远志 1.8g　桂心 1.8g　炙蜂房 0.6g　牛黄 0.6g　干姜 1g　炙甘草 1g　人参 1g　白酒 500ml

【制法】将前 12 味捣碎，入布袋，置容器中，加入白酒，密封，浸泡 5～7 日后，过滤去渣，即成。

【功能主治】益气壮阳，清心安神。用于小儿风痫发作，言语谬错。

【用法用量】口服：每次服 5～10ml，日服 2 次。

【处方来源】明·《普济方》

七、麻疹用药酒

牛蒡蝉蜕酒Ⅱ

【处方】

牛蒡根 500g　蝉蜕 30g　黄酒 1.5L

【制法】将牛蒡根切片，与蝉蜕同置容器中，加入黄酒，密封，浸泡 5 日后，过滤去渣，备用。

【功能主治】散风宣肺，清热解毒，利咽散结，透疹。用于咽喉肿痛，咳嗽，喉痒，吐痰不利，麻疹，风疹，疮疖肿痛。

【用法用量】口服：每次服 10～20ml，日服 2 次。

【注意事项】凡脾胃寒湿腹泻者

忌服。

【处方来源】《药酒汇编》

🌿 地龙酒Ⅱ

【处方】

地龙（去泥洗净）5 条　乌芋（即荸荠）20g　米酒适量

【制法】将前 2 味拌和，绞取汁，入米酒适量混合煎数沸，去渣候温，备用。

【功能主治】凉血解毒，透疹。用于出疹后血热毒盛，黑陷不起。

【用法用量】口服：1 次顿服。

【处方来源】《百病中医药酒疗法》

八、其他儿科用药酒

🌿 弄舌当归猪肉酒

【处方】

当归 3g　猪肉（薄切小片）25g　清酒 200ml

【制法】上药用清酒煮至 50ml，去药渣。

【功能主治】健脾，祛湿。用于治小儿 50 日以来，胎寒腹痛，微发热，聚唾沫，弄舌、躯啼上视。

【用法用量】口服：每次服 3～5ml，令患儿咽下，日三夜一，根据患儿年龄加减。

【处方来源】宋·《圣济总录》

【附记】弄舌：又名吐舌、舒舌，①因热而不断伸舌于外的现象。②即吐弄舌。

🌿 常山桂心疟疾酒

【处方】

常山 100g　桂心 50g　甘草 25g　白酒 1L

【制法】前 3 味切片，用酒煎取

700ml，去渣。

【功能主治】小儿疟疾。

【用法用量】口服：分数次服，致吐，病愈即止。不能自饮者，母含药与之饮。

【处方来源】唐·《外台秘要》

🌿 二姜呕吐酒

【处方】

干姜 15g　生姜 15g　白酒（或黄酒）50ml

【制法】将前 2 味捣碎，置容器中，加入白酒，密封，浸泡 7 日后，去渣，即成。或加红糖矫味。

【功能主治】温中止呕。用于呕吐，无论年龄大小均可用之。

【用法用量】口服：每次服 5～10ml，日服 2 次。不能饮酒者（如幼儿等）可取此药酒外擦肚脐、中脘穴，日搽数次。

【处方来源】临床经验方

🌿 姜醋呕吐酒方

【处方】

生姜 10g　面粉 30g　陈醋 30ml　白酒 20ml

【制法】将生姜捣烂后，入面粉、醋和酒，调和成稠糊状，做成药饼 2 个，备用。

【功能主治】温中止呕。用于呕吐，腹部喜暖畏寒者。

【用法用量】外用：取药饼敷患儿两足心，外用纱布包扎固定。每日换药 1 次。

【处方来源】《民间百病良方》

🌿 七味下肢麻痹症药酒方

【处方】

白芷 30g　当归 30g　赤芍 30g　红花

30g　生地黄 30g　石胡荽 30g　樟脑粉 15g　大曲酒 500ml

【制法】将前 7 味研为粗末，置有盖瓷缸内，再将大曲酒烫热冲入，密封，每日振摇 1 次，浸泡 10 日后，即可使用。

【功能主治】活血祛风，温经通络。用于小儿下肢麻痹症（中后期）。

【用法用量】外用：每日早、中、晚各以小瓷杯取药酒适量，隔开水烫热，用脱脂药棉蘸药酒揉擦患处，以擦至皮肤微红为度。

【处方来源】《百病中医熏洗熨擦疗法》

【附记】治疗小儿麻痹后遗症，最好配合内治、针灸、按摩等综合疗法，可望提高疗效，以达到根治的目的。

栀地阴茎包皮水肿酒

【处方】

栀子 50g　黄柏 15g　地肤子 15g　苍术 15g　白酒 250ml

【制法】将前 4 味中药碾成粗末，浸泡在白酒内，1 小时后即可使用。

【功能主治】清热解毒，利湿通络。用于主治小儿阴茎包皮水肿。

【用法用量】外用：用脱脂棉签，蘸药酒涂抹患处，1 日 4~5 次。

【处方来源】《大众中医药》1995，（3）：32

外搽痄腮药酒

【处方】

七叶一枝花（药用根茎）20g　白酒 20ml　食醋 20g

【制法】将上药研成药末，用白酒，食醋各半调和成软膏状，备用。

【功能主治】清热解毒，消肿散结，止痛。用于流行性腮腺炎。

【用法用量】外用：每取药酒膏涂搽患处，日涂搽数次。

【处方来源】《中国当代中医名人志》

第十三章
美容类药酒

一、祛斑灭痕药酒

祛斑灭痕药酒主要是为黧黑斑和瘢痕二症而设。黧黑斑，又名"面黑黯""黧黑黯"，简称"斑"。多因肾亏火旺，血虚不荣，火燥结滞或肝郁气滞所致。好发于面部，女性多见。主要临床表现是皮损呈黄褐或淡黑色斑块，形状大小不一，枯暗无光泽，不高出皮肤。与今之黄褐斑、皮肤黑变病相似。痕即瘢痕，一般多因疮疡、跌打损伤皮肤、烫火伤、蛇虫所伤、手术后等瘥后所致。一般轻者可留有色斑，重则可形成瘢痕。本病多发生在关节部位和面、颈部。前者可不同程度的影响其功能活动；后者还影响外观美。常用药酒方如下。

杏仁酒

【处方】

杏仁 50g　白酒 100ml

【制法】杏仁酒浸、皮脱捣烂、纱袋盛，加酒密闭浸泡 7 日后使用。

【功能主治】润肤祛斑。用于面色黯黑、肤色粗陋、皮厚状丑。

【用法用量】外用：夜取药袋拭面。

【处方来源】宋·《太平圣惠方》

枸杞酒IV

【处方】

枸杞根 500g　干地黄 100g　干姜 100g　商陆根 100g　泽泻 100g　蜀椒 100g　桂心 100g　酒曲适量

【制法】将枸杞根切碎，以东流水 40L 煮 1 日 1 夜，取汁 10L，渍曲酿之，如家酿法，酒熟取溶液。后 6 味，共研末，入布袋，内酒中，密封，埋入地下 3 尺，坚覆之，经 20 日后，取出，开封，其酒当赤如金色。

【功能主治】滋肾助阳，温阳利水。用于灭瘢痕、除百病。

【用法用量】口服：平旦空腹服 30～50ml。

【处方来源】唐·《千金方》

【附记】《备急千金要方》方中枸杞根为 60g、干地黄末 1250g，商陆末 200g。余同上。

商陆酒III

【处方】

商陆末（白色者）2500g　天门冬末 2500g　细曲（捣碎）5kg　糯米（净淘）10kg

【制法】上先炊米熟，候如人体温；另煎热水适量，放冷，入诸药拌匀，再与米饭、细曲拌和，入瓮中，密封，酿60日成，去糟取用。

【功能主治】滋养健壮，补肺益气，润泽皮肤，通利之便。用于灭瘢痕。

【用法用量】口服：不拘时，随性饮之。

【处方来源】宋·《太平圣惠方》

槟榔露酒

【处方】

槟榔20g　桂皮20g　青皮10g　玫瑰花10g　砂仁5g　黄酒1.5L　冰糖100g

【制法】将前5味共制为粉末，入布袋，置容器中加入黄酒密封，再隔水煮30分钟，待冷，埋入土中3日以去火毒。取出过滤去渣，加入冰糖，即用。（也可不入土去毒）

【功能主治】疏肝解郁。用于黄褐斑（气郁型）。

【用法用量】口服：每次20ml，日服2次。

【注意事项】孕妇忌服。

【处方来源】《药酒汇编》

【附记】也可除桂皮，加橘皮。

二、生发药酒

生发药酒是为脱发而设。盖发为血之余，故脱发属血虚者固多。"油风"（斑秃）"鬼剃头"也可致头发干枯，成片脱落，多属血虚风燥，不能荣养肌肤所致。眉毛脱落，多见于"麻风病"。

十四首乌酒

【处方】

制首乌30g　熟地黄24g　枸杞15g　麦门冬15g　当归15g　桂圆肉15g　西党参15g　龙胆草12g　白术12g　茯苓12g　广皮9g　五味子9g　黄柏9g　黑枣30g　白酒1L

【制法】将前14味捣碎或切薄片，置容器中，加入白酒，密封，浸泡14日后，过滤去渣，即成。

【功能主治】补肝肾，益气血，清湿毒，养血生发。用于青壮年血气衰弱、头发脱落不复生，且继续脱落者。

【用法用量】口服：每次15ml，每日早、晚各服1次。

【注意事项】忌鱼腥。

【处方来源】宋佩衍遗方。

三叶柏叶酒

【处方】

鲜侧柏叶30g　鲜骨碎补30g　闹羊花9g　85%酒精100ml

【制法】将前3味捣烂，连汁置容器中，加入85%酒精，密封浸泡2周后，过滤压榨取汁，备用。

【功能主治】补肾通络，凉血和血。用于脱发。

【用法用量】外用：涂搽患处，日涂数次。

【处方来源】《百病中医薰洗熨擦疗法》

双花二乌酊

【处方】

芫花3g　红花3g　制川乌3g　制草乌3g　细辛3g　川椒3g　75%酒精（或白酒）100ml

【制法】将前6味捣碎或切薄片，置容器中，加入75%酒精，密封，浸泡1周后，即可取用。

【功能主治】辛散通络，活血化瘀。用于斑秃。

【用法用量】外用：涂搽患处，搽至头皮发热，发红为度，每日1次，30次为 1 疗程。

【处方来源】《四川中医》

🌿 生发酊 Ⅱ

【处方】

诃子 20g　桂枝 20g　山柰 20g　青皮 20g　樟脑 20g　75% 乙醇 500ml。

【制法】将前 5 味共研细末，置容器中，加入 75% 乙醇，密封，浸泡 7 日后，过滤去渣，即成。

【功能主治】祛风止痒，解毒生发。用于脱发。

【用法用量】外用：先用艾叶汤（艾叶、菊花、薄荷、防风、起本、富香、甘草、蔓荆子、荆芥穗各 9g，煎水）熏洗患处（每日 1 剂，日 2 次），洗后抗干，再取此药涂擦患部。若配合汤剂内服，效果更佳。

【注意事项】治疗期间，忌食猪油、肥肉；忌用洗衣粉、肥皂水洗头。

【处方来源】《中医杂志》

【附记】可用做生发用。

🌿 生发药酒

【处方】

鲜骨碎补 30g　斑蝥 5 只　高度白酒 150ml

【制法】将骨碎补打碎，与斑蝥一起用白酒浸泡 12 日后，过滤即得。

【功能主治】促毛发生长。用于斑秃。

【用法用量】外用：用药棉球蘸药酒搽患处，日搽 2~3 次。

【注意事项】此药酒仅供外用，忌内服。药酒不能滴入眼中。

【处方来源】《民间百病良方》

【附记】又《疮疡外用本草》介绍治斑秃两方，可供选用。①川椒 30g，白酒 100ml。密封浸泡 6 日后即成。用此酒涂搽患处，以皮肤变红为宜。②零陵香、香白芷各 20g，野菊花 15g，甘松、防风各 10g，白酒 400ml。密封浸泡 6 日后即成。用治脂溢性脱发，头发糠疹。用法同上。效果亦佳。

🌿 外敷斑秃酒

【处方】

鲜骨碎补 30g　何首乌 30g　丹参 20g　洋金花 9g　侧柏叶 9g　白酒 250ml

【制法】将前 5 味捣碎或切薄片，置容器中，加入白酒，密封，浸泡 7 日后，即可取用。

【功能主治】补肾通络，和血生发。用于斑秃、脱发等。

【用法用量】外用：涂搽患处，日涂搽 3~4 次。

【处方来源】《药酒汇编》

🌿 侧柏三黄生发酒

【处方】

侧柏叶 30g　大黄 10g　黄芩 10g　黄柏 10g　苦参 10g　川芎 10g　白芷 10g　蔓荆子 10g　冰片 2g　高度白酒 500ml

【制法】上药除冰片外，共研为粉末或切薄片，纱布袋装，扎口，置容器中，加入白酒浸泡。7 日后取出药袋，压榨取液，两液混合，静置，加入冰片，搅匀，过滤即得。

【功能主治】促使毛发生长。用于秃发、斑秃或脂溢性脱发。

【用法用量】外用：用棉签蘸药酒涂搽患处（脱落部位），日搽 3~4 次。

【处方来源】《药酒汇编》

🌿 养血生发酒

【处方】

制何首乌 50g　当归 30g　熟地黄 30g

天麻 30g　川芎 20g　木瓜 20g　白酒 1L

【制法】上药共研为粗末或切薄片，纱布袋装，扎口，白酒浸泡。密封浸泡 14 日后取出药袋，压榨取液，两液合并，静置，过滤后装瓶，备用。

【功能主治】养血补肾，祛风生发。用于斑秃、全秃、脂溢性脱发以及病后、产后脱发，属血虚证者。

【用法用量】口服：每次 20ml，日服 2 次。

凡属血热型者非本方所宜。

【附记】引自《临床验方集》。

斑秃酊

【处方】

羊踯躅花（即闹羊花）15g　骨碎补 15g　川花椒 30g　高粱酒 150ml

【制法】将前 3 味共研粗末，入有盖的玻璃瓶内，再注入高粱酒，将瓶盖盖紧，浸泡 7 日后，即可开始取用。

【功能主治】鲜毒，杀虫，生发。用于斑秃。呈圆形脱落，肤色红光亮，痒如虫行。

【用法用量】外用：先用老生姜切片，用截面擦患处，待擦至皮肤有刺痛感时，再用羊毫笔蘸药酒涂擦患处，则收效尤速。每日早晚各三次。用药前，先摇动药瓶，使之酒液均匀。

【处方来源】《百病中医熏洗熨擦疗法》

【附记】又本方去花椒、骨碎补加地鳖虫（研末）备等份，浸酒，余同上。依上法用之，用骨碎补代生姜擦患处，再涂擦药配，效果亦佳。

熟地枸杞沉香酒

【处方】

熟地黄 60g　枸杞 60g　沉香 6g　白酒 1L

【制法】将前 3 味捣碎或切薄片，置容器中，加入白酒，密封，浸泡 10 日后，过滤去渣，即成。

【功能主治】补肝肾，益精血。用于肝肾精血不足所致的脱发，白发，健忘，甚至斑秃。

【用法用量】口服：每次 10ml，口服 3 次。

【处方来源】《补品补药与补益良方》

三、乌须黑发药酒

乌须黑发药酒是为须发早白症而设。须发早白，除老年自然衰老变白者外，多因疾病引起的肝血肾阴不足，血气不荣，须发失养所致。青年少白头（俗称少年白），亦可因血热风燥所引起。

一醉散酒

【处方】

槐子 12g　旱莲草 1.5g　生地黄 15g　白酒 500ml

【制法】将前 3 味共研细末，置容器中，加入白酒，密封，浸泡 20 日后，过滤去渣，即成。

【功能主治】凉血，祛风，黑发。用于须发早白。

【用法用量】口服：随时随量饮之，使之微醉。

【处方来源】明·《普济方》

【附记】《普济方》云：取酒饮一醉后，觉来须发尽黑。恐不人信，将白毛鸡、犬喂试之，皆变为黑鸡犬也。

七宝美髯酒

【处方】

制首乌 100g　茯苓 50g　牛膝 25g　当归 25g　枸杞 20g　菟丝子 20g　补骨脂 15g　烧酒 1.5L

【制法】上药共为粗末，入纱布袋中，扎口，白酒浸泡。1 个月后取出药袋，压榨取液，两液混合，静置，过滤即得。

【功能主治】补益肝肾，乌须黑发。用于肝肾不足，须发早白，齿牙动摇，梦遗滑精，腰膝酸软，妇女带下，男性不育。

【用法用量】口服：每次 15～20ml，日服 2 次，早、晚各 1 次。

【处方来源】清·《医方集解》

【附记】本方是一首抗衰老、延年益寿的良方。久服效佳。

不老酒

【处方】

熟地黄 60g　生地黄 60g　五加皮 60g　莲子心 60g　槐角子 60g　没食子 6 枚　白酒 4L

【制法】将前 6 味共制为粗末，入布袋，置容器中，加入白酒密封，经常摇动数下，浸泡 14 日后，过滤去渣，即成。药渣晒干，加工成细末，与大麦适量炒和，炼蜜为丸，每丸重 6g。

【功能主治】补肾固精，养血乌发，壮筋骨。用于须发早白、腰膝无力、遗精滑泄、精神萎靡等症。

【用法用量】口服：每次空腹服 10～15ml，日服 2 次，饭后服药 1～2 粒。

【处方来源】《药酒汇编》

五精酒

【处方】

枸杞子 500g　天门冬 500g　松叶 600g　黄精 400g　白术 400g　细曲 1200g　糯米 12500g

【制法】将前 5 味置砂锅中，加水煎汁 1000ml（一般水煎 2 次，浓缩而成）；细曲研末，备用；糯米蒸熟沥半干后，倒入缸中待冷，加入药汁和细末，拌匀，密封，置保温处，21 日后，候酒熟，去渣，备用。

【功能主治】补肝肾，益精血，健脾胃，祛风湿。用于体倦乏力、食欲不振、头晕目眩、须发早白、肌肤干燥、易痒等症。

【用法用量】口服：每次 10～25ml，日服 1 次。

【注意事项】忌食鲤鱼、桃李、雀肉等。

【处方来源】明·《普济方》

【附记】常年补养，发白反黑，齿去更生。

乌须酒 I

【处方】

生地黄 120g　何首乌 120g　熟地黄 60g　天门冬 60g　枸杞子 60g　当归 60g　麦门冬 240g　人参 30g　牛膝 30g　黄米 2000g　建曲 50g

【制法】将前 9 味共制为末，加入曲（压细），拌黄米饭，按常法酿酒。酒熟，压去渣，即可服用。

【功能主治】泽肌肤，乌毛发，滋补肝肾。用于精血不足，阴亏气弱所致的须发早白，面色少华，周身疲倦，腰膝酸软，头眩耳鸣等症。

【用法用量】口服：每日清晨服 10～20ml。

【注意事项】服用期间忌食萝卜、葱、蒜。

【处方来源】清·《万病回春》

【附记】平素体质偏于气阴不足而无明显症状者，亦可饮之。

乌须酒 II

【处方】

赤何首乌 250g　白何首乌 250g　生地黄 60g　生姜汁 60g　红枣 45g　胡桃肉 45g　莲子肉 45g　当归 30g　枸杞子 30g　麦门冬 15g　蜂蜜 45g　米酒 3.5L

【制法】将前 11 味，除生姜汁、蜂蜜

外，其余各药加工捣碎或切薄片，混匀，入布袋，与生姜汁一起置容器中，加入米酒，密封，每日振摇数下，浸泡14日后，过滤去渣，加入蜂蜜，拌匀，即成。

【功能主治】补益精血，乌须黑发，延年益寿。用于须发早白、腰膝酸软、头眩耳鸣、疲倦等症。

【用法用量】口服：每次20ml，日服2次。

【注意事项】阳虚畏寒者忌服。

【处方来源】《药酒汇编》

乌须黑发药酒

【处方】

当归120g　枸杞120g　生地黄120g　人参120g　莲心120g　桑葚120g　何首乌120g　五加皮60g　黑豆（炒香）250g　槐角子30g　没食子30g　旱莲90g　五加皮酒6L

【制法】将前12味切片或捣碎，入布袋，置容器中，加入五加皮酒，密封，浸泡21日后，压榨以滤取澄清液，贮瓶备用。药渣晒干，共研细末，为丸，如梧桐子大，备用。

【功能主治】补肝肾，益气血，祛风湿，乌须发，固肾气。用于肾气不固、肝肾不足、气血虚弱所致的腰酸、头晕、遗精、须发早、乏力等症。

【用法用量】口服：每日适量饮用，并送服丸药。

【处方来源】《百病中医药酒疗法》

【附记】五加皮酒应是用单味南五加皮酿制，或白酒浸制而成的药酒。

地黄年青酒 Ⅱ

【处方】

熟地黄100g　万年青150g　桑葚120g　黑芝麻60g　怀山药200g　南烛子30　花椒30g　白果15g　白酒7L

【制法】将前8味捣碎或切薄片，入布袋，置容器中，加入白酒，密封浸泡7日后，过滤去渣，即成。

【功能主治】补肝肾，益精血，乌须发，聪耳明目。用于肝肾亏损、须发早白、视听下降、未老先衰等。

【用法用量】口服：每次空腹温服20ml，日服2次。

【注意事项】忌食萝卜。

【处方来源】《百病中医药酒疗法》

百岁酒

【处方】

黄芪（蜜炙）60g　茯神60g　当归36g　党参30g　麦门冬30g　茯苓30g　白术30g　枣皮30g　川芎30g　龟胶30g　防风30g　枸杞30g　广陈皮30g　熟地黄36g　肉桂18g　五味子24g　羌活24g　红枣100g　冰糖100g　高粱酒10L

【制法】将前18味捣碎或切薄片，置容器中加入高粱酒和冰糖，密封，隔水煮一炷香时，取出，埋入土中7日以出火毒。过滤去渣，即成。

【功能主治】益气血，补肝肾，健脾胃，宁神志。用于须发早白。

【用法用量】口服：每次15～30ml，日服3次。或适量饮用，勿醉。

【处方来源】《药方杂录》

补血顺气药酒

【处方】

天门冬120g　麦门冬120g　怀生地250g　熟地黄250g　人参60g　白茯苓60g　枸杞60g　砂仁20g　木香15g　沉香9g　白酒8L

【制法】将前10味共制为粉末或切薄片，入布袋，置容器中，加入白酒加盖，浸泡3日后，用文火再隔水煮半小时，以酒色转黑为宜。密封，再继续浸泡1～2

日后，过滤去渣，即成。

【功能主治】滋阴益气，理气和中。用于气血不足、乏力短气、面色无华、须发早白、精神不振、脾胃不和、脘满食少等症。

【用法用量】口服：不拘时候，适量饮用，勿醉。

【注意事项】忌食萝卜、葱、蒜。

【处方来源】明·《医便》

【附记】如有热象，可去木香，人参减半。

🌿 固本地黄酒

【处方】

生地黄30g　熟地黄30g　天门冬30g　麦门冬30g　白茯苓30g　人参30g　白酒1L

【制法】将前6味捣碎，置容器中，加入白酒，密封，浸泡3日后，再用文火煮沸，以酒色变黑为度，埋入土中7日以去火毒，取出，过滤去渣，即成。

【功能主治】补益精血，乌须发，壮精神。用于须发早白、头晕眼花、多梦惊悸等症。

【用法用量】口服：每次空腹服15～30ml，日服3次，或不拘时，随量饮之。

【处方来源】明·《普济方》

🌿 枸杞麻仁酒Ⅰ

【处方】

枸杞500g　生地黄300g　胡麻仁300g　火麻仁150g　糯米1500g　酒曲120g

【制法】将枸杞拍碎，置砂锅中，加水3000ml，煎至200ml，倒入坛中待冷；糯米蒸熟；生地、酒曲捣为末，胡麻仁、火麻仁蒸熟捣烂，共入坛中，拌匀。密封，14日后，去渣即成。

【功能主治】滋肝肾，补精髓，润五

脏，养血益气。用于须发早白、虚羸黄瘦、食欲不振、中年腰膝酸软。

【用法用量】口服：每次适量饮之，以不醉为度。日服3次。

【处方来源】《药酒汇编》

🌿 耐老酒

【处方】

生地黄250g　枸杞250g　滁菊花250g　糯米2500g　细曲200g

【制法】将前3味加工捣碎或切薄片，置炒锅中，加水，5000ml，煎取2500ml，倒入净瓶中，待冷备用；细曲碎为粗末，备用；再将糯米洗净，蒸煮，沥半干，待冷后，拌入细曲末，然后倒入药坛内，与药汁拌匀，密封，置保温处，经21日后，酒熟，去渣，贮瓶备用。

【功能主治】滋肝肾，补精髓，延年益寿。用于肝肾不足所致的头晕目眩、须发早白、腰膝酸软等症。

【用法用量】口服：每次空腹温服20～25ml，每日早、中、晚各服1次，以瘥为度。

【处方来源】《药酒汇编》

【附记】阴虚久生内热，老年肝肾不足者经常饮用此药酒，能达到"防病治病、延年益寿"之功。

🌿 鹤龄酒

【处方】

枸杞120g　制首乌120g　当归60g　天门冬60g　生地黄60g　党参20g　菟丝子20g　补骨脂20g　山茱萸20g　怀牛膝90g　蜂蜜120g　白酒3L

【制法】将前10味共制为粗末或切薄片，入布袋，置容器中，加入白酒盖好，置文火上煮沸，取下候冷，密封，埋入土中7日以去火毒，取出滤去渣，加入蜂蜜，拌匀，即成。

【功能主治】补肝肾，益精血。用于未老先衰、腰膝酸软、筋骨无力、眼目昏花、齿落、食欲不振、须发早白、精神萎靡等。

【用法用量】口服：每次 20ml，日服 3 次。

【处方来源】临床经验方

四、养颜嫩肤药酒

美好的容颜，悦泽的肤色，白皙嫩鲜的皮肤，是身体强壮的重要标志，也是人体外在美的重要体现。凡此皆取决于人体气血的强弱。若气血旺盛、精力充沛、心情舒畅、注重摄取，方能使人面色光华、色若桃花、容如少女、青春常驻。反之若体质虚弱，尤其病后、产后，往往可使人之气血亏损、皮肤颜色萎黄无华、粗糙失嫩。养颜嫩肤药酒是为皮肤粗糙失嫩、萎黄无华症而设。常用药酒方如下。

三圣酒Ⅱ

【处方】

白人参20g　怀山药20g　白术20g　白酒500ml

【制法】将前 3 味粗碎，入布袋，置容器中，加入白酒，盖好，以文火煮百沸，取下待冷，密封，浸泡 3 ~ 5 日后，过滤去渣，即成。

【功能主治】补元气，健脾胃。用于久病体虚、脾胃虚弱、面色不华、倦怠乏力、食欲缺乏等症。

【用法用量】口服：每次空腹温服 10 ~ 15ml，日服 3 次。

【处方来源】《药酒汇编》

归芪白芍酒

【处方】

当归24g　黄芪12g　白芍12g　白术8g　冰糖20g　白酒600ml

【制法】将前 4 味捣碎或切薄片，入布袋，置容器中，加入白酒，密封，每日振摇 1 次，浸泡 21 日后，去药袋，加入冰糖，溶化后，滤过，即成。

【功能主治】补血养气。用于内伤劳倦、脾虚泄泻、食欲不振、面色不华、精神萎靡、血虚羸弱、眩晕头痛等。

【用法用量】口服：每次空腹温服 20ml，日服 2 次。

【处方来源】《药酒汇编》

四补酒

【处方】

柏子仁15g　制首乌15g　肉苁蓉15g　牛膝15g　白酒500ml

【制法】将前 4 味捣碎或切薄片，置容器中，加入白酒，密封，每日振摇 1 次，浸泡 20 日后，过滤去渣，即成。

【功能主治】益气血，补五脏，悦颜色。用于气血不足、面色不华、心慌气短等。

【用法用量】口服：每次 10 ~ 20ml，日服 2 次。

【处方来源】《药酒汇编》

地杞血藤酒

【处方】

熟地黄60g　枸杞60g　何首乌60g　鸡血藤60g　全当归60g　白酒2.5L

【制法】将前 5 味共制为粗末或切薄片，置容器中，加入白酒。密封，经常摇动数下，浸泡 14 日后，过滤去渣，即成。

【功能主治】补肝肾，填精血。用于腰膝酸软、面容萎黄、体倦乏力、精神不振等症。

【用法用量】口服：每次空腹服 10 ~ 20ml，日服 3 次。

【处方来源】《药酒汇编》

补仙酒

【处方】

生地黄 30g　菊花 30g　当归 30g　牛膝 15g　红砂糖 200g　白酒 500ml　糯米甜酒 500ml　食醋 20ml

【制法】以食醋将红砂糖调匀，一同加入酒内，将其余药物一同装入纱布袋中，扎口，浸泡酒中，密封 7 日后取用。

【功能主治】补肝肾，益阴血。用于老年人精血亏损，容颜憔悴。

【用法用量】口服：每次 20ml，日服 2 次。老年人若血压不高，可长期服用。

【处方来源】《经验良方全集》

矾石酒

【处方】

矾石（烧炼各半）60g　石膏 30g　代赭石 30g　怀山药 30g　蜀椒 30g　远志 30g　狼毒 30g　半夏（洗）30g　芒硝 30g　玄参 30g　麻黄 30g　防风 30g　桔梗 30g　干地黄 30g　秦艽 30g　石楠叶 30g　石韦 30g　黄连 30g　荠苨 30g　寒水石 30g　菟丝子 30g　炙甘草 30g　白石英 45g　杏仁（去皮尖）50g　酒曲 1500g　糯米 3000g

【制法】将前 24 味共制为粗末或切薄片，入布袋，待用；再将糯米淘洗净，沥干，蒸饭，待温，入酒曲拌匀入瓮中，密封，保温，待酒熟后，取药袋入酒中，密封，浸泡 7 ~ 10 日后，过滤去渣，即成。或将药袋置容器中，加入白酒 5L，密封，浸泡 7 ~ 10 日后，过滤去渣，即得。

【功能主治】祛邪润肤，悦色驻颜。用于体质虚弱、感受风湿、腰酸肢困、面色无华等症。

【用法用量】口服：每次 10 ~ 15ml，日服 2 次。

【处方来源】唐·《千金翼方》

固本酒Ⅱ

【处方】

人参 30g　熟地黄 30g　生地黄 30g　麦门冬 30g　天门冬 20g　云茯苓 20g　白酒 1.5L

【制法】将前 6 味共制为粗末，置容器中，加入白酒，密封，浸泡 3 日后，再置炉火上，先文火后武火。煮至酒色变黑为度，待冷埋入土中 3 日，取出，过滤去渣，即成。

【功能主治】悦容颜，增精神，壮气力，滋阴补虚。用于毛枯发白、面容憔悴、精神不振、腰酸膝困。

【用法用量】口服：每次空腹服 10 ~ 20ml，日服 2 次。或随量饮服，以不醉为度。

【处方来源】明·《普济方》

参术酒Ⅲ

【处方】

党参 30g　炙甘草 30g　红枣 30g　炒白术 40g　生姜 20g　白茯苓 40g　黄酒 2L

【制法】将前 6 味共研为粗末或切薄片，置容器中，加入黄酒，密封，浸泡 5 ~ 7 日后，过滤去渣，即成。

【功能主治】益气健脾。用于脾胃气虚、食少便溏、面色萎黄、四肢乏力等。

【用法用量】口服：每次 5 ~ 30ml，日服 2 次。

【处方来源】《药酒汇编》

参归补虚酒

【处方】

全当归 25g　白术 25g　川芎 10g　人参 15g　生地黄 15g　炒白芍 18g　炙甘草 20g　云茯苓 20g　五加皮 25g　红枣 35g

核桃肉 35g 白酒 2L

【制法】将前 11 味共研细粒，入布袋，置容器中，加入白酒浸泡，盖严，隔水加热煮 1 小时后，取下待冷，密封，埋入土中 5 以出火毒，取出静置 7 日，过滤去渣，即成。

【功能主治】补气和血，调脾胃，悦颜色。用于气血两虚、面黄肌瘦、食欲不振、精神萎靡等。

【用法用量】口服：每次温服 10 ～ 15ml，日服 2 次。

【处方来源】《药酒汇编》

参芪酒Ⅱ

【处方】

党参 30g 黄芪 30g 怀山药 20g 白茯苓 20g 扁豆 20g 白术 20g 甘草 20g 红枣 15g 白酒 1.5L

【制法】将前 8 味共制为粉末，入布袋，置容器中，加入白酒，密封，每日振摇 1 次，浸泡 14 日后，过滤去渣，即成。

【功能主治】益气健脾，养血悦色。用于气虚无力、面色无华、不思饮食等症。

【用法用量】口服：每次温服 10 ～ 15ml，日服 2 次。

【注意事项】外感发热者忌服。

【处方来源】《药酒汇编》

养荣酒Ⅱ

【处方】

白茯苓 25g 白菊花 25g 石菖蒲 25g 天门冬 25g 白术 25g 生地黄 25g 黄精 25g 人参 15g 肉桂 15g 牛膝 15g 白酒 500ml

【制法】将前 10 味共制为粗末或切薄片，入布袋，置容器中，加入白酒密封，浸泡 7 日后即可饮用。

【功能主治】补虚损，壮力气，泽肌肤。用于体虚乏力、面容憔悴。

【用法用量】口服：每次空腹温服 10 ～ 15ml，日服 2 次。

【处方来源】《药酒汇编》

美容酒

【处方】

人参 30g 当归 30g 玉竹 30g 黄精 30g 制何首乌 30g 枸杞 30g 黄酒 1.5L

【制法】将前 6 味切片或捣碎，置容器中，加入黄酒，密封，经常摇动，浸泡 7 日后，过滤去渣，即成。

【功能主治】润肤乌发，健身益寿。用于容颜憔悴、面色不华、身体羸弱、皮肤毛发干燥、甚则须发枯槁等症。

【用法用量】口服：每次 20ml，日服 2 次。

【处方来源】《药酒汇编》

逡巡酒

【处方】

桃花 100g 马兰花 180g 芝麻花 210g 黄菊花 310g 腊水 10L 桃仁 49 枚 白面 5kg 酒曲适量

【制法】将前 4 花、桃仁（捣碎）、白面和腊水并置容器中，入曲（压末）拌匀，密封，发酵，49 日酒熟，去渣，即成。

【功能主治】补虚益气，益寿耐老，悦色美容。用于一切风痹湿气及面容憔悴无华。

【用法用量】口服：每次 30 ～ 50ml，日服 2 ～ 3 次。

【处方来源】唐·《本草纲目》

【附记】桃花 3 月 3 日采，马兰花 5 月 6 日采，芝麻花 6 月 6 日采，黄菊花 9 月 9 日采。

第十四章
不孕不育及性功能障碍用药酒

第一节　不孕不育用药酒

一、男子不育用药酒

九子生精酒

【处方】

枸杞50g　菟丝子50g　覆盆子50g
车前子50g　五味子50g　韭菜子50g　女
贞子50g　桑葚子50g　巨胜子50g　九香
虫30g　白酒4L

【制法】将前10味捣碎或切成薄片，
置容器中，加入白酒，密封，浸泡5～7
日后，过滤去渣，贮瓶备用。

【功能主治】阴阳并补，生化肾精。
用于特发性少精症。证属先天不足或后天
失调、精神疲乏、头晕耳鸣、健忘腰酸，
或胸腹闷胀，或无自觉症状。

【用法用量】口服：每次服15～
30ml，日服2～3次。

【处方来源】《名老中医秘方验方精选》

三子酒

【处方】

菟丝子200g　枸杞150g　女贞子

150g　路路通100g　38°～50°米酒5L

【制法】上药加米酒，置于密封的容
器中50日。

【功能主治】补肾益髓。用于治疗男
性不育。

【用法用量】口服：每日早、中午饭
前各服20ml，晚睡前服60ml，耐酒力强
者每次可加服5～10ml。60日为一疗程。
在第一疗程期间忌行房事，60日后继续
服药酒并鼓励行房。

【处方来源】《河南中医》2000，20
（5）：59

【附记】有医院以本酒治疗男子不育
患者28例，经过120日至240日的服用，
其中性功能恢复正常，精子数目、活动率
恢复正常，使妻子怀孕者为痊愈，有21
例。性功能恢复正常，精子情况改善者为
有效，有6例。

公鸡殖酒

【处方】

鲜公鸡睾丸200g　淫羊藿100g　夜
交藤100g　仙茅100g　路路通100g　桂

圆肉 100g　50°米酒 5L

【制法】上药共置于瓶内加酒浸泡，密封，30 日后可用，鲜公鸡睾丸不宜用水洗或放置时间过长，忌日晒，令刢鸡者刢出鸡殖后即投入酒内。

【功能主治】补肾壮阳，益精。用于治阳痿、早泄、精子数不足的男性不育症等。

【用法用量】口服：每日早午空腹各服药酒 20ml，晚临卧服 40ml。60 日为一疗程。

【注意事项】在第一疗程用药期间，忌行房事，忌食萝卜、白菜等寒性食物；夫妻应分居，忌行房事。第 1 个疗程结束后，可适度行房事。

【处方来源】《新中医》1984，(9)：39

生精酒 I

【处方】
鹿茸 10g　鹿鞭 15g　海狗肾 1 对 熟地 60g　韭菜子 30g　巴戟天 30g　淫羊藿 30g　五味子 30g　白酒 2.5L

【制法】将前 8 味切成薄片，置容器中，加入白酒，密封。浸泡 10 日后，过滤去渣，即成。

【功能主治】补肾壮阳，益精血。用于精虚型男性不育症。

【用法用量】口服：每次服 10ml，日服 3 次。

【处方来源】《中国当代中医名人志》

生精酒 II

【处方】
锁阳 60g　淫羊藿 60g　巴戟天 30g 菟丝子 30g　肉苁蓉 30g　王不留行 15g 甘草 15g　黄芪 50g　制附子 20g　车前子 20g　女贞子 20g　蛇床子 20g　海狗肾 5 具　山萸肉 40g　熟地黄 40g　枸杞 40g 白酒 5L

【制法】将上药共研为粗末或切成薄片，纱布袋装，扎口，白酒浸泡。10 日

后取出药袋，压榨取液。将药液与药酒混合，静置，过滤后即得。

【功用】补肾壮阳，益气生精。用于男子精子异常不育症，阳痿。

【用法】口服：每次服 15～30ml，日服 2 次。

【处方来源】《临床验方集》

【附记】本药酒服用 1 个月为 1 个疗程，可以用 1～3 个疗程。用本药酒治疗因过食棉籽油致精子异常不育症 40 例，结果 38 例痊愈。

仙传种子药酒

【处方】
茯苓 100g　红枣 50g　核桃仁 40g 黄芪 50g（蜜炙）　人参 50g　当归 50g 川芎 50g　炒白芍 50g　生地黄 50g　熟地黄 50g　小茴香 50g　枸杞 50g　覆盆子 50g　陈皮 50g　沉香 50g　官桂 50g　砂仁 50g　甘草 50g　五味子 30g　乳香 30g 没药 30g　蜂蜜 600g　糯米酒 1L　白酒 10L

【制法】先将蜂蜜入锅内熬滚，入乳香、没药搅匀，微火熬滚后倒入容器中，再将前 19 味共研为粗末，与糯米酒、白酒一同加入，浸泡 14 日后，过滤去渣，即成。

【功用】补元调经，填髓补精，壮筋骨，明耳目，悦颜色。用于气血不足、头晕耳鸣、视物昏花、腰膝酸软、面色无华、精少不育、妇女月经不调、不孕等症。

【用法用量】口服：每次服 30ml，日服 3 次。

【处方来源】《临床验方集》

延寿获嗣酒 I

【处方】
生地 360g（用益智仁 60g 同蒸 30 分

钟，去益智仁） 覆盆子 120g 怀山药 120g 芡实 120g 茯神 120g 柏子仁 120g 沙苑子 120g 山萸肉 120g 肉苁蓉 120g 麦冬 120g 牛膝 120g 鹿茸 1 对 龙眼肉 250g 核桃肉 250g 白酒 20L

【制法】将前 14 味切碎或捣碎，置缸内，加入白酒，封固，隔水加热 3.5 小时后，取缸埋入土中 7 日后取出，过滤去渣，分装备用。

【功能主治】补肾壮阳，收涩固精，安神养目。用于肾阳虚弱、肾精不固、阳痿遗精、婚后无嗣，或妇女受孕易流产，以及须发早白、耳目失聪等症。

【用法用量】口服：每晚服 40 ~ 50ml，勿饮至醉。

【注意事项】凡孕妇及阴虚火旺者忌服。

【处方来源】清·《惠直堂经验方》

【附记】验之临床，坚持服用，每收良效。

龟龄集酒 II

【处方】

鹿茸 250g 人参 200g 熟地黄 60g 炮山甲 80g 大青盐 80g 生地黄 80g 海马 100g 石燕 100g 肉苁蓉 90g 家雀脑 30 个 大蜻蜓 20g 淫羊藿 20g 杜仲炭 20g 甘草 10g 地骨皮 40g 锁阳 30g 菟丝子 30g 补骨脂 30g 枸杞 30g 蚕蛾 9g 硫黄 3g 公丁香 25g 急性子 25g 细辛 15g 黑附子 170g 白酒 20L

【制法】将上药切成薄片，与白酒一起置入容器中，密封，隔水小火煮 2 小时（也可不煮，直接密闭静置），静置 7 日即成，静置期间，每日振摇 1 次。

【功能主治】兴阳助肾，大补真元。用于肾阳虚弱或劳倦内伤，症见阳痿，滑精，筋骨无力，步履艰难，头昏目眩，神经衰弱，男子不育，女子不孕症，赤白带下等。

【用法】口服：每次服 15~30ml，每

日早、晚各服 1 次。

【注意事项】凡阴虚火旺者（证见性欲亢进，烦躁易怒，两颧潮红，口干，咯血等）忌服。

【处方来源】《天津药品标准》

补肾生精酒

【处方】

淫羊藿 120g 锁阳 60g 巴戟天 60g 熟地黄 60g 枣皮 20g 制附子 20g 肉桂 20g 当归 20g 肉苁蓉 50g 枸杞 40g 桑葚 40g 菟丝子 40g 韭菜子 16g 前胡 16g 甘草 25g 白酒 2.5L

【制法】将前 15 味研为粗末，入布袋，置容器中，加入白酒，密封，浸泡 15 日后，过滤去渣，即成。

【功能主治】补肾益精，滋阴壮阳。用于肾虚阳痿、不育症、腰膝酸软、四肢乏力、耳鸣眼花等症。

【用法用量】口服：每次服 25ml，日服 3 次。

【处方来源】《药酒汇编》

种子药酒 I

【处方】

淫羊藿 125g 核桃仁 60g 怀生地 60g 枸杞 30g 五加皮 30g 白酒 1L

【制法】将前 5 味切碎，置容器中，加入白酒，密封，隔水加热蒸透，取下待冷，浸泡 7 日后，过滤去渣，即成。

【功能主治】补肾阳，益精血。用于不育症。

【用法用量】口服：每次服 10 ~ 15ml，日服 2 次。

【处方来源】《临床验方集》

皇室秘酒

【处方】

人参 200g 鹿鞭 200g 熟地 300g

下篇 各类药酒

枸杞 300g　淫羊藿 200g　肉桂 100g　制附子 30g　白酒 10L

【制法】将上述诸药加工使碎或切成薄片，置容器中，加入白酒，密封，浸泡7日后，过滤去渣，即成。

【功能主治】补肾壮阳。用于治疗男子不育症。

【用法用量】口服：每晚临睡服 50ml，连服 1～5 月。

【处方来源】《湖北中医杂志》1998，(3)：35～36

【附记】有医院以本酒治疗男性不育症 52 例，治疗后其主要症状全部消失，治愈 27 例，治愈率 51.93%，好转 23 例，好转率 44.22%，总有效率 96.15%，孕育率 40.4%。

毓麟酒

【处方】

桑葚 150g　枸杞 150g　山萸肉 150g　破故纸（炒）200g　牛膝 150g　菟丝子 150g　韭子 150g　楮实子 150g　肉苁蓉 200g　覆盆子 200g　蛇床子 50g　莲须 100g　巴戟天 50g　山药（炒）50g　木香 50g　白酒 16L

【制法】以上共为粗末，麻布袋盛之，用白酒煮三炷香。

【功能主治】补肾固精。治肾虚不育。

【用法用量】口服：每晚服 40～50ml，勿饮至醉。

【处方来源】清·《奇方类编》

二、女性不孕症用药酒

巴戟天酒 II

【处方】

巴戟天 100g　当归 30g　黄芪 30g　熟地黄 30g　鹿角 30g　益母草 30g　白酒 1L

【制法】将前6味捣碎或切薄片，入布袋，置容器中，加入白酒，密封，经常振摇，浸泡7日后，过滤去渣，即成。

【功能主治】温肾调经。用于肾元虚寒所致的不孕症。

【用法用量】口服：每次服 20ml，日服2次。

【处方来源】《药酒汇编》

仙苁酒

【处方】

淫羊藿 100g　肉苁蓉 100g　白酒 1.5L

【制法】将前2味切碎，置容器中，加入白酒，密封，浸泡 10～14 日后，过滤去渣，即成。

【功能主治】补肾壮阳，滋阴润燥。用于肾阳亏虚所致的阳痿精冷，宫寒不孕，腰膝酸痛，畏寒肢冷等症。

【用法用量】口服：每次空腹服 10ml，日服3次。

【处方来源】《药酒汇编》

延寿扶嗣酒 II

【处方】

生地黄 45g　覆盆子 15g　炒山药 15g　炒芡实 15g　茯神 15g　柏子仁 15g　沙苑子 15g　山萸肉 15g　肉苁蓉 15g　麦门冬 15g　牛膝 15g　鹿茸 25g　桂圆肉 10g　白酒 3L

【制法】将前13味切成小片，置容器中，加入白酒，密封，隔水煮7小时，取出埋入土中3日后，过滤去渣，即成。

【功能主治】补精填髓，健身益寿。用于身体虚弱，不耐风寒，劳役，或思虑过度，致气血两亏；或半身不遂，手足痿痹；或精元虚冷，久而不孕；或频数流产等症。

【用法用量】口服：每晚睡前服

15~30ml。

【处方来源】《药酒汇编》

宜男酒

【处方】

全当归60g 茯神60g 枸杞60g 川牛膝60g 制杜仲60g 桂圆肉60g 核桃肉60g 葡萄干60g 白酒5L

【制法】上药制成粗末，装入绢袋，悬于瓷坛内，以无灰酒5L浸泡，封固，隔水加热半小时后，取出瓷坛埋土中，7日后取起使用。

【功能主治】益精血，补肝肾，强筋骨，安心神。用于肝肾亏虚，精血不足所致的月经不调、婚后不孕之症。

【用法用量】口服：每次20ml，每日1~2次。

【注意事项】饮酒期间忌房事或避孕。

【处方来源】清·《同寿录》；《治疗与保健药酒》

参茸补血露Ⅱ

【处方】

当归15g 川芎12g 丹参30g 鹿茸6g 枸杞子9g 五味子9g 白豆蔻9g 焦白术15g 莲子肉15g 茯神12g 远志15g 石菖蒲15g 甘草12g 制首乌12g 生地15g 白酒2.5L 白糖250g

【制法】上药切片盛入绢袋，用白酒、白糖同置罐中，密封，放锅中隔水煮3小时，取出晾冷，埋土中3日出火毒，5日后即可过滤取酒液服用。

【功能主治】温阳，祛痰，补血填精，安神健脾。适用于因肾阳虚，精血不足，瘀血停滞所致的经闭，月经过多，带下诸症。阳虚精血不足的不孕、不育症。

【用法用量】每次一盅，一日3次，口服。

【注意事项】该酒性偏温热，凡虚而有热者不宜使用该酒。

【处方来源】《全国中药成药处方集》、《治疗与保健药酒》

【附记】该酒以丹参、鹿茸为主药温肾阳、益精血，故名冠参茸。配以养血活血，滋肝肾，补精血，敛精气，理气健脾，交通心肾，安神定志的药物，故可治疗闭经及经带过多。

养精种玉酒

【处方】

白芍60g 核桃仁60g 熟地黄50g 全当归50g 山萸肉50g 远志肉50g 紫河车50g 枸杞子30g 菟丝子30g 五味子20g 香附20g 丹参15g 酸石榴子10g 炙甘草10g 炒枣仁10g 炒麦芽10g 炒谷芽10g 白酒5L 蜂蜜300g

【制法】将前17味共为细末，置容器中，加入白酒和蜂蜜，密封，浸泡15日后，过滤去渣，即成。

【功能主治】养血滋阴，调补肝肾。用于妇人身瘦，血虚不孕。

【用法用量】口服：每次服20ml，日服2次。

【处方来源】《药酒汇编》

种子药酒Ⅱ

【处方】

淫羊藿250g 生地120g 枸杞子60g 胡桃肉120g 五加皮60g 白酒5L

【制法】上药切片，以白酒浸泡，容器封固后，隔水加热至药片蒸透，取出放凉，再浸数日，即可使用。

【功能主治】振奋肾阳，补益精血。用于肾阳虚衰，肾精不足所致的不孕（不育）症。

【用法用量】适量饮服。

【注意事项】酒性温热，阴虚火旺者

不宜使用，在服酒期间应慎房事，并采取避孕措施，避免乙醇伤及胎儿。

【处方来源】清·《冯氏锦囊秘录》

【附记】种子药酒适用于某些后天病理变化造成的不孕或不育，若属于因先天性生理缺陷而致的不孕或不育者，治疗无效。

🌿 排卵酒

【处方】

柴胡6g，赤芍10g 白芍10g 鸡血藤10g 坤草10g 泽兰10g 苏木10g 刘寄奴10g 怀牛膝10g 生蒲黄10g 女贞子10g 覆盆子10g 菟丝子10g 枸杞10g 黄酒1L

【制法】将前14味捣碎或切薄片，入布袋，置容器中，加入黄酒，密封，经常摇动，浸泡14日后，过滤去渣，即成。

【功能主治】补益肝肾，活血调经，促排卵。用于肝肾失养，气滞血瘀引起的卵巢功能不足，不孕等症。

【用法用量】口服：每次服30ml，日服2次。

【注意事项】凡胃肠道有溃疡出血者忌服。

【处方来源】《药酒汇编》

第二节 性功能障碍用药酒

一、阳痿用药酒

🌿 二仙加皮酒

【处方】

淫羊藿120g 仙茅90g 刺五加皮90g 糯米酒（或低度白酒）3L

【制法】将上药粗碎后与糯米酒（或低度白酒）同加入容器内，共浸泡密封贮存瓶内7日，每日摇动1~2次，前2日瓶温控制在50℃以上，7日后放低温处备用。

【功能主治】补肝益肾、壮阳强身。用于主治男子性功能下降。

【用法用量】口服：每次20~25ml，早晚各1次。20日为1疗程，间隔3~5日后可进行第2疗程治疗。

【处方来源】《中医药研究》1993，（2）：40

【附记】患者在服药期间多食鸽、羊肉、甲鱼、海虾之类产品，并配合一定的心理治疗。

🌿 人参鹿茸酒

【处方】

人参（红参）20g 鹿茸10g 红糖150g 白酒500ml

【制法】上药研为粗末，纱布袋装，扎口，白酒浸泡。7日后取出药袋，压榨取液。并将药液与药酒混合，静置，过滤，即得。

【功能主治】补气助阳，益肾填精。用于肾精亏损，气血不足，阳痿以及更年期综合征。

【用法用量】口服：每次服10~15ml，日服2次。

【注意事项】凡阴虚火旺及高血压病者忌服。

【处方来源】《民间百病良方》

🌿 万灵至宝仙酒

【处方】

淫羊藿300g 雄黄60g 当归240g 黄柏60g 仙茅120g 列当120g 知母

120g　白酒 7.5L

【制法】 将前 7 味切碎或切成薄片，置容器中，加入白酒，密封，桑柴武火隔水煮 6 小时，再埋地下 3 日去火毒，取出，浸泡 7 日后捞出药渣，过滤去渣即成。药渣再晒干研为细末，稻米面打为糊丸如梧桐子大，贮瓶备用。

【功能主治】 生精血，益肾水，助阳补阴，健身强体。用于男子阳痿、遗精、滑精、白浊、小便淋漓不尽；诸虚亏损、五劳七伤；妇女赤白带下、月经不调、肚冷脐痛，不孕等症。

【用法用量】 口服：每次服药酒 30ml，药丸 30 粒，每日早、晚各服 1 次。

【处方来源】 《药酒汇编》

【附记】 验之临床，本药酒用治上述各症，坚持服用，每收良效。

牛膝人参酒

【处方】

牛膝 20g　山茱肉 20g　川芎 20g　制附子 20g　巴戟天 20g　五味子 20g　黄芪 20g　人参 20g　五加皮 25g　肉苁蓉 25g　生姜 25g　防风 25g　肉桂 15g　生地 15g　蜀椒 15g　海风藤 10g　磁石（醋煅碎）20g　白酒 1.5L

【制法】 将前 17 味捣碎或切成薄片，置容器中，加入白酒，密封，浸泡 3 ~ 7 日后，过滤去渣，即成。

【功能主治】 补肝肾，壮元气，祛风湿，通经络。用于腰脚疼痛，下元虚冷、阳痿滑泄、便清腹痛、气虚乏力。

【用法用量】 口服：每日服 5 ~ 20ml，不拘时，频频温饮之，常令有酒气相续。

【处方来源】 宋·《圣济总录》

牛膝肉桂酒

【处方】

牛膝 30g　秦艽 30g　川芎 30g　防风 30g　肉桂 30g　独活 30g　丹参 30g　云茯苓

30g　制杜仲 25g　制附子 25g　石斛 25g　干姜 25g　麦冬 25g　地骨皮 25g　五加皮 40g　薏苡仁 15g　大麻仁 l0g　白酒 3L

【制法】 将前 17 味捣碎或切成薄片，置容器中，加入白酒，密封，浸泡 3 ~ 7 日后，过滤去渣，贮存备用。

【功能主治】 温肾壮阳，健脾和胃，祛风除湿，温经通络。用于腰膝酸痛、阳痿滑泄、大便清、腿脚虚肿、关节疼痛、四肢不温、腹部冷痛。

【用法用量】 口服：每次空腹服 15 ~ 20ml，日服 3 次。

【处方来源】 宋·《圣济总录》

生精灵药酒

【处方】

红参 15g　鹿茸 15g　蛤蚧 1 对　韭菜子 25g　淫羊藿 25g　巴戟天 25g　生黄芪 50g　肉桂 10g　60° 白酒 1L

【制法】 将上药与白酒一起置入容器中，密封浸泡 15 日后即可服用。

【功能主治】 补肾壮阳，益气健脾。用于阳痿、早泄，无精子。

【用法用量】 口服：每次服 10 ~ 20ml，日服 2 ~ 3 次。

【处方来源】 于芝伟经验方

【附记】 用本药酒治疗 725 例，痊愈 680 例，有效 25 例，无效 20 例。

冬地酒

【处方】

天门冬 60g　生地 60g　熟地 60g　地骨皮 45g　菟丝子 120g　肉苁蓉 120g　怀山药 60g　牛膝 60g　杜仲（姜汁炒）60g　巴戟天 60g　枸杞 60g　山茱肉 60g　人参 60g　白茯苓 60g　五味子 60g　木香 60g　柏子仁 60g　覆盆子 45g　车前子 45g　石菖蒲 30g　川椒 30g　远志 30g　泽泻 30g　白酒 20L

【制法】 将前 23 味捣碎或切成薄片，

入布袋，置容器中，加入白酒，密封，浸泡7～12日后，过滤去渣，即成。

【功能主治】补肾填精，安神定志。用于肾虚精亏、中年阳痿。

【用法用量】口服：每次空腹服15～30ml，日服2次。

【处方来源】《药酒验方选》

【附记】验之临床，确有良效。《百病中医药酒疗法》二冬二地酒，即本方加麦门冬60g，余同上。主治肾虚精亏、中年阳痿、老人视物昏花、神志恍惚、腰膝酸软等症。

西汉古酒

【处方】

鹿茸20g　续断（酒炙）20g　狗鞭（酒炙）95g　黄精200g　枸杞100g　松子仁50g　柏子仁（去油）65g　蜂蜜250g　白酒5L

【制法】将前7味药粉碎或切成薄片，以白酒适量浸泡7日，然后用渗漉法收集流液；另取蜂蜜，炼至嫩蜜，待温，兑入渗液中，搅匀，静置，添加白酒至2500ml，贮存备用。

【功能主治】补益肾阳，强壮筋骨，养心安神，益气定喘。用于面色㿠白、腰酸肢冷、阳痿、遗精、心悸不宁、健忘不寐以及咳喘日久、气短无力、动则喘甚、汗出肢冷等症。

【用法用量】口服：每次服25～50ml，日服2次。

【注意事项】凡邪热内伏及阴虚火旺者忌服。孕妇慎用，感冒时停服。

【处方来源】《卫生药品标准》

【附记】此药酒，用治早泄、效果亦佳。

回兴酒

【处方】

合欢花50g　八月札100g　蜈蚣20

条　石菖蒲60g　生枣仁60g　人参100g　红花80g　丹参120g　肉桂50g　菟丝子150g　韭菜100g　蛇床子100g　巴戟天100g　肉苁蓉100g　淫羊藿120g　枸杞100g　川椒50g　罂粟壳100g　鸡睾丸300g　雄蚕蛾60g　高粱白酒20L

【制法】上述药物除鸡睾丸外均与酒混合装入搪瓷罐中，放入大锅里隔水炖煮至沸，取出放冷后投鸡睾丸，密封，埋地下一尺许，夏春季窨7日，秋冬季窨14日，过滤，压榨药渣取汁，分装瓶内，密封备用（亦可采用常规浸去）。

【功能主治】补肾壮阳，活血化瘀，益气养血。用于治疗阳痿。

【用法用量】口服：每次服30～40ml，一日3次，空腹时服，也可佐餐服用，连服2个月为一疗程。

【注意事项】服此药酒期间停服其他一切药物，阴虚阳亢者忌服，遇感冒发烧或传染性、感染性疾病时勿服。

【处方来源】《中医研究》1994，7（4）：34

回春酒Ⅱ

【处方】

淫羊藿500g　当归120g　五加皮120g　茯苓120g　地骨皮120g　苍术120g　熟地60g　杜仲60g　生地60g　天冬60g　红花60g　牛膝60g　肉苁蓉30g　制附片30g　甘草30g　花椒30g　丁香15g　木香15g　糯米180g　小麦粉1000g　蔗糖2400g　白酒20L

【制法】先将丁香、木香共研为细末，过筛；余16味药粉碎为粗粉，再将糯米和小麦粉混匀，加水蒸熟。即将白酒与上述药末及发热的糯米，小麦粉共置缸内，拌匀，静置6个月以上，加热炖煮至酒沸，密封，静置10日，取上清液，加入蔗糖，溶解后，过滤，即成。

【功能主治】滋阴补阳，培元固本，

调养气血。用于肾阳不足，气血虚损引起的精神倦怠、阳衰、精冷、腰膝酸软、食欲不振及病后体弱者。

【用法用量】口服：每次服15～30ml，日服2次。

【处方来源】《药酒汇编》

男宝药酒

【处方】

狗肾1只 驴肾1只 海马1只 人参20g 仙茅20g 鹿茸5g 白酒3L

【制法】狗肾、驴肾用酒浸透后切片，其余药材粉碎成粗粉，均装入纱布袋里，扎口，白酒浸泡。14日后取出药袋，压榨取液。并将药液与药酒混合，静置，过滤后即得。

【功能主治】壮阳补肾。用于肾阳不足，阳痿早泄。

【用法用量】口服：每次服20ml，日服1～2次。

【注意事项】阴虚火旺者忌服。

【处方来源】《药酒汇编》

延寿酒 IV

【处方】

山术（土炒）30g 青皮30g 生地30g 厚朴（姜汁炒）30g 杜仲（姜汁炒）30g 破故纸（微炒）30g 广陈皮（去净白）30g 川椒30g 食盐15g 黑豆（微炒）60g 巴戟肉30g 白茯苓30g 小茴香30g 肉苁蓉30g 高粱酒3L

【制法】将前14味粗碎或切成薄片，入布袋，置容器中，加入白酒，密封浸泡7～10日后，过滤去渣，即成。

【功能主治】益肾健脾，助阳逐寒，理气化痰。用于脾肾两虚、阳痿及女子经血不调，赤白带下。

【用法用量】口服：每次空腹温服10～20ml，每日早、晚各1次。

【注意事项】忌食牛、马肉。孕妇忌服。

【处方来源】《中国医学大辞典》

壮阳酒

【处方】

蛤蚧尾1对 海狗肾2只 肉苁蓉40g 菟丝子20g 狗脊20g 枸杞20g 人参20g 当归15g 山茱萸30g 白酒2L

【制法】先将海狗肾用酒浸透后切片，再将余药粉碎成粗粉，并装入纱布袋里，扎口，白酒浸泡。14日后取出药袋，压榨取液，再将药液与药酒混合，静置，过滤即得。

【功能主治】补肾填精，峻补命门。用于阳痿早泄，梦遗滑精，畏寒肢冷，四肢无力，腰膝酸软。

【用法用量】口服：每次服10～20ml，日服1～2次。

【注意事项】阴虚阳亢者忌服。

【处方来源】《南郑医案选》

【附记】不宜多饮，贵在坚持。如缺海狗肾，可用黄狗肾代替。

兴阳谐性回春酒

【处方】

合欢皮150g 菟丝子150g 枸杞100g 蛇床子100g 韭菜子100g 淫羊藿100g 肉苁蓉100g 罂粟壳75g 蜈蚣2条 石菖蒲50g 巴戟天50g 川椒30g 雄蚕蛾30g（无蚕蛾可用红蜻蜓代之）鸡睾丸500g 高粱白酒5L

【制法】将上14味药与白酒一起装入搪瓷罐中，放入大锅里隔水炖煮至沸取出，放冷后投入鸡睾丸密封，埋地下，夏春季窖3～7日，秋季冬窖10～14日后取出，过滤压榨药渣取汁，混合，分装瓶内，密封备用。

【功能主治】疏肝达郁，补肾兴阳，

消愁提神。用于男子阳痿，早泄，性欲淡漠，女子阴冷，性快感高潮障碍，男女不育不孕症等。

【用法用量】口服：每次空腹服25ml，日服3次。

【处方来源】曹思亮经验方

【附记】用本药酒治疗170例，治愈145例，好转25例，总有效率为100%。

🌿 红参海马酒

【处方】

红参30g　淫羊藿30g　菟丝子30g　肉苁蓉30g　海马15g　鹿茸9g　海狗肾（炙）1对　韭菜子60g　白酒2L

【制法】将前8味捣碎或切成薄片，置容器中，加入白酒，密封，浸泡7日，即成。

【功能主治】补肾壮阳。用于阳痿不举、腰膝酸软、精神倦怠等症。

【用法用量】口服：每晚临卧前服30ml。

【处方来源】《药酒汇编》

🌿 阳威酒

【处方】

淫羊藿50g　熟地60g　肉苁蓉30g　菟丝子50g　补骨脂50g　何首乌60g　巴戟天30g　蛤蚧1对　白酒5L

【制法】将上药入布袋，置容器中，加入白酒，密封、浸泡12日后即成。

【功能主治】补肾益精，温阳起痿。治疗肾阳不足的阳痿。

【用法用量】口服：每次服20ml，每日服2次。

【处方来源】《北京中医药大学学报》1995，（5）：62

🌿 补肾回春壮阳酒

【处方】

生地20g　熟地20g　龟板胶10g　黄

狗肾1对　鹿角胶10g　海龙10g　海马10g　蛤蚧1对　山茱萸18g　山药30g　茯神15g　菟丝子20g　金樱子20g　益智仁18g　杜仲20g　牛膝15g　五味子10g　枸杞20g　鹿茸10g　覆盆子20g　锁阳15g　酸枣仁15g　何首乌20g　女贞子20g　旱莲草20g　当归18g　川芎15g　紫梢花15g　白酒5L

【制法】将上28味药切成薄片入布袋，置容器中，加入白酒，密封，浸泡14日后即成。

【功能主治】补肾壮阳。用于治疗阳痿。

【用法用量】口服：每日饮2次，每次饮量视患者酒量及体质状况酌定。1个月为1疗程。一般饮1~3个月。

【处方来源】《湖南中医杂志》2000，（5）：32

【附记】有医院以本酒治疗阳痿64例，近期治愈24例，显效20例，有效16例，总显效率68.75%，总有效率94.75%。

🌿 补肾延寿酒Ⅰ

【处方】

制杜仲10g　川芎16g　石斛40g　当归40g　菟丝子48g　泽泻12g　熟地12g　淫羊藿12g　白酒1L

【制法】将前8味粗碎或切成薄片，入布袋，置容器中，加入白酒，密封每日振摇1次，浸泡14日后，去药袋，过滤去渣，备用。

【功能主治】益肝肾，补精血，助阳起痿。用于早衰、阳痿、腰膝酸痛。

【用法用量】口服：每次服20ml，日服2次。

【处方来源】《药酒汇编》

🌿 灵脾金樱酒

【处方】

淫羊藿120g　金樱子500g　当归60g

菟丝子60g 破故纸60g 巴戟天30g 小茴香30g 川芎30g 牛膝30g 肉桂30g 杜仲30g 沉香15g 白酒10L

【制法】将前12味切碎或切成薄片，入布袋，置容器中，加入白酒，加盖后隔水加热约1小时，取下密封，浸泡7日后，过滤去渣，即成。

【功能主治】补肾壮阳，固精，养血，强筋骨。用于腰膝无力、下无虚冷、行走无力、阳痿遗精等症。

【用法用量】口服：每次服15～30ml，日服2次。

【处方来源】《药酒汇编》

青松龄药酒

【处方】

红参须60g 红花125g 淫羊藿22g 熟地黄500g 鞭胶50g 枸杞22g 芦丁粗品10g 鹿茸粉17g 睾丸粗粉22g（牛羊睾丸） 蔗糖1000g 白酒15L

【制法】将前9味切成薄片，置容器中，加入白酒和蔗糖，密封，浸泡7日后，过滤去渣，备用。

【功能主治】益气养血，生精壮阳。用于阳痿不育、阴虚盗汗。

【用法用量】口服：饭前服20ml，每日早、晚各服1次。

【注意事项】妇女忌服。

【处方来源】《新编中成药》

【附记】验之临床，连取效佳。

钟乳酒 Ⅱ

【处方】

钟乳粉（研细）90g 炮附子60g 当归60g 前胡60g 人参60g 煅牡蛎60g 生姜60g 生枳实60g 炙甘草60g 五味子90g 怀山药90g 石斛30g 桂心30g 菟丝子120g 干地黄150g 白酒8L

【制法】将前15味粗碎或切成薄片，

入布袋。置容器中，加入白酒，密封，浸泡3～7日后，过滤去渣，即成。

【功能主治】补脾肾，益精血，收敛固精。用于阳痿不起，遗沥清精。

【用法用量】口服：每次服15～30ml，日服2次，或随时随量饮服，勿醉。

【处方来源】明·《奇效良方》

复方栀茶酒

【处方】

山栀根皮50g 草果仁50g 蛇床子30g 淫羊藿30g 红花3g 干地龙10g 冰糖90～120g 米酒1.5L

【制法】将前6味捣成细末，置容器中，加入米酒和冰糖，密封，浸泡7日后，过滤去渣，即成。

【功能主治】清热祛风，补肾助阳。用于阳痿。

【用法用量】口服：每次服20～25ml，每日早、晚各服1次。

【处方来源】《中医药信息》

【附记】肾阳虚明显者加制附片、肉桂、巴戟天、鹿茸少许；阴虚明显者加木瓜、山萸肉、桑葚子等。经治1～3个月总有效率为91.2%。

振阳灵药酒

【处方】

黄芪20g 枸杞20g 淫羊藿15g 蛇床子15g 阳起石15g 菟丝子15g 益智仁10g 蜈蚣10条 海狗肾1具 黄酒500ml 白酒500ml

【制法】将药物切成薄片与酒一并置入容器中，密封浸泡10日后即可服用。

【功能主治】补肾壮阳。用于阳痿。

【用法用量】口服：每日早、晚各服1次，每次服25ml。20日为1个疗程。

【处方来源】李保安经验方

🌿 海龙酒

【处方】

海龙50g 丹参50g 菟丝子50g 羊肾（炒烫）50g 海马20g 丁香10g 豆蔻20g 甘草20g 玉竹20g 大枣200g 狗脊（去毛）200g 人参（去芦）30g 当归10g 白芍10g 牡丹皮10g 泽泻10g 石斛10g 桑寄生100g 小茴香（盐炒）10g 鹿茸（去毛）10g 黄芪100g 熟地黄40g 蔗糖1500g 高粱白酒10L

【制法】 除大枣外，余下21味药共研末（人参单独粉碎）或切成薄片，与高粱白酒共置适宜容器中，搅拌溶解，密闭静置5~7日，即得。

【功能主治】 补肾益精。用于腰膝酸软，倦怠无力，健忘失眠，阳痿，滑精，风湿痹痛。

【用法用量】 口服：每日早、晚各服1次，每次服30~50ml。

【注意事项】 凡阴虚火旺者不宜服用；孕妇忌服。

【处方来源】《临床验方集》

【附记】 本药酒助阳力强，凡阴虚火旺者不宜服用。海龙有催产作用，故孕妇应当忌服。

🌿 黄芪杜仲酒 I

【处方】

黄芪30g 桂心30g 制附子30g 山茱萸肉30g 石楠30g 白茯苓30g 草薢45g 防风45g 杜仲45g 牛膝60g 石斛60g 肉苁蓉（炙）60g 白酒5L

【制法】 将前12味研为粗末或切成薄片，入布袋，置容器中，加入白酒，密封，浸泡3~5日后，过滤去渣，即成。

【功能主治】 温阳补肾。用于肾阳虚损、气怯神疲、腰膝冷痛、阳痿、滑精。

【用法用量】 口服：每于食前温服1~2杯（15~30ml）。

【处方来源】 宋·《太平圣惠方》

【附记】 验之临床，常服效佳。

🌿 鹿茸枸杞酒

【处方】

鹿茸2g 枸杞60g 红参10g 海马3g 高粱酒1.5L

【制法】 将前4味切成薄片，置容器中，加入白酒，密封，浸泡28日后，过滤去渣，即成。

【功能主治】 补肾阳，益精血，强筋壮骨。用于阳痿不举、精神疲乏、腰膝酸软。

【用法用量】 口服：每晚临睡前温服20ml。

【处方来源】《民间百病良方》

【附记】 此药酒还可用于治疗早泄、宫冷不孕，小便频数、头晕耳聋等症，效果亦佳。

🌿 琼浆药酒

【处方】

鹿茸30g 桂圆肉30g 人参60g 川附片60g 黄精60g（酒炙） 冬虫夏草60g 当归60g 佛手60g 驴肾60g 陈皮90g 狗脊120g（砂烫去毛） 枸杞120g 补骨脂（盐水制）120g 金樱肉120g 韭菜子120g 淫羊藿120g（羊油制） 怀牛膝120g 灵芝120g 麻雀头30g 红糖3000g 红曲240g 白蜜5000g 45°白酒20L

【制法】 将前19味药放置洁净容器内，装上回流罐，另取白酒，分别放入白酒25L、15L、10L。加入红曲兑色，每次均加热至酒沸半小时后，放去药液、将残渣压榨，榨出液与3次浸出液合并，混匀，置罐内，混匀，储存1个月，静置，分装即得。

【功能主治】滋补气血，助阳益肾。用于肾阳虚损，精血耗伤，气血虚弱，体质虚弱，神情倦怠，腰酸腿软，四肢无力，手足不温，精神不振，阳痿不举，肾衰寒气，遗精早泄，阴囊湿冷，妇女白带清稀等症。

【用法用量】口服：每次服 9～15ml，日服 2～3 次。

【注意事项】阴虚阳亢者忌服。

【处方来源】《中药制剂汇编》

【附记】验之临床，用治上述各症，坚持服用，每收良效。

🌿 填精补肾酒

【处方】

当归 60g　白芍 60g　熟地 60g　党参 60g　白术 60g　川芎 60g　茯苓 60g　黄芪 60g　甘草 30g　肉桂 30g　白酒 5L

【制法】将前 10 味捣碎或切成薄片，置容器中，加入白酒，密封，浸泡 7 日后，过滤去渣，贮瓶备用。

【功能主治】补肾益精，益气养血。用于阳事不振、老年血虚耳鸣、头晕、倦怠乏力。

【用法】口服：每次服 10～20ml，每日早、晚各服 1 次。

【处方来源】《张八卦外科新编》

二、遗精用药酒

🌿 一醉不老丹

【处方】

莲心 90g　生地 90g　熟地 90g　槐角 90g　五加皮 90g　没食子 50g　白酒 5L

【制法】将前 6 味用石臼杵碎，入布袋，置容器中，加入白酒，密封，浸泡 10～30 日后，取出药袋，滤过，即成。药渣晒干研细末（忌铁器研）。用大麦 60g 炒和，炼蜜为丸，每丸重 9g，制成饼

状，瓷坛贮存。每放一层药饼，即撒入一层薄荷细末，备用。

【功能主治】滋肾阴，益精血，祛风湿，涩肾精，乌须发。用于精血不足、肾精不固、滑泄遗精、须发早白、腰膝无力等。

【用法用量】口服：可视习惯，适量饮服。药饼可每次饭后嚼化数个，亦可用药酒送服。

【注意事项】凡外感未愈或痰湿内盛者忌服。

【处方来源】明·《扶寿精方》

🌿 百补酒

【处方】

鹿角（蹄）120g　知母 40g　党参 30g　怀山药 24g（炒）　茯苓 24g　炙黄芪 24g　枳实 24g　枸杞 24g　菟丝子 24g　金樱子 24g　熟地黄 24g　天门冬 24g　楮实子 24g　牛膝 18g　麦门冬 12g　黄柏 12g　山萸肉 6g　五味子 6g　桂圆肉 6g　蔗糖 630g　白酒 6L

【制法】将前 19 味切碎或切成薄片，置容器中，用白酒分 2 次密封浸泡，第 1 次 30 日，第 2 次 15 日，倾取上清液，滤过；另将蔗糖制成单糖浆，待温，缓缓兑入上述滤液中，搅匀，静置，滤过，贮存待用。

【功能主治】补气血，益肝肾，填精髓。用于身体虚弱、遗精、多汗、腰膝无力、头晕目眩等。

【用法用量】口服：每次服 30～60ml，日服 2 次。

【处方来源】《药酒汇编》

🌿 壮元补身酒

【处方】

干地黄 80g　枸杞 80g　肉苁蓉 80g　山茱萸 40g　怀山药 40g　菟丝 40g　女贞子 40g　川续断（盐炒）40g　狗脊 10g

白芍 20g　蔗糖 700g　30°白酒 10L

【制法】将前 10 味粗碎，置容器中，加入白酒和蔗糖，密封，浸泡 7 日后，过滤去渣，即得。

【功能主治】养阴助阳，益肾填精。用于肾精不足、遗精、阳痿、早泄、女子白带、月经量少等。

【用法用量】口服：每次服 30～50ml，日服 2 次。

【处方来源】《药酒汇编》

🌿 参茸药酒

【处方】

生黄芪 620g　熟地黄 300g　木通 60g　广木香 90g　菟丝子 120g　淫羊藿 120g　紫梢花 60g　灯心草 120g　巴戟肉 120g　蛇床子 120g　肉苁蓉 120g　煅龙骨 60g　车前子 60g　马蔺子 30g　荜澄茄 30g　韭菜子 60g　煅干漆 90g　破故纸 90g　桑螵蛸 60g　沙参 60g　枸杞 560g　大茴香 120g　煅牡蛎 60g　全蝎 60g　山萸肉 120g（酒制）　海马 15g　当归 240g　萆薢 60g　海龙 30g　核桃仁 150g　茯苓 120g　青风藤 120g　海风藤 120g　川芎 120g　木瓜 120g　威灵仙 120g　白术 180g　白果 180g　怀牛膝 240g　红花 240g　菊花 240g　五加皮 500g　广皮 500g　片姜黄 740g　人参 1500g　独活 60g　制川乌 60g　制草乌 60g　肉豆蔻 60g　马蔺花 30g　远志 80g　玉竹 2000g　党参 240g　栀子 1500g　白蜜 10kg　阿胶 6kg　冰糖 20kg　白酒 200L　2 次兑入药物如下：鹿茸粉 500g　沉香粉 36g　蔻仁粉 90g　母丁香粉 90g　檀香粉 120g　公丁香粉 60g　砂仁粉 60g　肉桂粉 60g

【制法】先将白酒注入缸内，用栀子浸酒，视色适合后去渣，再将党参以前的药（53 味）用水熬汁（水煎 2～3 次），过滤去渣取药液（合并混合），进一步将药液熬成稀膏状，另化白蜜、阿胶一起兑

入酒中，再用水将冰糖溶化，兑入酒中，最后将 2 次兑入药物面浸入酒中，密封，冷浸数日即成。

【功能主治】温补肾阳，调和脏腑，祛风除湿，舒筋活络，益气活血，化瘀消胀，固肾涩精，功难尽述。用于阳虚寒盛、气血不足、脾胃气滞、内湿痹阻而出现的身体衰弱、筋骨萎软、腰膝疼痛、胸腹胀满、腹泻痞积、男子遗精、阳痿、妇女月经不调等症。

【用法用量】口服：每次服 15ml，日服 3 次。

【注意事项】阴虚火旺者忌服。

【处方来源】《清太医院配方》

【附记】本药酒作用全面，阴阳互补，气血双调，祛邪与扶正并施。用治上述各症，确有较好的疗效。

🌿 聚宝酒

【处方】

熟地黄 120g　五加皮 120g　赤何首乌 120g　白何首乌 120g　生地黄 240g　白茯苓 60g　菊花 60g　麦门冬 60g　石菖蒲 60g　甘枸杞 60g　白术 60g　当归 60g　杜仲 60g　莲心 30g　槐角 30g　天门冬 30g　苍耳子 30g　肉苁蓉 30g　人参 30g　天麻 30g　牛膝 30g　刺蒺藜 30g　茅山苍术 45g　沉香 15g　防风 15g　白酒 12L

【制法】将前 24 味洗净，切片，入布袋，置瓷坛中，密封，浸泡 7～14 日后，取出药袋，过滤去渣，即成。同时将药残渣取出。曝干研细末，制成蜜丸如梧桐子大，备用。

【功能主治】补肝肾，健脾胃，祛风湿，壮筋骨，固精气，乌须发。用于肝肾精血不足、气虚脾弱、筋骨不健出现的腰酸疼痛、遗精、早泄、头晕耳鸣、须发早白、四肢无力、骨节疼痛、饮食乏味，面色无华等。

【用法用量】口服：每次服 15～30ml，每日 3 次。早上宜在五更时服后当

再卧片刻。

【注意事项】忌食生冷、葱、蒜、萝卜和鱼。

【处方来源】《济世良方》

【附记】平素体质偏于气阴不足者亦可服之，用之得之。有利于延年益寿。

熙春酒 I

【处方】

枸杞 150g　龙眼肉 150g　女贞子 150g　淫羊藿 150g　生地 120g　绿豆 120g　猪油 400g　白酒 5L

【制法】将前 6 味捣碎或切成薄片，入布袋，置容器中，加入白酒，再将猪油在铁锅炼过，趁热倒入酒中，搅匀，密封，置于阴凉干燥处，浸泡 10 日后，过滤去渣，即成。

【功能主治】益气血，强筋骨，泽肌肤，美毛发，润肺止咳，滋补肝肾。用于肌肤粗糙、毛发枯萎、腰膝酸软、遗精、头晕目眩、老年咳嗽、小便不利、腰腿疼痛等。

【用法用量】口服：每次饭前服 10 ~ 20ml，每日早、中、晚各服 1 次。

【处方来源】《随息居饮食谱》

【附记】验之临床，用治上述各症，坚持服用，效果甚佳。常服此药酒，对面容憔悴，效果亦好。

三、早泄用药酒

巴戟熟地酒 II

【处方】

巴戟天（去心）60g　杭菊花 60g　熟地黄 45g　川椒 30g　枸杞 30g　制附子 20g　白酒 2L

【制法】将前 6 味捣碎或切成薄片，置容器中，加入白酒，密封，浸泡 5 ~ 7 日后，过滤去渣，即成。

【功能主治】补肾壮阳，悦色明目。

用于腰膝酸软，肾阳久虚，阳痿等症。

【用法用量】口服：每次空腹温服 15 ~ 30ml，每日早、晚各服 1 次。

【处方来源】《药酒汇编》

蛤蚧菟丝酒

【处方】

蛤蚧 1 对　菟丝子 30g　淫羊藿 30g　龙骨 20g　金樱子 20g　沉香 3g　白酒 2L

【制法】先将蛤蚧去掉头足，粗碎；其余 5 味加工捣碎，与蛤蚧一同入布袋，置容器中，加入白酒，密封，每日振摇数下，浸泡 20 日后，过滤去渣，即成。

【功能主治】补肾，壮阳，固精。用于阳痿、遗精、早泄、腰膝酸困、精神萎靡等。

【用法用量】口服：每次服 15 ~ 30ml，日服 2 次。

【处方来源】《药酒汇编》

蛤鞭酒

【处方】

蛤蚧 1 对　狗鞭 1 具　沉香 4g　巴戟天 30g　肉苁蓉 30g　枸杞 30g　山茱萸 120g　蜂蜜 100g　白酒 3L

【制法】先将蛤蚧去掉头足，粗碎；狗鞭酥炙，粗碎；余 5 味研为粗末或切成薄片，与蛤蚧、狗鞭同入布袋，置容器中，加入白酒，密封，每日振摇数下，浸泡 21 日后，过滤去渣，加入蜂蜜混匀，即成。

【功能主治】补肾壮阳。用于腰膝酸软、四肢不温、小腹发凉、行走无力、早泄、阳痿、精神萎靡、面色无华等症。

【用法用量】口服：每次服 10 ~ 15ml，日服 2 次。

【处方来源】《药酒汇编》

锁阳苁蓉酒

【处方】

锁阳60g　肉苁蓉60g　龙骨30g　桑螵蛸40g　杜仲20g　白酒2.5L

【制法】将前5味粗碎，入布袋，置容器中，加入白酒，密封，隔日摇动数下，浸泡5~7日后，过滤去渣，即成。

【功能主治】温阳，补肾，固精。用于早泄、阳痿、腰酸、小便清长等症。

【用法用量】口服：每次服10~20ml，日服2次。

【处方来源】《药酒汇编》

四、性交后不适症用药酒

女儿茶酒

【处方】

云三七9g　女儿茶12g　小茴香根12g　大救架15g　木通15g　白酒300ml

【制法】将上药与白酒一起置入容器中，密封浸泡7日后即可服用。

【功能主治】活血祛瘀，利水散寒。用于饭色痨（饭后行房所致），症见面青，消瘦，手足潮热，肚痛，按之有块状。

【用法用量】口服：每日早、晚各服15~30ml。

【处方来源】《民间秘方治百病》